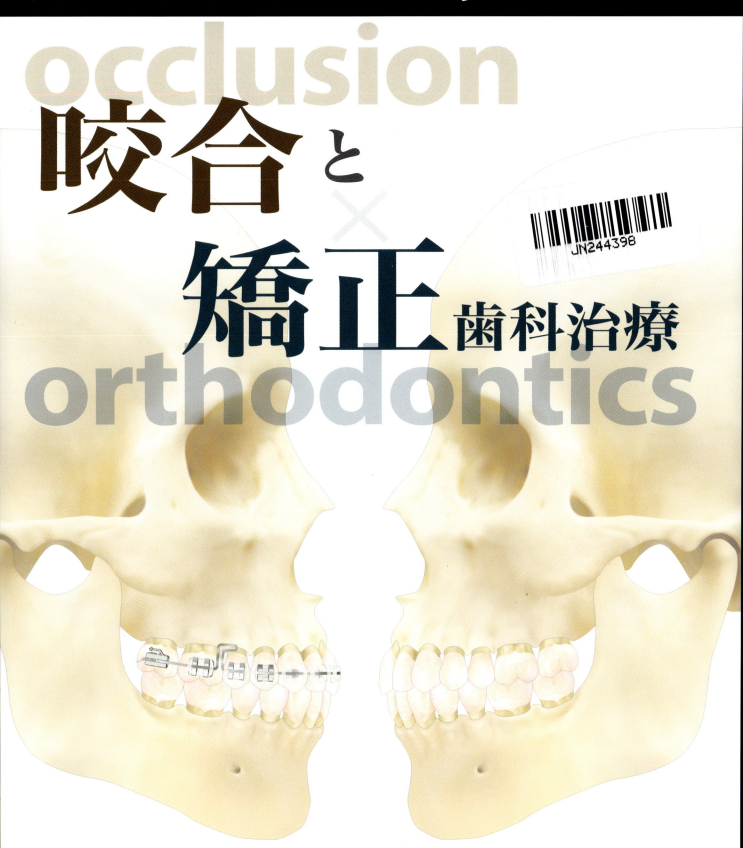

クインテッセンス出版の書籍・雑誌は，歯学書専用通販サイト『歯学書.COM』にてご購入いただけます．

PCからのアクセスは…
歯学書 検索

携帯電話からのアクセスは…
QRコードからモバイルサイトへ

発刊にあたって

　今回「矯正歯科治療と咬合」をテーマとした本別冊に参画させていただく機会を得た．筆者自身は補綴畑の人間で，矯正は前田早智子の領域なので，どちらかというと少しさめた目で考えさせていただいたが，同時にそれは補綴を始めとする他の領域における「咬合」の占める位置についても再考させてくれる機会となった．

　きっと読者の方々にも共通して感じておられるであろうことは日常の臨床において「咬合の重要性は常に感じてはいるが，明確なガイドラインや基準がもてない」ということだろう．あるいは「咬合に関して歴史的に多くの概念が提示されてきているのだが，本当に科学的根拠は存在するのだろうか」または「長期経過をともなった多数症例の結果はあるのだろうか」という疑問をもちつつ過ごしてきているのではないだろうか．

　補綴領域において，これらの疑問に対してこれまでいくつかの挑戦がなされてきたが，筆者の古くからの友人であるTaylorの論文やKleinbergのテキストなどでも残念ながら答えは見いだせなかった．

　一方，筆者が敬愛する多くの臨床家の方々が，これまでも多くの素晴らしい臨床結果をそれぞれ報告してきておられるのも事実である．

　では，このギャップはどのようにして埋められるか．その糸口は筆者が常に提唱している「誰がやっても同じようにできる共通項を探る」こと，そして「多施設にまたがる疫学的なデータの収集に基づく検証」にあるのではないかと考えている．

　こと矯正歯科治療に関していえば，有床義歯やインプラント補綴のように付与する咬合に自由度は少ない．そのうえに顎骨の発育や歯の位置の経年的な変化など「咬合を設定し維持する環境」にはより厳しいものがある．またそこでは「解剖学的」あるいは「力学的」な要素だけでなく「生理学的」な要素をも考慮する必要がある．

　本別冊においても，咬合を上下顎の歯列の静的な関係とだけとらえるのではなく，顎関節も含めた動的な位置関係としてとらえるべきであることが随所で触れられている．では具体的には，どのように咬合を付与すればいいのか．

　筆者は咬合に関して正解や方法は１つではなく，解剖学的，力学的，生理学的に日常の食生活を含む機能を不快感なく果たすことができる範囲のなかに収まることが目標になると考えている．

　読者の方々には，以上のような背景を再度確認していただき，「矯正歯科治療と咬合の共通項はどこか」，またご自身の日常の臨床において「咬合での到達目標をどこにするか」を考えながら読んでいただければ幸いであり，それこそが本別冊の企画のねらいとするところであると考えている．

大阪大学大学院歯学研究科特任教授
前田芳信

CONTENTS

発刊にあたって　　　　　　　　　　　　　　　　　　　　　　　　　　　　　5
前田芳信

執筆者一覧　　　　　　　　　　　　　　　　　　　　　　　　　　　　　　　8

1章　総論

1　矯正歯科治療と咬合 Q&A
達成すべき適正な咬合は存在するのか？　それが長期に安定するといえるのか？　　12
前田早智子／前田芳信

2　顎関節症との関連から矯正歯科治療と咬合について考える　　　　　　32
古谷野　潔／大木郷資／桑鶴利香

2章　矯正歯科医の視点からの咬合論：
咬合と矯正歯科治療，私はこう考える

1　重度の顎関節症症例への矯正および補綴治療の1症例　　　　　42
筒井照子／筒井祐介

2　矯正歯科における咬合　　　　　　　　　　　　　　　　　　　　58
宇津照久

**3　矯正歯科治療がめざす咬合にヒントとなる
8020達成者の咬合の観察より**　　　　　　　　　　　　　　　　80
茂木悦子

4　「下顎位の安定を図る」
—咬合治療におけるその重要性—　　　　　　　　　　　　　　94
足立　敏

5　MRIを用いた機能的安定位における咬合再構成　　　　　　116
渋澤龍之

3章 一般歯科臨床医の視点からの咬合論：
咬合と矯正歯科治療，私はこう考える

1 矯正歯科治療とのインターディシプリナリー　　　　130
山﨑長郎

2 包括的治療を必要とする難症例へのアプローチ　　　140
大谷　昌

3 咬合再構成に包括歯科治療を融合させた咬合論　　　162
佐分利清信

4 顆頭位を考慮する矯正歯科治療から咬合再構成を考える　178
荒谷昌利

5 変化に寛容な矯正治療の咬合と厳格な補綴治療の咬合の
調和を目指して　　　　190
綿引淳一

別冊 the Quintessence

執筆者一覧（50音順・敬称略）

足立　敏	大阪府箕面市 足立矯正歯科
荒谷昌利	埼玉県春日部市 荒谷デンタルクリニック
宇津照久	栃木県宇都宮市 宇津矯正歯科
大木郷資	九州大学大学院歯学研究院口腔機能修復学講座
大谷　昌	大阪府大阪市 オオタニデンタルクリニック
桑鶴利香	九州大学大学院歯学研究院口腔機能修復学講座
古谷野　潔	九州大学大学院歯学研究院口腔機能修復学講座
佐分利清信	愛知県名古屋市 さぶり歯科
渋澤龍之	東京都目黒区 渋澤矯正歯科
筒井照子	福岡県北九州市 筒井歯科・矯正歯科医院
筒井祐介	福岡県北九州市 筒井歯科・矯正歯科医院
前田早智子	大阪府大阪市 オーラルケアステーション本町歯科
前田芳信	大阪大学大学院歯学研究科特任教授／大阪府大阪市 オーラルケアステーション本町歯科
茂木悦子	東京歯科大学歯科矯正学講座
山﨑長郎	東京都渋谷区 原宿デンタルオフィス
綿引淳一	東京都中央区 AQUA 日本橋 DENTAL CLINIC

INSTRUMENTARIUM

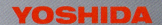

プレミアムクオリティなデジタル画像を
必要最小限の被ばく線量で

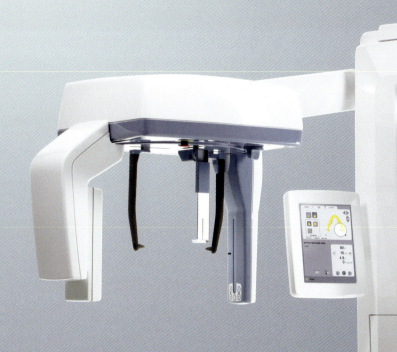

豊富な撮影範囲と撮影モード

- 両顎TMJの同時診査
- 上下顎及び左右埋伏歯
- 気道

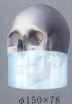
φ150×78

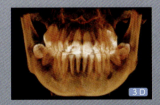

ORTHOPANTOMOGRAPH® OP300 Maxio

販売名:オーピー300
一般的名称:デジタル式歯科用パノラマ・断層撮影X線診断装置、アーム型X線CT診断装置
認証番号:223ACBZX00017000（管理）（特管）
製造販売元:(株)エム・ディ・インスツルメンツ　茨城県稲敷郡阿見町吉原字鎌田3262-3

発売元　株式会社ヨシダ　〒110-8507　東京都台東区上野7-6-9　TEL.0120-178-148（コンタクトセンター）

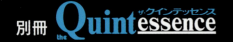

咬合 YEAR BOOK 2016
咬合は変わったか

監著｜古谷野 潔
編著｜山﨑長郎／前田芳信

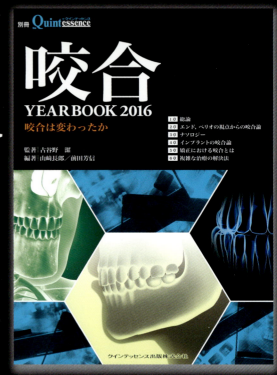

咬合論の歴史的変遷から, 咬合が絡む複雑なケースの治療法まで現代の咬合のすべてがわかる!

CONTENTS

1章 総論

咬合は変わったか？
咬合論の歴史的変遷と過去の大家らの咬合論を通して考える
古谷野 潔／桑鶴利香／山﨑 陽

2章 エンド，ペリオの視点からの咬合論

1 エンドの視点から
平井 順

2 ペリオの視点から
渡辺隆史

3章 ナソロジー

理想咬合像から臨床咬合像への変遷
岩田健男

4章 インプラントの咬合論

1 インプラントの咬合論
長期症例をふまえて考え方はどのように変化したか
前田芳信

2 インプラントと天然歯の咬合治療およびその対応
前田芳信／奥野幾久／和田誠大

3 臨床におけるインプラントと天然歯の咬合調整
大澤一茂

5章 矯正における咬合とは

咬合再構成治療
補綴と矯正ではどう違うのか
今井俊広

6章 複雑な治療の解決法

1 咬合における前歯（切歯）誘導と犬歯誘導の重要性
山﨑長郎

2 Stomatologyの分類からとらえた口腔崩壊と治癒の
パターンおよび補綴治療
筒井照子

3 圧痛と咬合不調和の関係
deprogramingとdecompressionが下顎位へ及ぼす影響
小出 馨／小出勝義

4 歯科治療における咬合の役割
平山 洋／須田剛義

● サイズ：A4判変型　● 214ページ　● 定価 本体5,800円（税別）

クインテッセンス出版株式会社

〒113-0033　東京都文京区本郷3丁目2番6号　クイントハウスビル
TEL. 03-5842-2272（営業）　FAX. 03-5800-7592　http://www.quint-j.co.jp/　e-mail mb@quint-j.co.jp

1章

総論

1 総論

1

矯正歯科治療と咬合 Q&A
達成すべき適正な咬合は存在するのか？
それが長期に安定するといえるのか？

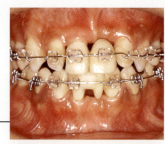

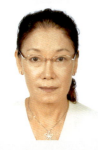
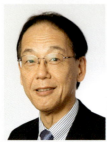

前田早智子[*]／前田芳信[*1]
Sachiko Maeda,
Yoshinobu Maeda

[*1]大阪大学大学院歯学研究科特任教授／
[*,*1]オーラルケアステーション本町歯科
[*]連絡先：〒541-0053 大阪府大阪市中央区本町3-6-4
本町ガーデンシティ4F

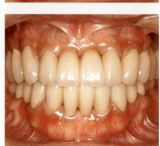

はじめに

本別冊では矯正歯科治療における咬合についてとりあげることになった．矯正歯科治療はもともと発育期における咬合誘導等，成長発育とともに変化する顎骨と歯列との関係のなかから適切な隣接歯ならびに対合歯との接触関係をすべて天然歯によって育成し，構成しようとするものであった．

矯正の祖ともいえるAngleは，ミネソタ時代は補綴を教えていたが，後に天然歯の咬合とそれを正常な咬合にする治療方法に向かい，どのような咬合に導くべきかを不正咬合の分類から形態的に示している．成長期であればある程度の自由度をもって理想的な咬合関係を作りだすことができるとしている[1]．

しかし，少子高齢化などとともに矯正歯科治療の対象が成人にも急速に拡大し，場合によっては歯周疾患をともなった歯列や，欠損補綴歯なども含めた歯列の咬合構成を考える必要性も生まれてきている．

いずれの場合にもそもそも「達成すべき適正な咬合は存在するのか？」「それが長期に安定するといえるのか？」という素朴ではあるが，もっとも重要な質問が生まれてくるのは当然で，これまでも繰り返し議論されてきている．そして，これらの質問に対する明確な答えがまだないことは予測できる．

咬合に関しては科学的根拠で示されるような決定的な正論はなく，歯科学の黎明期からこれまでの間，さまざまな説が議論されているだけである．ここで取り上げる矯正歯科学の分野においても然りで，万人を納得させる答えを与えられることはいまだない．それでも，あえてその「議論のなかでの共通項を探ることには意味がある」と考える．

本稿では，文献や矯正歯科学の大家の教科書を渉猟してこれまでに取り上げられてきたさまざまな説をまとめ，その共通項を探っていくことで，今後の指針の一助としたい．そのために，本テーマの総説を依頼されたことに対して，この掴みどころのない世界にQ&A形式で向かってゆくことを考えた．

Q1 これまで咬合は理論を中心に議論されてきたのだが，そもそも咬合理論にエビデンスはあるのだろうか？

A1 臨床経験に基づくものは多いが科学的根拠となるものはほとんどない

Taylorらの2005年のレビュー[2]にもあるように，長らく咬合理論として取り上げられ，教えられ，さらに議論されてきた咬合ではあるが，残念ながらいわゆる科学的な再現性のある根拠には乏しい．咬合理論においては，Gysi[3]に代表される，いわゆる人工歯の咬合理論が主にとりあげられ，義歯の安定を目的とした両側性平衡咬合，片側性平衡咬合から始まり，犬歯誘導，グループファンクションなどに代表される天然歯列の咬合につながってきたといえる（図1）．

一方，咬合が関与する病態も，歯科の主要な疾患としてう蝕，歯周疾患による多数歯の喪失や欠損歯列から推移し，現在ではそれらの予防，抑制の概念が定着してきて多数歯残存の状態となっている．それに並行して顎関節での問題が表面化し，一時は咬合がその主たる発症要因であるとされていた時期を経て，現在では，連動，あるいは相互に影響はするものの，いわゆる「咬合による治療」でその問題を解決することが第一選択ではなくなってきている．

このように，咬合は歯科治療やメインテナンスにおいて重要な因子ではあるものの，科学的検証が難しいことから比較研究などのデータが不足したまま，つねに概念が述べられてきている状態が続いている．

矯正に関しても同様で，20世紀初めまではほとんどの不正咬合の問題を抜歯で解決してきたが，Angleの登場により非抜歯ですべての歯による正常咬合の追求が主流となった[1]．しかしその後，非抜歯治療の不具合が顕在化し，Caseら[4]との有名な抜歯非抜歯論争が起こった．この問題は現在まで続いているが，やはり科学的検証の困難さから治療後の咬合の安定性やTMDとのかかわりなど概念論の域を出ない．

現在では咬合に関して，主体であり治療を受ける患者の意識や希望する内容も変化してきていることも重要な因子である．以前は治療に対して機能的な問題の解決が主であったが，現在はより外観，審美性を患者が求めるようになり，かつ結果の持続性を求めるようになっている．

■ 補綴装置における咬合の概念の例

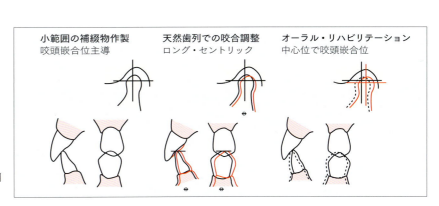

図1　補綴装置における咬合の概念の例（参考文献3より引用改変）．

1 総論

Q2 矯正歯科治療では，どのような咬合を目標としているのか？

A2 "最適な咬合（Optimal Occlusion）"が目標であるが，具体的な指針は少ない．形態（Static Occlusion）に注目したものと機能（Functional Occlusion）に注目したものがある

本来小児を対象とする歯科矯正学の教科書では，主に成長発育，不正咬合の分類・解説，診査・分析方法，診断方法，治療方法についての記載が多く，それに比べると，治療の目標としてのいわゆる「最適な咬合（Optimal Occlusion）」の具体的な指針は少ない．そのなかの代表的なものとしては，形態に注目して個々の歯に関する目安や顎・歯列間の相対的関係（Static Occlusion）を扱うAngleの第一大臼歯関係およびAndrewsの正常咬合の6つの鍵，ならびに下顎の機能運動に注目した咬合（Functional Occlusion）を重視したものが挙げられる．

1）Angleの不正咬合の分類

Angleは，上顎第一大臼歯近心頬側咬頭が下顎第一大臼歯頬側溝に咬合してすべての歯が滑らかな咬合曲線上にある状態が正常咬合であるとした[1]．そして，それ以外を不正咬合としてAngleの不正咬合の分類を表した（表1）[5]．

2）Andrewsの正常咬合の6つの鍵

Angleの時代から半世紀後，矯正歯科治療後にAngleの分類では正常咬合と言えるにもかかわらず不適切な咬合のケースが顕在化し，新たな指針の必要性が認識され始めた．Andrewsは，矯正歯科治療を受けていない正常咬合の120症例の模型から正常咬合の6つの鍵を導き出した（表2）[6]．

3）Ingervall[7]の機能的に最適な咬合

Ingervallは，歯の排列には形態と機能，すなわち咬合と下顎運動の間で確実な調和が得られなければならないとし，そのような調和が欠けた場合は形態・機能的障害の恐れがあると述べている．そして，機能的に適切な咬合に関して以下のように示した．

①閉口時に咬合干渉がないこと

習慣的閉口運動の間，下顎は咬頭嵌合位に直接移行しなければならない．理想的な症例では筋肉位は嵌合位と一致する．この位置を決定するために筋電図の測定が必要になる．参考点としていわゆる後退位を用い，必要な筋肉の調和があるとして嵌合位を作る人もいる．後退位はterminal hinge positionとたいてい一致し，咬頭嵌合位との距離は平均1mm（0〜2mmの幅）で小児は成人とほぼ同じである．

②嵌合が安定していること

咬頭嵌合位での歯の接触が同時に起こるだけでなく，両側で多くの歯が関与することで，下顎骨が不必要な筋緊張がない状態で頭蓋に対して安定していることになる．咬合力はできるだけ歯軸方向に一致すべきである．これによって歯の傾斜や干渉が起こるリスクを減らすことができる（図2）．

③グライディング時に咬合干渉がないこと

平衡側での干渉は筋の機能パターンを阻害しブラキシズムを惹起する．このような干渉は機能不全を有する患者ばかりでなく，正常な機能を有するものにも認められる．矯正歯科治療の目標は，正常な歯列において一般的であるグループファンクションを目指すが，犬歯誘導を目標とすることもある．

そのため，Ingervall[7]は矯正歯科治療の前後に表3のような機能分析を行うことを提唱している．そ

矯正歯科治療と咬合 Q&A

■ Angleの不正咬合の分類

Class I ：上下大臼歯の対合関係は正常であるが，歯は正しい咬合線上にない．
Class II ：下顎大臼歯が上顎大臼歯に対して遠心位にある．
Class III ：下顎大臼歯が上顎大臼歯に対して近心位にある．

表1（参考文献5より引用）

■ Andrewsの正常咬合の6つの鍵

1. 臼歯間関係：上顎第一大臼歯遠心頬側咬頭の遠心面が下顎第二大臼歯の近心頬側咬頭の近心面と咬合接触している．
2. 歯冠の傾斜（近遠心傾斜）：各歯の歯頸部は切端部よりも遠心側にあるがその程度は歯の種類により異なる．
3. 歯冠の傾斜（唇舌側，頬舌側傾斜）：前歯（切歯部）は過剰な萌出を防ぐに十分な傾斜を有している．上顎臼歯には舌側傾斜があり，その傾斜度は3-5を通して一定かつ類似しているが，大臼歯でわずかに増加している．下顎臼歯の舌側傾斜度は，犬歯から第二大臼歯にかけて漸増している．
4. 捻転がない．
5. 間隙がない．
6. 咬合平面が平坦である．

表2（参考文献6より引用）

■ 咬合が安定している状態とは

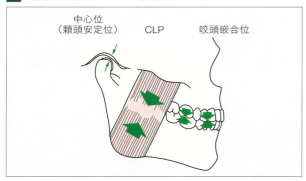

図2 咬頭嵌合位と筋肉位が一致すると顆頭は顆頭安定位にある（参考文献3より引用改変）．

■ Ingervallによる矯正歯科治療前後に行うべき機能分析

1. 咬頭嵌合位および後退位は，同じ矢状面にありその距離は約1mm以下のところにあるか．
2. 咬頭嵌合位ではほとんどの歯が両側性に安定して接触し，咬頭嵌合位と後退位の間にある咬合位において両側性の側方歯の接触があるか．
3. 両側性のグライディング運動があり，ワーキングサイトでの複数歯の接触と前方運動時の複数前歯の接触があり，バランシングサイトでの干渉がない状態であるか．

表3（参考文献7より引用）

の目的は治療法を決定するためと治療の結果を評価するためであり，機能障害を防ぐことにある．

4）Clarkら[8]の機能咬合のレビュー

Clarkらは，咬合に関するレビューのなかで，今日の矯正における"理想的な"咬合とは，AngleとAndrewsの考えに基づくもので，とくに歯と歯列の解剖学的関係に焦点があてられているとしている．このような理想的で静的な咬合はIngervallが提唱したような理想的で機能的な咬合と両立していると推察されていた（Andrews1976[9]，Roth1976[10]）が，非作業側における歯の接触が存在していても無症状の人も多いとする報告（Tipton & Rinchuse1991[11]）も多く必ずしもそうではないとしている．現在あるエビデンスでは確定できないが，理想的な機能咬合として以下の特徴が示唆された．

1. 後退位での両側性の歯のコンタクトがある．
2. 後退位と嵌合位の一致または1mm以下のずれ．
3. 側方運動時に作業側での歯の接触が存在する．犬歯誘導かグループファンクションも可．
4. 側方運動時に非作業側における歯の接触が存在しない．

総論

Q3 矯正における「咬合治療」をどのように位置づけているのか？
補綴における「咬合治療」の概念との乖離はあるのか？

A3 矯正歯科治療においては「咬合治療」とは不正咬合の改善とほぼ同義である．補綴との違いは，「審美性」を要求され，成長発育・可変性の少ない天然歯・時間コストを考慮しなければならないことである

　矯正歯科治療において「咬合治療」とは不正咬合の改善とほぼ同義である．

　補綴治療においては，いわゆる審美補綴以外，患者の本来もっていた機能や審美性が損なわれていることに対処する．そこでは積極的に不正咬合を意識することはなく「咬合治療」では「咀嚼のしやすさ」「違和感や不快感がない状態」を治療後に達成すること，言い換えると「負（－）」の状態から「0」に近づけることが目標になる．そのために損なわれた患者本来の咬合を取り戻す方法として，新たに下顎位を設定しなおすことが重要になる．

　矯正においても治療目的は，患者のそれまでの噛み合わせからそれとは違う新たな噛み合わせ・咬合を作ることである．しかし，患者にとってはもともとどんな不正咬合があったとしてもそれで患者自身が噛む，話すという口腔のもつ機能に対して機能異常を訴えることはあまりない．実際は開咬や反対咬合による噛みにくさはあるのだが，日常生活に支障はなく，今ある咬合より良い状態（主に審美性）にしたいということである．術者としては，審美性に配慮しつつ基本的に前項のQ2で触れたAngle（表1）とAndrews（表2）ならびにIngervall（表3）の指針に則った咬合を目指す．

　補綴との大きな違いは，矯正歯科治療患者が主に小児であるので成長発育があるということが治療を容易にも困難にもする点である．そして，矯正の基本はすべて天然歯での咬合を作るので，咬合の素材である歯の形や大きさを変えることはできず，補綴より自由度は低い．また，治療の時間コストが高いことも難点である．補綴なら調整時にある程度結果が判定できるところが，矯正の場合は1mmの変化にもその結果をみるのに1か月から数か月を要する．

　両者に共通していることは治療結果が長期的に変化しない状態を目標としていることである．

　Ingervall[7]は「矯正と補綴での咬合」の違いについて次のように述べている．

　「矯正歯科治療は顎骨内の歯の位置を変えることで咬合を改善する．矯正医は総義歯のために歯の排列をする補綴医と同じである．両者とも歯は最適な審美性と機能性咬合を確保するように与えられたアウターフレーム内に位置させなければならない．しかし，その仕事は矯正のほうがより難しい．矯正歯科治療のもっとも良い時期は歯列が発達し急速な発育が起こっているときなので，そのような治療をフレームの変化が進行中の時に行うことになる．それに対して，補綴治療はフレームが決まってから行われる．

　成長期の患者に対しての矯正歯科治療は，大人になってからのアウターフレームと調和がとれるような咬合になるよう歯を排列することである．アウターフレームとは，歯列や顎骨の形態だけでなく顎関節の解剖学的形態と咀嚼筋の活動性で決定される．歯は，形態と機能すなわち咬合と下顎運動パターンを調和させるように排列されなければならない．矯正歯科治療は咀嚼システムの最終的なコントロールをせずに完了することはない」

矯正歯科治療と咬合 Q&A

Q4 矯正の教育において咬合はどのように取り上げられてきたのか？変化してきているのか？

A4 矯正の教科書では，occlusionよりmalocclusionが主語であり，成長発育に関する記述と不正咬合の問題点，治療論がほとんどを占める．最近では審美性の改善を重視する論調が多い

ここではいくつかの矯正の教科書における咬合に関する記述を時代順にみてみたい（図3）．

1）高橋新次郎．新編歯科矯正学（1960年）[12]

上下顎を閉合し，上下の歯が自然に接触し，下顎がもっとも安定した状態にある時を「安定咬合」と呼ぶ．この時，上下の歯の咬合斜面はもっとも広い面で接触し，下顎頭は関節窩の後方に保持される．安定咬合が解剖学的に正常であると考えられる咬合状態に一致するとき「正常咬合」と名付け，「高橋の不正咬合分類」を表す．理想的な正常咬合以外に，個性正常咬合や機能正常咬合を認めている．

2）Graber TM. Current orthodontic concepts and techniques. 2nd ed. Philadelphia：WB Saunders, 1969[13]（三浦不二夫ら：共訳）[14]

矯正歯科治療による正常咬合の達成は，アイデアルアーチあるいはAngleのline of occlusionの概念により行う．アイデアルアーチの概念は，建築物のアーチと歯列弓の比較により生まれた．建築物と同じように個々の歯を歯列弓の構成要素とすると各々の歯が隣在歯から伝えられる圧によって支えられている．個々の歯が，解剖学的に機械的に均衡のとれた排列である時に力や抵抗の作用線が均衡を保って完全な歯列弓を形成する．機能分析に関して，患者に機能運動をさせながら視診や触診によって，顎関節の異常や早期接触を判定する．またセファロ分析によって安静位を決定し，それを機能的なホームベースと

して中心咬合と中心位との不調和を判別する（三浦らの翻訳本より引用改変）．

3）Moyers RE. Hand book of orthodontics. 3rd ed. Year book medical publishers Chicago, 1973[15]（三浦不二夫：監訳）[16]

この当時の矯正歯科治療の対象は成長期の子どもであったために，咬合に関しては新生児から乳歯列期，混合歯列期，永久歯列完成期に至る咬合の成長変化が解説されている．乳歯列が完成した時に最大の咬合接触が得られ，歯根や顎関節へ加わる影響が最小となる理想的な咬合位が習得されて咬頭嵌合位と理想咬合位は一致するが，年齢が進むにつれて差異が出てくるとされる．また，Moyersは「咬合のホメオスタシス」という概念を示し，咬合の安定性は，歯に加わるすべての力の総合した結果であるとしている．そして，理想的な咬合は成長の一環として自然に現れるもので，成長後に得ることは非常に困難であるが，すべての咬合治療は不調和な異常咬合位を理想咬合位に変えることであるとしている（三浦らの翻訳本より改変引用）．

4）Thurow RC. Atlas of orthodontic principles. 2nd ed. St. Louis：Mosby, 1977[17]（坂本敏彦：校閲，三谷英夫：訳）[18]

咬合は，2個の顎関節と32個の歯を関節単位とする関節であり，絶えず変化する環境（関節，筋，気道調節機構，上皮組織，歯根膜）から入力され，かつそ

総論

れに反応できる高度な感受性を有する生体活動である．上下乳切歯が萌出し咬合接触した瞬間から，歯と歯周組織が新しい感覚受容器となり，下顎運動を精密に調整する新たな歯の知覚フィードバック現象が発現する．歯周組織，筋，関節からの入力は自動的なフィードバックループに組み込まれる．知覚フィードバックの大部分は潜在意識下で行われるが，同時に，意識的な制御も可能である．この制御の両面性とともに，知覚力・疼痛・不快感の個人差が大きいことが相まって臨床的な対応が難しくなる．矯正歯科治療の目標は健康で正常な歯列咬合を得ることであるが，自然の歯列が作るような精密な咬合関係を矯正装置で創造することは不可能である．しかし，矯正装置がそのような精細な調整を行うことが不可能でも，矯正治療の目標には注意深い機能的な適合が必要である．"正常性"の定義を病気の状態を示さない機能的な効果と規定すれば，複数の機能パターンを正常として認める必要がある(三谷らの翻訳本より改変引用)．

5）Nanda R. Biomechanics and Esthetic Strategies in Clinical Orthodontics. St. Louis：Elsevier, 2005[19]

Malocclusionを知るにはnormal occlusionとは何かを知る必要がある．現在の咬合概念は解剖学的によいものは正しい機能を有するという仮定に基づいている．しかし，正しい機能性咬合の定義はいまだはっきりしない．通常は，mutually protected occlusionが正しいゴールとみなされている．中心咬合位(centric occlusion，以下COと略)と中心位(centric relation，以下CRと略)の一致を唱える人もいるが約1.5mmまでの小さな誤差は許容される．側方運動時は犬歯誘導およびグループファンクションが推奨さ

れる．バランシングサイトでの接触は有害である．このような運動時の接触について臨床検査が必要である．

矯正においても一般歯科においてもCRの妥当性と重要性は論争の的である．COとCRのずれは記録すべきであるが，ただCRを記録してトランスファーする際にエラーが生じることを考慮するならば矯正治療で咬合器に模型をマウントすることは必須とはいえない．

6）Proffit WR, Fields HW, Saver DM. Contemporary Orthodontics, 5th ed St. Louis：Mosby, 2013[20]

現在の矯正歯科治療の目標は，患者の最大の利益を考えると軟組織パラダイムであり，歯や顎ではなく顔面の軟組織の評価である．軟組織パラダイムによると治療のゴールは第1に審美性であり，理想的な咬合の追求ではない．2つ目は，機能的な咬合を作ることであり，TMDはTMJ付近の軟組織が障害された結果と考えられるからである．このような障害を最小にするような咬合を作る必要がある．

成長が完了していない若年者では顎関節の解剖学的形態は未発達であり，関節結節は成人と比べて明瞭ではなく，また歯列と顎関節の関係は骨格の成長が持続している間に急速に変化しているため，咬合器上の模型は単に過去の一時点の記録となる．成人では，咬合器に装着した模型はリラックスした時の下顎位と習慣性の下顎位との明らかな差を記録するのに有用である．

過去においては，歯および骨格の関係を改善すれば，軟組織関係は自ずと改善されるという暗黙の仮定があった．しかし，現在ではどのように歯や骨を配置すれば軟組織が改善されるかが課題である．

矯正歯科治療と咬合 Q&A

■矯正の教科書における咬合に関する記述の変遷

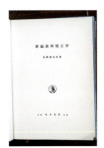

◀ 1960年

高橋新次郎が『新編歯科矯正学』で「正常咬合」と名づけ,「高橋の不正咬合分類」を表す

1969年 ▶

Graberが『Current orthodontic concepts and techniques』で安静位を咬合の機能的ホームベースととらえることを示す

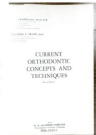

◀ 1971年

三浦不二夫らがGraberの『現代歯科矯正学〈上・下巻〉──概念と技術』の翻訳本を刊行

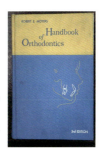

Moyersが『Handbook of orthodontics』で咬合のホメオスタシスの概念を示す

1973年 ▶

◀ 1976年

三浦不二夫らがMoyersの『モイヤース・歯科矯正学ハンドブック』の翻訳本を刊行

1977年 ▶

Thurowが『Atlas of orthodontic principles』で知覚フィードバック現象の概念を示す

◀ 1979年

三谷英夫らがThurowの『アトラス歯科矯正学の基本理論』の翻訳本を刊行

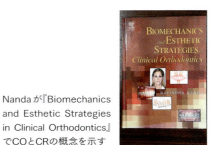

2005年 ▶

Nandaが『Biomechanics and Esthetic Strategies in Clinical Orthodontics』でCOとCRの概念を示す

◀ 2013年

Proffitらが『Contemporary Orthodontics, ed 5』で軟組織パラダイムという治療概念に基づいて治療計画をする必要性を説く

図3 矯正の教科書における咬合に関する記述の変遷.

1 総論

Q5 同じ咬合状態を長期に安定させて維持することは可能か？咬合は変化しないといえるのか？

A5 顎ならびに歯列は経年的に変化する可能性があり，そのため，咬合は生涯を通じて変化するものととらえる必要がある

これまでは成長期を過ぎると歯列には変化がないと考えられることが多かった．しかし，顎骨内で移動しないオッセオインテグレーションタイプのインプラントによる補綴治療の長期症例が増えてきたことから，インプラント補綴と隣在歯とのコンタクトの離開（図4）[21]や，成長にともなうインプラントの低位残留[22]など歯の移動や成長が持続する可能性があることが明確になってきた．このことは部分欠損症例においても報告されている．

歯列が経年的に変化することはミシガン大学の観察研究で明らかにされている[23]．観察期間の短い報告では，あまり変化しないというものもあるが，前述の多くの報告からも長期的に変化する可能性があることは否定できない．Behrents[24]は，1930〜1940年にボルトン成長研究の被験者となった人のうち100人以上で40年後のセファログラムの比較を行い，成人期を通じて顔面が成長を続けていることを証明した．また，この成長では垂直高径の変化が前後的変化より大きく上下顎の回転が持続していた．この研究から一生を通じて歯列咬合が変化することがわかる．

この問題は矯正歯科治療後の歯列の安定や後戻りという問題につながっている．ある特定の咬合を付与することで長期の歯列安定，後戻りの抑制ができるとする長期の比較研究などのエビデンスはなく，また前述したように，顎骨，歯列，顎関節，さらには周囲筋にも経年的な変化が生じる可能性があることから，逆にそれに適応して咬合が変化する可能性もある．患者にそのことを十分説明しておくだけでなく，今後起こる変化を予測し補修を追加することで長期間維持できるようにすることが重要である．

矯正後の後戻りが生じる原因として，Proffit[5,20]は以下の3つを挙げている．

①望ましくない成長パターンが続く

不正咬合にもともと骨格性の異常があった場合は固有の成長パターンが維持されるため，再発の原因となる．Björkら[25]の研究によると，下顎の晩期成長により下顎の前歯だけでなく，歯列全体が遠心移動し顎関節の機能異常や関節円板の変位および下顎前歯晩期叢生の原因となる．

②歯周組織の変化

歯の移動は歯周組織の変化の結果である．矯正力が消え咬合力に対し自然に反応できるようになると3〜4か月後に歯周組織のリモデリングが完了し，歯の動揺がなくなる．ただ，歯肉線維は反応が遅いため，1年経っても歯の位置の不安定化の一因となる．

③矯正歯科治療後の新しい歯列の位置とそれを取り囲む軟組織との関係が不安定で軟組織圧に影響される．

■インプラント補綴と隣在歯とのコンタクトの離開

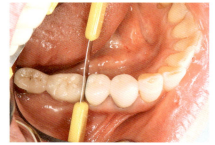

図4　インプラント補綴と隣在歯とのコンタクトの離開．

Q6 成人において補綴治療が必要な場合の矯正歯科治療時での咬合は？限局矯正（LOT）での咬合では何を注意すべきか？

A6 症例によって咬合を維持すべきか、変えるべきかは異なるが、いずれも補綴医と矯正医が緊密に協力し、同じ咬合をゴールとして目指すことが必要である．LOTでは咬合を変えないのが原則である

　成人において補綴治療が必要な場合の矯正歯科治療では、インターディシプリナリー治療の原則に則り補綴医と矯正医が治療の初めから一緒にかかわり、同じ治療全体の理念と具体的な治療ゴールの咬合を共有することがなにより重要である．

　このような症例は以下の2種類に分けられ、それぞれ対応が異なる．

【1】不正咬合があるもののほとんどの歯が健全な天然歯のまま矯正歯科治療による咬合の再構築が可能だが、少数歯の補綴や審美補綴を要する場合

【2】う蝕や歯周病のリスクが高く、また歯の欠損が多く咬合の再構築に広範囲の補綴を要する場合

　【1】では、本来の下顎位に問題がなければそれを維持しつつ、また、下顎位を変える場合も矯正医が主となって治療を行い、必要とされる補綴治療の条件に合わせる．

　【2】では、補綴医が主治医として咬合を設定し、咬合の再構築に必要な歯の位置や歯周組織を矯正歯科治療で調整する．

　限局矯正（LOT）は下顎位を変えないことが原則であり、そのための咬合調整を含めてその咬合のなかで移動した歯が果たす役割を決めて治療計画を立てる．そして、歯の移動中に下顎位が変化しないようにモニタリングを常に行う必要がある．

　【1】の例として、矯正歯科治療を行った後に欠損部位にインプラント治療を行った症例を示す（図5）．複数の小臼歯や犬歯の欠損と大臼歯の近心傾斜によって過蓋咬合を呈していた症例で、矯正歯科治療によって咬合挙上と欠損補綴部位の調整を行い、インプラント補綴で歯列を回復した．その結果、20年以上安定した状態を維持している．

　【2】の例として、全顎的な歯周治療と補綴治療が必要であったケースで、すべて有髄歯による補綴修復を図るために矯正歯科治療を行った症例を示す（図6，7）．この場合には初期治療が完了した時点でのプロビジョナルレストレーションをもとに、矯正歯科治療によって支台歯として適切な位置と歯冠の削合量が最小になる歯軸傾斜になるよう歯を移動させた．そののち中村ら[3]が提唱するようにLight guide tapping positionとClenching positionとが一致するように調整しつつ、微細な歯の位置、傾斜の調整を行い最終補綴した．本症例のように脆弱な歯周組織、複雑な補綴装置では患者の生活状況やメインテナンスの欠落次第では維持が困難かもしれない．しかし、矯正歯科治療によって歯髄が保たれ、支台歯が適切な場所にあることで、部分補修が容易になり長期安定につながることになる．

1 総論

全顎の矯正歯科治療を行った後に欠損部位にインプラント治療を行った症例

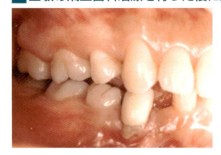
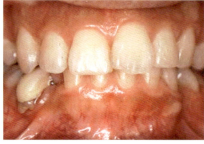
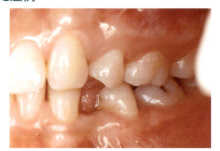
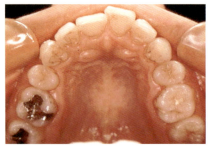
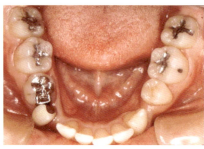

図5a　初診時23歳の女性．4|4/4|4および5|ならびに|3の欠損と下顎右側に乳歯晩期残存を認める．下顎大臼歯は近心および舌側に傾斜しており，前歯は過蓋咬合を呈する．

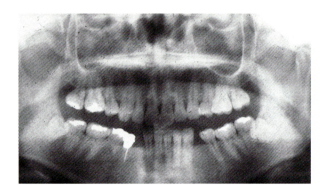

図5b　初診時パノラマエックス線写真．欠損部位に向かって下顎大臼歯の近心傾斜が大きい．

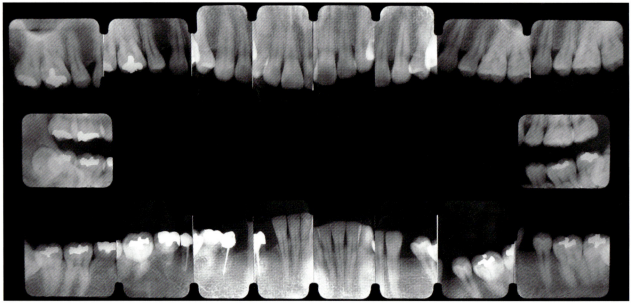

図5c　初診時フルマウスデンタルエックス線写真．

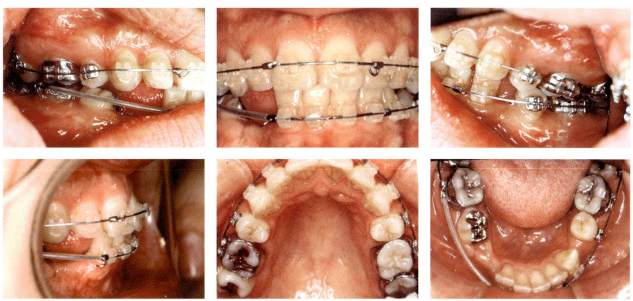

図5d　矯正歯科治療によって大臼歯の整直を行い，咬合挙上された．この時点では大臼歯近遠心関係はⅡ級で，欠損部位の大きさは補綴にとって適切ではない．

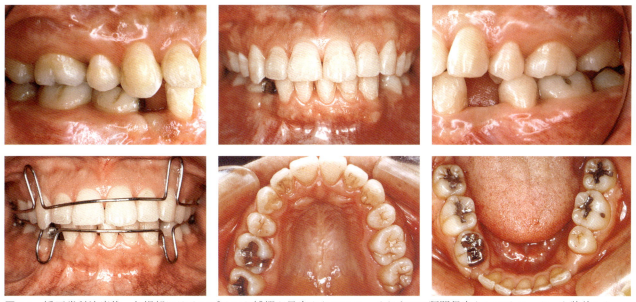

図5e　矯正歯科治療後．欠損部にはインプラント補綴が予定されている．それまでの暫間保定としてリテーナーを装着した．

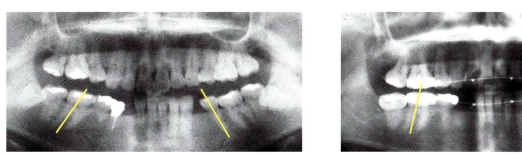

図5f　矯正歯科治療前後の大臼歯近心傾斜の状態とその改善．左：初診時，右：矯正歯科治療中．

1 総論

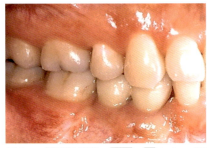
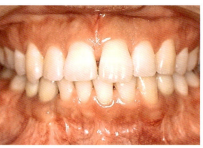
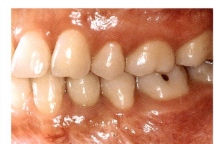

図5g 補綴治療後．4̱3̱，4̱のインプラント補綴が行われた．

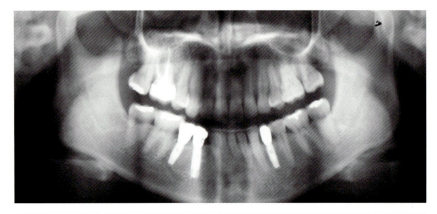

図5h 補綴治療後のパノラマエックス線写真．

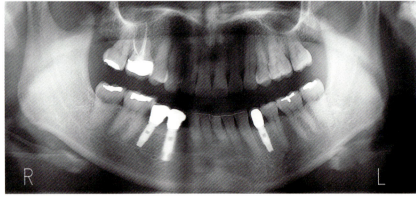

図5i 補綴後20年時のパノラマエックス線写真（歯周治療はJIADSの小野善弘先生，補綴治療はJIADSの中村公雄先生）．

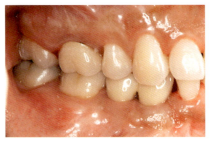
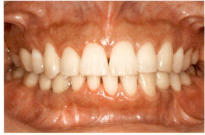
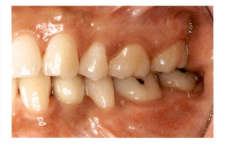
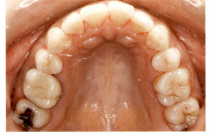
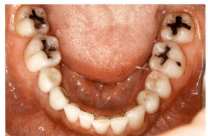

図5j 補綴後22年経過の口腔内．

矯正歯科治療と咬合 Q&A

■ 全顎の矯正歯科治療を行った後に全顎の補綴治療を行った症例

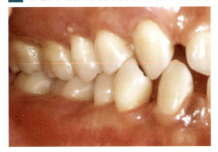
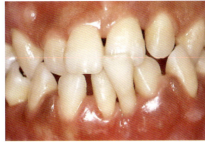
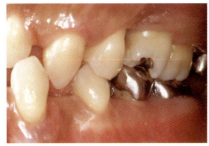
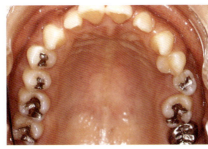
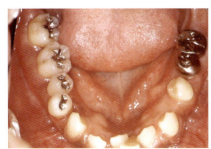

図6a 初診時35歳の女性．細菌検査の結果，侵襲性歯周炎と診断された．上下歯列に著しい叢生，逆被蓋，歯軸傾斜，歯間空隙が認められた．また，全顎にわたって重度の骨吸収，深いポケットデプス，プロービング時の出血が認められた．

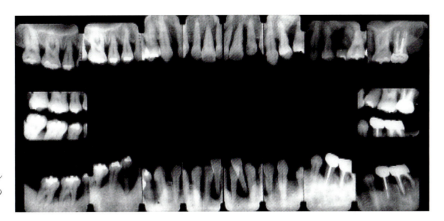

図6b 初診時のフルマウスデンタルエックス線写真．全顎にわたって重度の骨吸収が認められた．

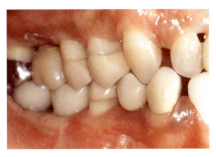
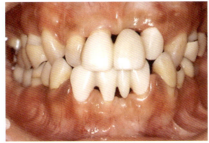
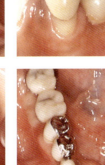

図6c 初期治療終了時．もとの歯冠形態や歯軸を再現したプロビジョナルレストレーションが装着されている．

別冊 the Quintessence「咬合 YEARBOOK 2018/2019」

1 総論

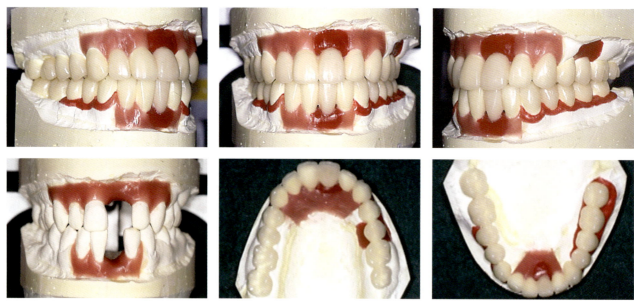

図6d　診断用ワックスアップ．この症例に対する矯正歯科治療の目的は，このような補綴による審美性および機能性の改善とスプリンティングを容易にすることである．すなわち，①保存可能な歯の歯軸の平行性を獲得して歯髄保護に努める．②歯の位置を調節して審美性，機能性のよい歯冠修復に寄与する，である．

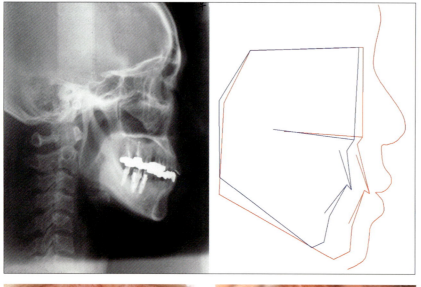

図6e　セファログラム分析所見では，ANB angleが0°で骨格性下顎前突傾向を示した．

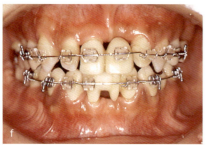
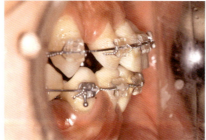
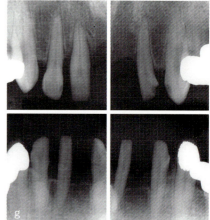

図6f　矯正歯科治療中の口腔内．下顎前突症を考慮して，上下切歯の位置や歯軸を決める必要がある．
図6g　デンタルエックス線写真では矯正歯科治療後の支台歯の歯軸の平行性を示す．

矯正歯科治療と咬合 Q&A

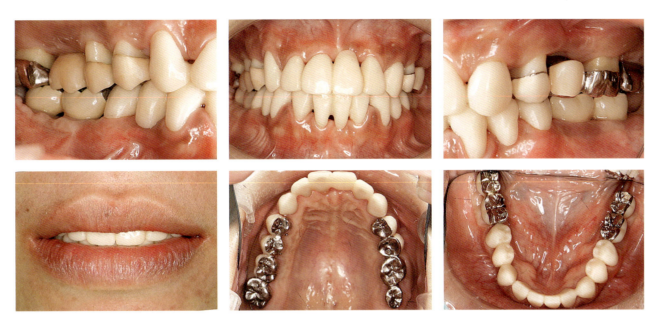

図6h　最終補綴前の口腔内．

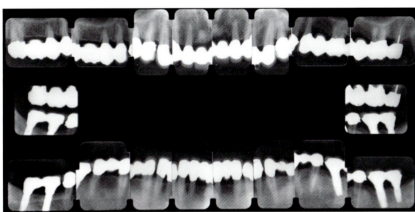

図6i　補綴時のフルマウスデンタルエックス線写真．

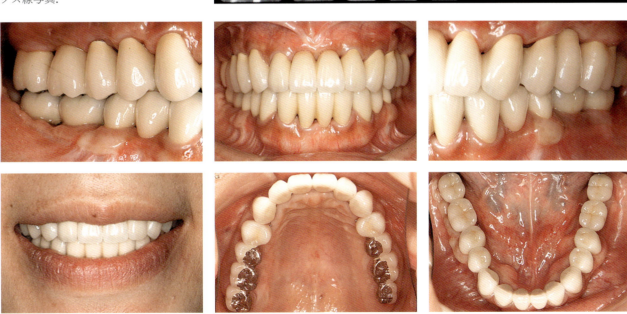

図6j　補綴終了時の口腔内．

1 総論

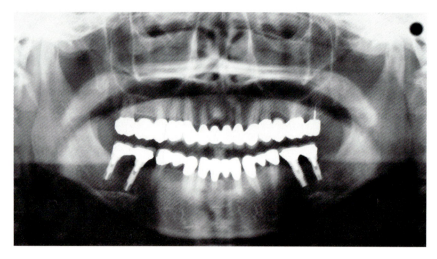

図6k 補綴終了時のパノラマエックス線写真.

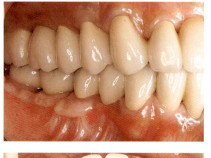 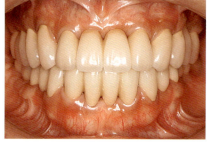 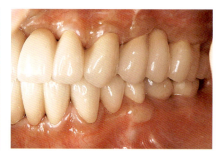

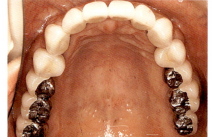 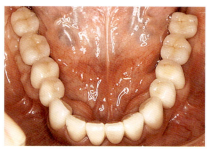

図6l 補綴後4年の口腔内.

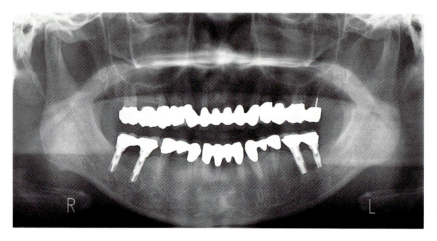

図6m 補綴後6年のパノラマエックス線写真(歯周治療および補綴治療は貴和会歯科診療所の佐々木猛先生による).

■ LGTPとCLPを一致させる考え方

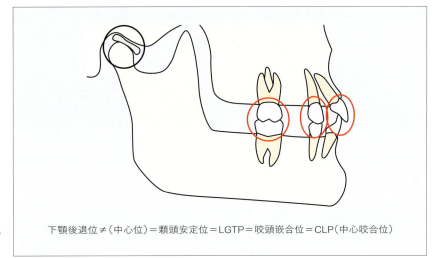

下顎後退位≠（中心位）＝顆頭安定位＝LGTP＝咬頭嵌合位＝CLP（中心咬合位）

図7　LGTPとCLPを一致させる考え方（参考文献3より引用改変）．

■ まとめ

　補綴の咬合論において取り上げられるのは主に顎関節や下顎運動であり，どのような不正咬合があっても，問題になるのはそのせいで下顎運動が障害される場合だけのようである．補綴治療の場合，損なわれてしまった患者本来の咬合を再建しなければならないため，このように下顎位に重きを置いた咬合論が必要なのだろう．

　咬合治療が形態と機能の改善ということであれば，矯正歯科治療はもともと咬めないという機能が主訴となることが少ないので，補綴治療より形態重視ということになるかもしれない．その形態の改善には補綴よりはるかに時間やコストがかかる．矯正歯科治療は，形や大きさの調節がほとんどできない天然歯を使って咬合理論を満足させつつ，患者から要求される審美性にすぐれた歯列咬合を，歯周組織のリモデリングという膨大に時間がかかる方法で作る治療である．ただし，矯正医には，補綴医が補綴装置を入れた後に患者から咬めない・痛いと言われ，何度も咬合調整を繰り返す苦労はほとんどない．天然歯による長期治療が適応を生じる利点であろう．

　機能の改善について，これまでの顎関節に関する咬合論はいまだ結論に至っていない．一方，上下歯列に関する咬合論として形態の改善は重要性を増している．現在は形態の審美性という患者の視点を重視する時代でもある．現代矯正の大家Proffitも彼の教科書の第4版から第5版に大きくパラダイムシフトしている[20]．咬合論という難しいテーマを顎関節以外の切り口でまとめるのは一矯正医として荷が重いが，総論1では上下歯列というもうひとつの咬合の要素とそれに対応した目指すべき機能的咬合に関する論点をとりあげた．

　そのうえでDaviesら[26]の示しているガイドラインが参考になると思われるので，表4～6に挙げる．

　最後に，咬合は概念論が中心なだけに科学的根拠に基づいた論議が必須である．そのために心しなくてはならないのがエビデンスの質である．残念ながら咬合を論じる場合，システマティックレビューやメタアナリシスはないに等しく，症例報告や個人的な著作などのエビデンスレベルとしては低い文献か特定の主張に偏った文献が多い．そのなかで，本稿で掲げた参考文献中のテキストとしては，できるだけ世界中で大学教育に用いられ，かつ，改訂版が進んでいる教科書を選び，総論としての「まとめ」ならびに冒頭に述べた議論のなかの共通項を探る役割を果たすことに努めた．

1 総論

■Daviesらが示す咬合に関する適切な治療のガイドライン

1. 歯ならびに歯周組織，顎関節の診査を行う．

2. 本質的に正しくない咬合接触というようなものは存在せず，ただその状態で非機能的な動きがあると耐えがたいことが多い場合があるというだけである．

3. 治療の開始前に患者固有の咬合を記録しておく．

4. 患者固有の咬合と基準となる理想的な咬合状態を比較する．

5. 治療前，治療中，治療後の単純な2次元の咬合状態の記録が適切な咬合治療の助けとなる．

6. 咬合の修復が為害性を有した続発症の原因とならないようにするには確認をとりながらのアプローチがもっとも安全である．

7. 治療前の患者固有の咬合と比較して，結果を評価，設計，施術，チェック（EDEC）を行う．

8. 「再構成されたアプローチ」では最初に臼歯部の理想的な咬合を患者の固有の歯あるいはプロビジョナルレストレーションで再構成し，そのデザインに従って確認をとりながらのアプローチを行う．

9. 可撤性補綴装置での理想的咬合とは装置の安定を損なう力を少なくするものである．

10. 矯正治療における咬合の目標は明確でないが，治療結果において中心咬合位と中心位との間に大きなずれがあるべきではない．

11. 矯正治療における咬合に関する診査においては，動的な咬合と中心咬合位での上下顎関係を含めるべきである．

表4（参考文献26より引用）

■咬合を付与する際に目指すべきこと

1. 顎口腔系に違和感や痛み，運動障害がないこと．

2. 臼歯部に両側性の咬合支持があり，タッピングとクレンチングの位置のずれがないこと．

3. 咀嚼時の閉口経路での干渉がなく咀嚼しやすいこと．

4. 非機能的な動きから歯と歯列を守るためのガイド（犬歯誘導，グループファンクションなど）があること．

表5（参考文献26より引用）

■咬合を付与する際の注意点

1. 顎発育，歯の移動などにより咬合は生涯において変化する可能性があり，各段階において対応する必要がある．

2. 治療上の何らかの咬合関係を目標として設定することには意味があるが，その際には生理的な機能に調和しているか確認する必要がある．

3. 静的な咬合と動的な咬合（機能運動：咀嚼運動など，非機能運動：ブラキシズムなど）に分けて，あるいは意識して考える必要がある．

4. 治療期間中ならびに治療終了後に調整が必要となる場合がある．

5. 顎関節部（可動性，雑音など）に変化がないか確認する必要がある．

表6（参考文献26より引用）

参考文献

1. Angle EH. Classification of malocclusion. Dental Cosmos 1899；41：248‑264, 350‑357.

2. Taylor TD, Wiens J, Carr A. Evidence-based considerations for removable prosthodontic and dental implant occlusion：a literature review. J Prosthet Dent 2005；94(6)：555‑560.

3. 中村公雄，多田純夫，藤井康伯，森田和子，宮前守寛，佐々木猛，重村宏．現代の臨床補綴，歯周治療をふまえた補綴・インプラント治療．東京：クインテッセンス出版，2006；215‑269.

4. Pollock HC. The extraction debate of 1911 by Case, Dewey, and Cryer Introduction. Am J Orthod 1964；50(11)：843‑851.

5. 作田守(監修)，高田健治(訳)．プロフィトの現代歯科矯正学．東京：クインテッセンス出版，1989.

6. Andrews LF. The six keys to normal occlusion. Am J Orthod 1972；62(3)：296‑309.

7. Ingervall B. Functionally optimal occlusion：the goal of orthodontic treatment. Am J Orthod 1976；70(1)：81‑90.

8. Clark JR, Evans RD. Functional occlusion：I. A review. J Orthod 2001；28(1)：76‑81.

9. Andrews LF. The straight-wire appliance. Origin, cotroversy, commentary. J Clin Orthodod 1976；10(2)：99‑114.

10. Roth RH. The maintenance system and occlusal dyamics. Dent Clin North Am 1976；20(4)：761‑788.

11. Tipton RT, Rinchuse DJ. The relationship between static occlusion and functional occlusion in a dental school population. Angle Orthod 1991；61(1)：57‑66.

12. 高橋新次郎．新編歯科矯正学．京都：永末書店，1960.

13. Graber TM. Current orthodontic concepts and techniques. 2nd ed. Philadelphia：WB Saunders Company, 1969.

14. Graber TM(編)，三浦不二夫，井上直彦，大坪淳造(訳)．現代歯科矯正学．東京：医歯薬出版，1971.

15. Moyers RE. Hand book of orthodontics. 3rd ed. Chicago：Year book medical publishers, 1973.

16. Moyers RE(著)，三浦浦不二夫(監訳)，入江通暢，黒田敬之，中村進治，布田栄作，関口武司(訳)．モイヤース歯科矯正学ハンドブック(第 3 版)．東京：医歯薬出版，1976.

17. Thurow RC. Atlas of Orthodontic Principles. 2nd ed. St. Louis：CV Mosby Company, 1977.

18. Thurow RC(著)，坂本敏彦(校閲)，三谷英夫(訳)．アトラス歯科矯正学の基本理論．東京：書林，1979.

19. Nanda R. Biomechanice and esthetic strategies in clinical orthodontics. Saunders St. Louis：Elsevier, 2005.

20. Proffit WR, Fields HW, Saver DM. Contemporary Orthodontics. 5th ed. St. Louis, CV Mosby Company, 2013.

21. Byun SJ, Heo SM, Ahn SG, Chang M.Analysis of proximal contact loss between implant-supported fixed dental prostheses and adjacent teeth in relation to influential factors and effects. A cross-sectional study. Clin Oral Implants Res 2015；26(6)：709‑714.

22. Bernard JP, Schatz JP, Christou P, Belser U, Kiliaridis S. Long-term vertical changes of the anterior maxillary teeth adjacent to single implants in young and mature adults. A retrospective study. J Clin Periodontol 2004；31(11)：1024‑1028.

23. Dager MM, McNamara JA, Baccetti T, Franchi L. Aging in the craniofacial complex. Angle Orthod 2008；78(3)：440‑444.

24. Behrents RG. A treatise on the continuum of growth in the aging craniofacial skeleton. Ann Arbor, 1984, Ph. D. Thesis, University of Michigan.

25. Björk A, Skieller V. Normal and abnormal growth of the mandible. A synthesis of longitudinal cephalometric implant studies over a period of 25 years. Eur J Orthod 1983；5(1)：1‑46.

26. Davies SJ, Gray RM, Sandler PJ, O'Brien KD. Orthdontics and occlusion. Br Dent J 2001；191(10)：539‑549.

1 総論

2

顎関節症との関連から
矯正歯科治療と咬合について考える

古谷野　潔／大木郷資／桑鶴利香
Kiyoshi Koyano／Kyousuke Ooki／Rika Kuwatsuru

九州大学大学院歯学研究院口腔機能修復学講座
連絡先：〒812-8582 福岡県福岡市東区馬出3-1-1

はじめに

　現在の本邦の歯科矯正学の教科書[1]によると，「歯科矯正学とは，歯・顎顔面頭蓋の成長発育やその後の増齢に伴う正常な形態や機能，またそれら諸構造の不均衡や不調和から引き起こされる顎の異常な関係や不正咬合の病態を研究し，さらにそのような異常や不正の状態を改善し，予防することによって顎口腔機能の向上と顔貌の改善をはかり，個人のQOLに寄与できるようにする研究と技術を追求する歯学の一分野である」とされている．また，矯正歯科治療の目的は，顎および咬合の発育の早い段階において不正咬合の発現を予防・抑制し，さらにすでに形成されてしまった不正咬合に対して，限局的にあるいは広範囲にわたり改善することにより，形態的な不正ばかりではなく機能的・心理的な障害を取り除くこととされている．

　ここでいう「不正咬合による障害」には表1の内容が含まれるとされるが，このなかの咀嚼機能障害の原因の1つとして顎関節異常が考えられる．たとえば，歯科矯正学辞典[2]には顎関節の障害について，「顎の閉鎖時に不正咬合の種類によっては早期接触や咬頭干渉により顎を異常方向に誘導する事がある．このような状態が長期間続くような場合，顎関節に障害を起こすことがある．また著しい過蓋咬合が顎関節の違和感や疼痛を訴える事もある．」との記載がある．

■ 表1　不正咬合による障害[1]

①う蝕発生の誘引
②歯周疾患の誘引
③外傷および歯根吸収の誘引
④咀嚼機能障害
⑤筋機能障害
⑥骨の発育障害
⑦発音障害
⑧審美的な欲求と心理的な背景

（参考文献1より引用抜粋）

表2　顎関節症の概念2013[6]

「顎関節症は，顎関節や咀嚼筋の疼痛，関節（雑）音，開口障害あるいは顎運動異常を主要症候とする障害の包括的診断名である．その病態は咀嚼筋痛障害，顎関節痛障害，顎関節円板障害および変形性顎関節症である．」

表3　顎関節症の病態分類2013[6]

咀嚼筋痛障害 myalgia of the masticatory muscle（Ⅰ型）
顎関節痛障害 arthralgia of the temporomandibular joint（Ⅱ型）
顎関節円板障害 temporomandibular joint disc derangement（Ⅲ型） 　a．復位性 with reduction 　b．非復位性 without reduction
変形性顎関節症 osteoarthrosis/osteoarthritis of the temporomandibular joint（Ⅳ型）

註1：重複診断を承認する．
註2：顎関節円板障害の大部分は，関節円板の前方転位，前内方転位あるいは前外方転であるが，内方転位，外方転位，後方転位，開口時の関節円板後方転位などを含む．
註3：間欠ロックは，復位性顎関節円板障害に含める．

顎関節症も顎関節の障害や顎口腔機能の障害をきたす疾患であることから，顎関節症と不正咬合と矯正治療との関係について種々の議論がなされてきた．しかし，近年では咬合調整や補綴治療による咬合改善などの不可逆的な咬合治療を顎関節症治療の目標として推奨しないといった考え方が一般的になってきている．

そこで本稿では，顎関節症と咬合に関する最近の考え方を整理したうえで，矯正治療による顎関節症の治療や予防について考察したい．

近年の顎関節症の考え方

顎関節症に関する世界の潮流をみると，1992年に研究用の診断基準（RDC/TMD：Research Diagnostic Criteria for Temporomandibular Disorders）[3]が公表され，共通の診断基準に基づく被験者を用いた臨床研究が行われるようになった．これによって研究者間で共通の診断基準を使用した研究データの比較がなされるようになり，共通の基盤の上にたって多因子疾患であるTMD（Temporomandibular Disorders）を解明していこうとする流れができた．その後，2014年には一般臨床にも用いることができる国際標準となるTMD診断基準（DC/TMD：Diagnostic Criteria for Temporomandibular Disorders）が公表された[4]．これは国際的専門家集団による構造化されたプロトコルに基づく文献レビューと，多施設臨床試験による妥当性検証研究によるコンセンサス形成過程を経てつくられたものである．このDC/TMDの内容については，「TMD YEARBOOK 2014」[5]に詳しく解説しているので，興味のある方はそちらを参照していただきたい．

この国際標準が取りまとめられたことを受けて，一般社団法人日本顎関節学会はDC/TMDと整合させるため，日本顎関節学会が提示してきた顎関節症の概念や分類を見直し，「顎関節症の概念2013」（表2），「顎関節症の病態分類2013」（表3）を発表した[6]．この改訂により顎関節症Ⅴ型は廃止され，顎関節症は発症頻度の高い顎関節・咀嚼筋の障害の分類とされた．

現在，DC/TMD日本語版の一般臨床への応用が待たれているが，先んじて日本顎関節学会において，一般臨床歯科医師が使用できる顎関節症の標準的な診察，検査，診断および治療の指針「顎関節症治療の指針2018」が作成されたところである．まもなく日本顎関節学会のホームページ上で公表される予定なので，ご参照いただきたい．

顎関節症と咬合

顎関節症の病因研究の初期には，咬合異常（中心咬合位と中心位のずれ，アンテリアガイダンスの欠如，非作業側での咬合干渉，咬頭干渉をともなう咬合面の不正，骨格性および歯性不正咬合，臼歯部支持の

総論

■ 表4　中心位の定義(GPT-9)[10]

> 「歯の接触とは独立した上下顎の位置的関係．下顎頭は前上方に位置し，関節隆起の後方斜面と対向する．この位置では下顎は純粋な回転運動を行う．この緊張のない生理的な上下顎の位置関係から，患者は垂直的，側方的あるいは前後的な運動を行うことができる．この下顎位は，臨床的に有用で，再現性のある基準位である．」

（参考文献10より著者が引用翻訳）

欠如，咬合高径の異常など）が顎関節症におけるもっとも重要な病因因子であると考えられていた[7]．しかし，現在では顎関節症は多因子疾患であり，日常生活を含めた環境因子・遺伝因子・宿主因子・時間的因子などのいくつかの因子が組み合わさり，ある一定の閾値を超えた場合に発症すると考えられている[6]．その因子のなかでも，宿主因子には咬合，関節形態，咀嚼筋構成組織，耐痛域，疼痛経験，性格などが挙げられているが，咬合はそれらのさまざまな因子のうちの1つとされている．

　過去に検討された咬合異常を振り返ってみると，その代表的なものに中心位と中心咬合位のずれ，非作業側の咬合干渉，臼歯部支持の欠如などが挙げられる．ここで中心位について確認する．中心位(CR)の定義は，1994年に発表された米国歯科補綴学用語集(The Glossary of Prosthodontic Terms 6th edition：GPT-6)以降1つに集約することができず，従来からあった7つの定義が併記されてきた．そのため，日本補綴歯科学会の歯科補綴学専門用語集[9]では，中心位の定義の最後に，「なお，このように多様なニュアンスを有したものは専門用語として不適当であり，使用を控えるべきとする意見も少なくない．……」と記載されている．

　しかし，2017年に発表されたGPT-9[10]で中心位の定義が1つに集約された．その新しい定義は表4のとおりである．この新たな中心位の定義によると"下顎頭は関節結節に対して前上方位をとる"とされて

いる．これは関節円板の位置が正常ということが前提である．しかしながら，約半数の人には関節円板の転位があるといわれている[11]．また過去の文献より，中心位と中心咬合位のずれは健常者の多くに認められ，一致していないことが報告され，逆に中心位と中心咬合位のずれがなく一致している場合にも顎関節症状がみられたとする報告もある．したがって，中心位と中心咬合位にずれがあることは病的なものではないと考えられている．また，中心位と中心咬合位のずれが大きい場合や，側方偏位がある場合，あるいは中心位で閉口したときに片側性の歯牙接触があると有害であるとする考えもあるが，それらに関するさまざまな研究報告を総合してみると，やはり賛否両論で一定した見解は得られていない．

　非作業側の咬合干渉においても，咬合干渉の有無と顎関節症との関係について調査した研究や，実験的咬合干渉に関する研究など，多くの論文が出された．これらの顎関節症と咬合に関する研究を検証した代表的なレビュー論文がいくつか報告されている．これらの論文によると，咬合とTMDとの因果関係，TMDの原因としての咬合干渉，TMDに対する咬合調整の治療効果について，どれも科学的根拠が見当たらないと結論付けられている．

　原因と結果の関係は，原因があれば必ず結果が生じ，原因を除去すれば結果は消失し，原因を発生させれば，結果が発生することである．Lobbezooが因果関係の評価基準として表5に示した項目を挙げている[12]．ある種の咬合がTMDの原因であるとするならば，表5のすべての項目についての検証が必要であるが，これまでの結果をまとめると，咬合が顎関節症を引き起こすとする原因と結果の関係であるとするには，やはり無理がある．

　上述のとおり，顎関節症は多因子疾患であり，咬合の問題が顎関節症の原因のすべてではないことはいうまでもない．しかし，多因子のなかに咬合は含まれており，いくつかの咬合の要因について検討した論文がある．

　1993年にPullingerらが顎関節症に共通する咬合

顎関節症との関連から矯正歯科治療と咬合について考える

■表5 因果関係の評価基準[12]
結果の前に原因が先行すること
疫学的に原因と結果の割合が適切であること
原因と結果に用量 - 反応勾配があること
原因と結果の関連が特異的であること
複数の研究(論文)の結果が一致していること
バイアスと交絡因子がないこと

(参考文献12より著者が引用翻訳)

■表6 TMDのリスク因子[13]
①前歯部開咬
②6mm以上のオーバージェット
③4mmを超えるRCP-ICPスライド
④片側性のクロスバイト
⑤6歯以上の臼歯欠損

(参考文献13より著者が引用翻訳)

特性に関するリスク因子とオッズ比の多重ロジスティック回帰分析とする論文を発表した[13]. その論文のなかで，TMDのリスク因子として5つの因子（表6）を挙げ，このなかで高いオッズ比を示したものは，前歯部開咬と片側性のクロスバイトであったと報告している．ただし，この報告は咬合異常と顎関節症との関連を示した論文であり，咬合異常が顎関節症の発生原因であることを証明したわけではない．この論文中においてもTMD患者に対する咬合の寄与はゼロではないが，特定の咬合がTMD発症の唯一の主要な因子であるとは言い難いと結論付けている．

TMD患者の多くが表6に示している①～⑤のような咬合因子をもっているわけではないし，これらの咬合因子をもつ患者の多くがTMD症状を呈しているわけでもない．たとえば変形性顎関節症が前歯部開咬を生じさせるなど顎関節症が発症した結果，咬合異常が生じた例もある．すなわち，TMDが発症した結果として起こる二次的咬合異常には，筋の異常緊張による二次的咬合異常と，顎関節の病態による二次的咬合異常があり，前者には顎位の変化とそれにともなう早期接触や咬合位の不安定化がみられ，後者には臼歯部開咬(急性化膿性顎関節炎，滑膜炎などによる一過性関節腔の拡大，関節円板後部組織の重畳や肥厚，前方転位していた円板の整位，円板後方転位)，下顎頭の変形や吸収による開咬，クローズドロック後の開咬がみられる．咬合異常があってもTMDの発症の初期に咬合を扱うことは，ますます咬合を不安定にする結果になりかねない．

顎関節症と咬合治療

TMDに対する咬合治療に関する研究については，顎関節症患者を咬合調整群と擬似調整群にわけ，筋活動と顎運動を調査したところ，所見に差はなかったとする報告[14]や，顎関節症患者を無治療群と咬合調整群に分けて経過観察したところ，1か月後には咬合調整群は自覚症状の軽減を認めたが，6か月後には2群間に有意な差はなかったという報告[15]がある．さらに，顎関節症患者を可逆的治療法のみと可逆的治療＋咬合調整を行った群に分けて治療効果を比較したところ，両群間に治療効果の差はなかったとする報告[16]もあり，TMD治療における咬合治療の必要性に疑問を呈する報告が少なくない．

米国国立衛生院(NIH：National Institute of Health)のTMDの診断と治療に関するテクノロジーアセスメント会議の報告書[17]によると，咬合治療のような不可逆的治療に対する優位性は証明されていないと述べられている．また，咬合治療はTMD初期治療の最善の方法とは言い難く，また長期化したTMD患者に対しても，患者の咬合を永久的に変えるような咬合調整や大規模な修復処置による治療は避けるべきであると述べられている．

一方，顎関節症の自然経過を調べた研究では，顎関節症は時間経過とともに改善し，治癒していく疾患であることが示されており，顎関節症患者の自覚症状は保存的治療によって良好に緩和することがほとんどである．多くの筋骨格系疾患の病態と同様に，

別冊 the Quintessence「咬合YEARBOOK 2018/2019」

総論

表7 TMD Policy Statementの概要[18]

1）TMDの診察および診断
- 問診（患者の病歴聴取）と臨床検査（臨床的診察）および必要に応じて顎関節部の画像検査によって，TMDと他の関連疾患との鑑別診断を行う．
- TMD患者と正常者との鑑別やTMDの症型分類に有用な診断機器は存在しない（ただし，科学的に妥当性が確認された種々の画像診断機器を除く）．
- 必要に応じて，筋骨格系，リウマチ性あるいは神経系の類似疾患の鑑別に用いられている医学的診断法や検査法を適用する．
- 心理テストを用いて，患者の社会心理学的側面を評価する．

2）TMDの治療
- 可逆的な保存療法を第一選択とする．
- 症状の自然消退が期待できるため，自然経過を十分に考慮する．
- 患者教育およびホームケアが重要である．

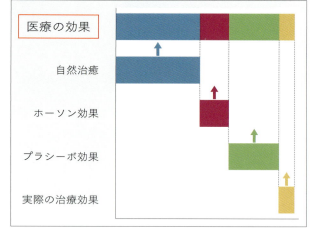

図1 ある治療を行って効果が得られたとしても，それは全体の医療の効果の一部分にすぎない．

顎関節症の他覚的徴候と自覚的症状は一時的でself-limitingである．

国際基準のDC/TMDが発表されるより前に，米国においても本邦と同様にTMDの診断，治療について種々の意見があり，臨床現場では依然としてTMDに対するさまざまな歯科治療が実施されていた．そこでTMDの診断・治療について米国歯科研究学会（American Academy of Dental Research, AADR）のニューロサイエンスグループにより，約3年をかけて顎関節症の診断と治療に関する基本声明（Policy Statement）がまとめられ，2010年にAADRのホームページに掲載されるに至った（表7）[18,19]．このTMD Policy Statementでは，TMDの治療に関して表7内2）に示した3項目が提示されている．現在では，顎関節症治療においては，咬合調整，補綴治療，矯正治療などの不可逆的治療を第一選択にすることは避けることが望ましいとされている．また，ほとんどのTMDは保存療法により管理可能とされており，TMDの予防や治療を目的に不可逆的である咬合治療は行わず，可及的に保存的で可逆的な治療を行うことが推奨されている．

また，実際の症例で，咬合治療や矯正治療が顎関節症の改善に有効であったと考えられる場合もあるが，治療効果のなかには，自然経過としての症状消退やプラシーボ効果やホーソン効果が含まれていることを踏まえておく必要がある（図1）．

矯正歯科治療と顎関節症発症のリスク

咬合調整や補綴治療と同様に，これまでさまざまな視点からTMDと矯正歯科治療との関連についての報告が行われてきた．Dahlらは，矯正治療を行っていない者と比較して，矯正治療を行っている患者ではTMDの自覚症状は少なかったと報告している[20]．このような報告をみると，矯正歯科治療がTMDと関連があり，TMDのリスクを減じるために矯正治療を行うことの有効性の根拠としがちである．

しかし，Dorphは一般の無症状の集団よりもTMD患者の集団に多くの矯正歯科治療の既往があると報告している[21]．また，Franksは矯正歯科治療を受けた患者はTMDを発症するリスクが高いと報告しており[22]，矯正治療はTMD発症のリスクを高めるとの意見もある．

これに対してMagnussonらは，約400名の20年間

の長期的前向きコホート研究の結果から，矯正治療を受けた者が矯正治療を受けていない者と比較して，治療後にTMDを発症するリスクが高まることはないと報告している[23]．この見解は他の最近の報告と一致しており，EgermarkはTMDの徴候および有病率は矯正治療の前後，ならびにその15～18年後の長期経過観察においても低かったと報告している[24]．また，SadowskyとPolsonは，矯正治療の既往がある患者群(96名)と既往がない患者群(103名)とを矯正治療後10年以上まで観察したところ，TMD症状の出現状況に差はなかったと報告している[25]．このように，複数の研究が矯正治療を受けてもその後の人生において顎関節症に罹患するリスクを増やすことはないことを示している．しかし，これらの研究は一方で「矯正治療には顎関節症発症に対する予防効果がある」と言う主張に根拠がないことも示唆している．前述のNIHのTMDに関するテクノロジーアセスメント会議報告書においても「矯正治療がTMDに罹患する危険性を減ずるという明らかなデータはなく，TMDの予防処置としての有効性を保証する証拠は不十分であると」と記述されている．

おわりに

「矯正歯科治療と咬合」について顎関節症との関連という視点から考察した．矯正歯科治療による咬合の改善を顎関節症の治療として実施することについては，咬合調整や補綴歯科治療による咬合の改善と同様に顎関節症治療の第一選択として推奨されていない．矯正歯科治療の既往がある患者は顎関節症を惹起しやすいとする指摘もあるが，大多数の報告ではそのような傾向は認められていない．矯正歯科治療による咬合の改善によって顎関節症症状を招きにくくなるか，すなわち予防効果については，それを支持するエビデンスは不十分である．

以上を総合すると，矯正歯科治療による咬合の改善と顎関節症の治療や予防を強く関連付けて臨床を実施することは避けるべきである．

著者注：「顎関節症」と「TMD(Temporomandibular Disorders)」は，厳密には同一とは言えない点もあるが，本稿ではほぼ同義として使用している．引用文献の中で「顎関節症」が使用されている場合は「顎関節症」を使用し，「TMD」が使用されている場合は「TMD」を使用した.

参考文献

1．相馬邦道，飯田順一郎，山本照子，葛西一貴，後藤滋巳(編著)．歯科矯正学(第5版)．東京：医歯薬出版，2008；8.

2．亀田晃(監修)．歯科矯正学辞典 改訂増補版．東京：クインテッセンス出版，2005.

3．Dworkin SF, LeResche L. Research diagnostic criteria for temporomandibular disorders：review, criteria, examinations and specifications, critique. J Craniomandib Disord 1992；6(4)：301-355.

4．Schiffman E, Ohrbach R, Truelove E, Look J, Anderson G, Goulet JP, List T, Svensson P, Gonzalez Y, Lobbezoo F, Michelotti A, Brooks SL, Ceusters W, Drangsholt M, Ettlin D, Gaul C, Goldberg LJ, Haythornthwaite JA, Hollender L, Jensen R, John MT, De Laat A, de Leeuw R, Maixner W, van der Meulen M, Murray GM, Nixdorf DR, Palla S, Petersson A, Pionchon P, Smith B, Visscher CM, Zakrzewska J, Dworkin SF；International RDC/TMD Consortium Network, International association for Dental Research；Orofacial Pain Special Interest Group, International Association for the Study of Pain. Diagnostic Criteria for Temporomandibular Disorders (DC/TMD) for Clinical and Research Applications：recommendations of the International RDC/TMD Consortium Network and Orofacial Pain Special Interest Group. J Oral Facial Pain Headache 2014；28(1)：6-27.

5．古谷野潔，玉置勝司，馬場一美，矢谷博文，和嶋浩一(編)．別冊ザ・クインテッセンスTMD YEARBOOK 2014 アゴの痛みに対処する—世界標準の新しいTMD診断基準「DC/TMD」の全貌—．東京：クインテッセンス出版，2014；9-37.

6．一般社団法人日本顎関節学会，古谷野潔，和気裕之，久保田英朗，小林馨，髙木律男，矢谷博文，依田哲也(編)．新編顎関節症(改訂版)．京都：永末書店，2018.

7．古谷野潔，玉置勝司，馬場一美，矢谷博文，和嶋浩一(編)．別冊ザ・クインテッセンスTMD YEARBOOK 2011 アゴの痛みに対処する—その原因，検査・鑑別診断，歴史と患者説明—．東京：クインテッセンス出版，2011；11-17.

8．The Academy of Prosthodontics. The glossary of prosthodontic terms. Sixth Edition (GPT-6). J Prosthet Dent 1994；71(1)：41-112.

9．公益社団法人日本補綴歯科学会(編)．歯科補綴学専門用語集(第4版)．東京：医歯薬出版，2015.

10．The Academy of Prosthodontics. The glossary of prosthodontic terms. Nineth Edition (GPT-9). J Prosthet Dent 2017；117(5S)：e1-e105.

11．Jeffrey P.Okeson(著)，藤本順平，山本健一，岡野昌治，菅野英也，千ヶ崎乙文(監修)．口腔顔面痛の鑑別疾患と治療．歯界展望 2001；97(2)：301-322.

12．Lobbezoo F, van Selms MK, Naeije M. Masticatory muscle pain and disordered jaw motor behaviour：Literature review over the past decade. Arch Oral Biol 2006；51(9)：713-720.

13．Pullinger AG1, Seligman DA, Gornbein JA. A multiple logistic regression analysis of the risk and relative odds of temporomandibular disorders as a function of common occlusal features. J Dent Res 1993；72(6)：968-979.

14. Tsolka P, Preiskel HW. Kinesiographic and electromyographic assessment of the effects of occlusal adjustment therapy on craniomandibular disorders by a double-blind method. J Prosthet Dent 1993；69（1）：85‐92.

15. Vallon D, Nilner M, Söderfeldt B. Treatment outcome in patients with craniomandibular disorders of muscular origin：a 7-year follow-up. J Orofac Pain 1998；12（3）：210‐218.

16. Yatani H, Minakuchi H, Matsuka Y, Fujisawa T, Yamashita A. The long-term effect of occlusal therapy on self-administered treatment outcomes of TMD. J Orofac Pain 1998；12（1）：75‐88.

17. National Institutes of Health Technology Assessment Conference Statement. Management of temporomandibular disorders. J Am Dent Assoc 1996；127（11）：1595‐1606.

18. American Association of Dental Research. Policy statement：temporomandibular disorders. Alexandria, Va. 2010. Available：www.aadronline.org/i4a/pages/index.Cfm?pageid=3465（accessed 2012 May 15）

19. 古谷野潔，玉置勝司，馬場一美，矢谷博文，和嶋浩一（編）. 別冊ザ・クインテッセンスTMD YEARBOOK 2012アゴの痛みに対処する─AADRの基本声明から現代のTMD臨床を読み解く─. 東京：クインテッセンス出版，2012；11‐16.

20. Dahl BL, Krogstad BS, Ogaard B, Eckersberg T. Signs and symptoms of craniomandibular disorders in two groups of 19-year-old individuals, one treated orthodontically and the other not. Acta Odontol Scand 1988；46（2）：89‐93.

21. Dorph G, Solow B, Carlsen O. Misfunction in the masticatory system after orthodontic treatment. Tandlaegebladet 1975；79（20）：789‐792.

22. Franks AS. The dental health of patients presenting with temporomandibular joint dysfunction. Br J Oral Surg 1967；5（2）：157‐166.

23. Magnusson T, Egermarki I, Carlsson GE. A prospective investigation over two decades on signs and symptoms of temporomandibular disorders and associated variables. A final summary. Acta Odontol Scand 2005；63（2）：99‐109.

24. Egermark I, Carlsson GE, Magnusson T. A prospective long-term study of signs and symptoms of temporomandibular disorders in patients who received orthodontic treatment in childhood. Angle Orthod 2005；75（4）：645‐650.

25. Sadowsky C, Polson AM. Temporomandibular disorders and functional occlusion after orthodontic treatment：results of two long-term studies. Am J Orthod 1984；86（5）：386‐390.

症例が示す歯科臨床の奥深さ、広がり、
個体を理解した診断、数限りない対処方法

Comprehensive Dentistry
Stomatognathic System Function
Its Diagnosis and Rehabilitation

包括歯科臨床 II
顎口腔機能の診断と回復

筒井 照子 著
筒井 祐介

炎症と力のコントロール＝包括歯科臨床の提唱者が、臨床の頂点を極める陰でつかみとった個体差の診断から数々の工夫に満ちた対処方法までを体系的に明らかにした。口の中だけを診る従来の歯科とは異なり、顔面や全身姿勢から入って、機能を知り、歯列や咬合を評価し、生活習慣にかかわり、侵襲の少ない自然治癒を引き出し、結果的に顔やからだを改善する。何よりも歯列や歯周組織の治癒像がその方法の有効性を実証している。

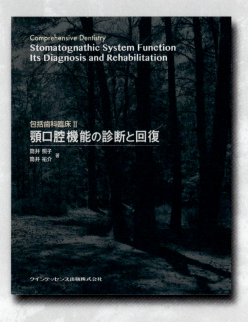

Chapter 1	機能障害の診断学 Diagnostics of Functional Disorder
Chapter 2	力と炎症のコントロール Management of Dynamics and Inflammation
Chapter 3	力を読む Interpretation of Dynamics
Chapter 4	機能の診査 Functional Assessment
Chapter 5	咀嚼運動と咬合面形態 Masticatory Movement and Morphology of Occlusal Surfaces
Chapter 6	全身のなかの下顎位 Mandibular Position in the Systemic Context
Chapter 7	崩壊と治癒のパターン Trends in Occlusal Collapse and Healing
Chapter 8	ストマトロジーにおける個体差の診断 Stomatologic Diagnosis of Specificity
Chapter 9	機能異常と臨床診断 Functional Aberration and Clinical Diagnosis
Chapter 10	元に戻すスプリント療法と形態再付与 Recovery of Inherent Form by Splint Therapy and Reshaping
Chapter 11	元に戻す修復的歯牙移動 Recovery of Inherent Form by Tooth Migration
Chapter 12	補綴的な咬合の回復 ──生理学的咬合と補綴学的咬合の整合性── Occlusal Rehabilitation by Prosthodontic Treatment — Coherence in Physiologic Occlusion and Prosthodontic Occlusion
Chapter 13	顎関節症とその他の顎口腔機能障害 Temporomandibular Disorders and other Stomatognathic Dysfunction

QUINTESSENCE PUBLISHING 日本　●スーパーワイド判（248×307mm）　●456ページ　●定価　本体42,000円（税別）

クインテッセンス出版株式会社
〒113-0033　東京都文京区本郷3丁目2番6号　クイントハウスビル
TEL 03-5842-2272（営業）　FAX 03-5800-7592　http://www.quint-j.co.jp　e-mail mh@quint-j.co.jp

KaVo ARCUSdigma II

矯正歯科臨床を精密なデータでサポート

アルクスディグマIIはコンパクトで場所を選ばず使用でき、必要なデータを迅速かつ容易に測定します。補綴治療に求められる咬合器の調節値データをはじめ、的確な診断を支援する下顎運動の測定、表示、保存が行なえます。また、「顎口腔機能診断料」や「有床義歯咀嚼機能検査」などの保険算定にも対応しており、幅広いニーズにお応えします。

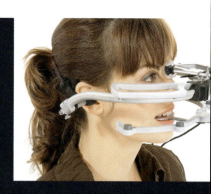

KaVo アルクスディグマII
超音波デジタル顎運動測定装置

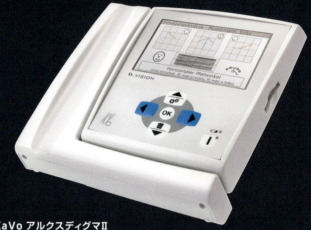

KaVo アルクスディグマII
（販売名:アルクスディグマII 認証番号:222AIBZX00026000）

基本機能

三次元的に下顎運動を記録 Motion Analysis

咀嚼など下顎運動の計測・記録を行うことができます。

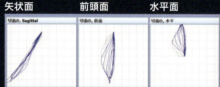

矢状面　前頭面　水平面

咬頭嵌合位を咬合採得 Adduction Field

機能的な咬頭嵌合位を咬合器上に精確に再現。

咬合面・舌面形態をコピー Articulator

口腔内の精確な下顎歯列の動きを咬合器上に再現。

咬頭嵌合位の再評価 EPA (Electronic Position Analysis)

EPAを用いることで、プロビジョナルレストレーションとファイナルレストレーションにおける咬頭嵌合位の再現性を評価。

アルクスディグマIIで算定可能な主な診療報酬項目

顎口腔機能診断料 2,300点

顎口腔機能診断料は、歯科矯正を開始するとき、動的処置を開始するとき、マルチブラケット法を開始するとき、顎離断等を開始するとき及び保定を開始するときに、それぞれ1回を限度として保険算定ができます。

アルクスディグマIIは
顎口腔機能診断料に関する必要な施設基準
①下顎運動検査
②歯科矯正セファログラム
③咀嚼筋筋電図検査
上記のうち①と③が行える機器です。

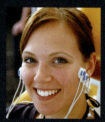

カボ デンタル システムズ ジャパン株式会社
〒140-0001 東京都品川区北品川4-7-35 Tel: 03-6866-7480 Fax: 03-6866-7481
http://www.kavo.jp

2章

矯正歯科医の視点からの咬合論
咬合と矯正歯科治療，私はこう考える

2　矯正歯科医の視点からの咬合論：咬合と矯正歯科治療，私はこう考える

1

重度の顎関節症症例への矯正および補綴治療の1症例

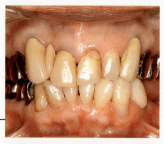

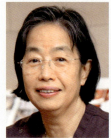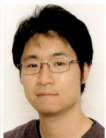

筒井照子／筒井祐介
Teruko Tsutsui／Yusuke Tsutsui
福岡県開業　筒井歯科・矯正歯科医院
連絡先：〒807-0825 福岡県北九州市八幡西区折尾3丁目1-5

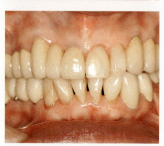

はじめに：歯科とは咬合である

　今回の主題である「歯科とは咬合である」は真に至言である．「咬み合わせ」は上顎と下顎の顎位にかかわり，顎関節は複関節であり関節のなかでもっとも複雑な動きをする．また，歯列や歯の形態によって動き方が異なり，「窮屈」や「ルーズ」であったりすることによって頭頸部から全身に影響を及ぼす．

　成人であれば，顔面頭蓋の下半分は歯科の守備範囲である（図1）[1]．骨は一過性の力（衝撃）には強いが，持続的な弱い力に対しては形を変えていく．下顎骨体部や下顎枝は固いが，歯が植わっている歯槽骨（歯槽部）や上顎骨は海綿骨が主である．したがって，5gくらいの力で時間をかければ骨は改造現象を起こして歯は動き，よくない生活習慣で歯列は湾曲，傾斜，変形していく（図2a, b）[2〜4]．また，中・下顎面のひずみは頭頸部，体全身の不調和につながっていく（図3a〜c）[5]．

　私たちの仕事の「口腔科」および「歯科」は，医療として非常に大事な役目を担っている．「咬合」というと，従来より修復すなわち「歯を作る」ための咬合論の意識が強いが，そうではなく初めに「なぜ壊れたか」を考える咬合論から始まるべきだと考える．このあたりについては，石原寿郎著「臨床家のオクルージョン」[6]より気づかせていただいたことを「包括歯科臨床Ⅱ」[5]に載せているので読んでいただきたい．

　図4は，石原の生理学的咬合学と補綴学的咬合学を筆者なりにわかりやすく整理したものである．「生体力学」の概念では，「形態＝機能」[7]である．「生理学的に問題の少ない咬合・形」は「トラブルのあまり起こらない顎口腔機能」であり，機能＝力であるので，以前から使われていた「力のコントロール」も同じ範疇と考えるとわかりやすい．

　現在は，ME機器の発達によって今まで目で見えなかった生体の中で何が起こっているのかが見えるようになった．また，下顎の機能運動もデジタル機器で実際の咬合の干渉部位も確認できるようになっ

顔面のゆがみの治療は歯科の仕事

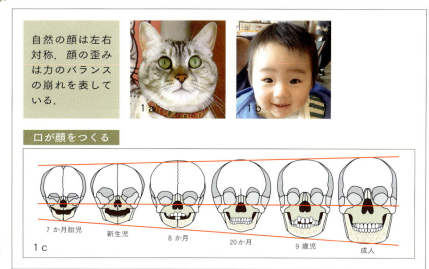

図1　下顎骨体部と下顎枝を除いて上下顎骨は海綿骨が主であるため持続的な弱い力で歯列は変形する．（図1a：医歯薬出版「顔・からだバランスケア」より）

頬杖により歯列の変形と叢生を発症した症例

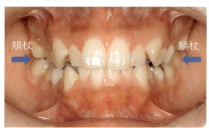 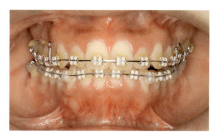

図2a　態癖を止めて非抜歯，側方拡大後，マルチブラケットでレベリング中．

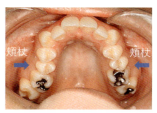 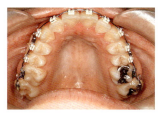 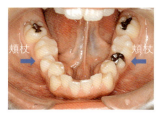 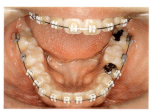

図2b　本来の形に戻しただけなので非抜歯で改善できる．

中・下顎面のひずみが頭頸部，体，全身への不調和に

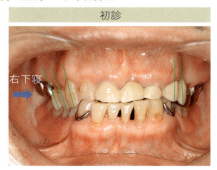 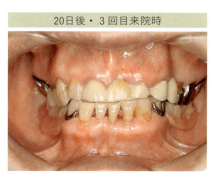

図3a　何度義歯を作り変えても痛くて噛めないことを主訴に来院．①1②のブリッジがすぐ外れるとのことで，前医に噛まないように削合されている．右下寝による5̲4̲3̲|の歯軸の舌側傾斜，アンチモンソンカーブを起こしている．応急的に①1②にオクルーザルスプリントを装着．7̲6̲5̲4̲3̲|3̲4̲の頬側咬頭を少し削合して側方湾曲を整え，下顎義歯の咬合面を即時重合レジンで修正した．

2 矯正歯科医の視点からの咬合論：咬合と矯正歯科治療，私はこう考える

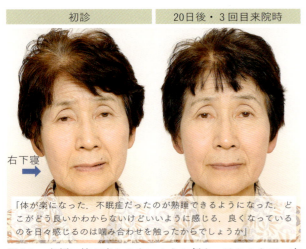

図3b 右頬に枕が当たらないように気をつけることで，中下顔面の左傾斜が改善されている．

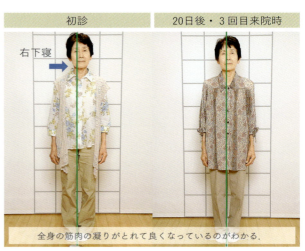

図3c 長い右下寝により顔が左に寄っている．右下寝を止めて体のバランスが改善され，体調が良くなった．

生理的咬合学と補綴的咬合学

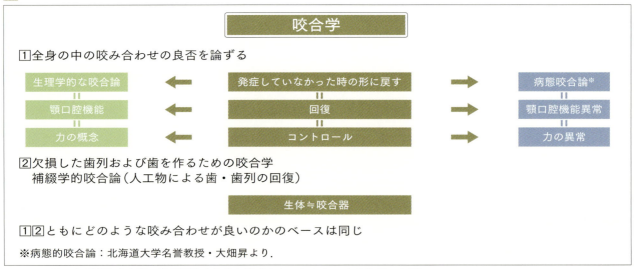

図4 石原の生理学的咬合学と補綴学的咬合学を筆者なりにわかりやすく整理した図．

た[8〜12]．

「生理学的によい機能」が解明されており，「よい形」も科学的に確証が得られるようになった．したがって，患者の訴えが不定愁訴ではなく，どこかに「機能の異常」＝「形態の異常」があることを確信をもって診断できるようになっている．「病態咬合論」においてNBMがEBMとして議論されることを望む．

口腔の「問題が起こっている形・機能」を「問題の少ない形・機能」に戻す手段として，矯正治療・補綴治療は基本的に病態の部位と手段の違いだけであり，目的とする形・機能は同じである．矯正治療は，体の形を回復する生理学的咬合論のなかでも大変重要な手技となる（図5）．

2．矯正医とGPとの連携時の注意点

筆者同士，同じオフィスで診療を行っているため，連携が取りやすい環境にいる．しかし，その環境で

2つの咬合論

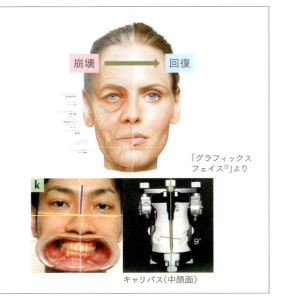

図5　臨床家のためのオクルージョン[6]より.

あっても十分に両者の間でコンセンサスを得ながら治療を進めていかなければ，トータルとしてエラーが生じてしまうこととなる．以下に当院で行っている矯正医とGPとの連携について記してみたい．

当然ながら，矯正医の第一の役割は「歯を動かす」ことである．この，「歯を動かす」ことによって，審美性や咬合状態を改善させていくことが大きな目的である．一方，GPから見ても審美性や咬合の状態を改善させることは，治療の最終目標として非常に重要なポイントになる．つまり，まず矯正医とGPは最終的なゴールのイメージを共有して治療を進めなければならない．そのためには，普段からの意思疎通が重要であると考えている．矯正に加えて修復治療が必要な症例については，つねに術前，また治療の区切りの部分で相談を行うようにしている．それを10年以上にわたって繰り返してきた．今では，筆者たちの間では，明確に治療のゴールのイメージを共有できているように思う．

たとえば，歯周治療が必要な場合は，まず歯周基本治療を行ってから矯正治療を行うことが原則である．また歯周外科処置が必要と判断をされれば，それを矯正前に行うのか，矯正後に行うのか，という点でも事前に相談が必要である．根管治療は原則，矯正前に行う必要がある．ただ，歯肉縁下う蝕が深く，根管治療が難しい場合などは，extrusionも含めた矯正治療を先に行うこともある．また，今回提示した症例では全顎レジンテンポラリーレストレーションにしてから矯正を行った．実際はメタルプロビジョナルレストレーションに置き換えてから，矯正を始めることのほうが多い．このような，仮の補綴装置の種類をどうするのか，またどのタイミングで装着するのかなども，十分にGPとの意思疎通が必要である．

上記したような，ゴールにたどり着くまでの手札，手段では，矯正医とGPは主に治療の手順に関する話し合いをする場合が多い．ただ，冒頭に記述した審美や咬合など，全顎的な治療後のイメージの共有という部分においては，また違った視点をもって両者が意思疎通を行わなければならない．治療後のゴールに関して，とくに咬合分野は，矯正医とGP

の理論背景の違いなどで，お互いの考え方，また治療法自体に齟齬が生じることもあるように思う．

　実は筆者たちでも，この部分で考え方に違いが出る場合がある．咬合様式については，もちろんカスピッドプロテクテッドオクルージョンが一番良いのだが，すべての症例がそのようになるとは限らない．また加齢のなかで咬耗していき，臼歯がディスオクルージョンしなくなる時も来る．犬歯ガイドをつけすぎると窮屈な咬合になり，スムーズに限界運動も咀嚼運動も行えない．この部分で矯正家と補綴家との立場の違いでせめぎ合いが起こる．

　基本的には前歯の被蓋は原則 3 mm くらいだが，矯正家はそれよりも浅くすることが多い．Ⅱ級の場合はリラップスするとオーバーバイトが深くなる．また，被蓋は加齢のなかで深くなっていくことが多く，それを見越して浅めに仕上げる．補綴家は臼歯を守ることを意識して深めに仕上げる．

　当医院でも同じことが起こっている．矯正医（照子）は前歯のバイトを浅めに仕上げるので，一連の上顎の犬歯も被蓋は深くない．矯正治療が終って，修復に入り，テンポラリーレストレーション，1 st プロビジョナルレストレーションと進んでいくが，補綴医（祐介）は深めに作っている．咬合のチェックに矯正医（照子）が入ると，ガイドのきついのが気になり，緩める．次に補綴医（祐介）はまた，きつくしている，を繰り返していることもある．

　2 nd プロビジョナルレストレーションとファイナルレストレーションでは下顎運動路を計測し，将来の咬耗を見越して，少しきつめに仕上げ，メインテナンスのなかでお互いに納得して少し緩めたりはしている．

3. 臨床ケースからの考察

患者：66歳，女性．
初診：2012年 9 月12日．左顎関節症の治療で他院からの紹介で来院された．
主訴：半年前より左顎関節が痛い．夜中に痛くなって眠れない．常時鈍痛，違和感がある．運動痛あり．

生理学的咬合での疾病の診査

口腔内所見：$\frac{2}{7}|\frac{}{5\,6\,7}$ 欠損．$\underline{2}$ は ③ 2 ① ブリッジの隙となっている．義歯は使っていない．下顎前歯および $\underline{1\,2}$ を除いて他は全顎補綴治療がなされている．縁下う蝕もあるが歯周に関してPPDは 3 mm 程度，根尖病変も認められるが大きな問題はなかった．左側の顎関節は開口障害とクレピテーションを認める（ザリザリ音，MO25mm，痛みをがまんすれば40mmまで開口できる）．右側はMOまでの半ばで小さなクリック音がする．

顔貌所見：ドリコフェイシャルパターン．FMA：37.0°．Angle Ⅰ級．左口角上がり，左鼻唇溝が深く下顎は少し左に偏位している．頭は右側に傾斜．

全身所見：大きく右に倒れている．左顎関節に負荷をかけないよう自然になった体幹なのかもしれない．左肩こり，貧血，立ちくらみはあるが，大きな不定愁訴的な症状は訴えていなかった．

生活習慣：初診時での問診による左顎関節に負荷をかける生活習慣は見当たらなかった．また，生活習慣に絡んだような特別な歯列の変形や歯軸の傾斜も見当たらなかった．

エックス線写真・セファログラム：FMA：37.0°のドリコフェイシャルパターン．Angleほぼ 1 級．頸椎の湾曲が強い．

生理学的咬合での病態診断

MRI 所見：両側顎関節円板障害．非復位性．左側の円板は陳旧化しholdedしている．

CT 所見：両側変形性顎関節症．左下顎頭は大きくerosionとflatteningが起こっている．右下顎頭も左ほどではないが，内側は大きくerosionが起こっている（Ⅲ b と Ⅲ 型の合併症）．

生理学的咬合での疾病の診査診断

　左側下顎臼歯部欠損放置と右側の補綴装置の低位咬合によると思われる両側顎関節円板障害，非復位

症例

初診（2012年9月19日）

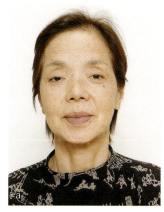

図6a 左口角上がり，左鼻唇溝深く，下顎は少し左に偏位している．顔面写真の掲載は，患者の了解を得ている．

図6b 7|567は長期間欠損のまま放置．補綴装置はflatな咬合面形態．咬合高径が低くなっていると思われる．MO25mmのため，ミラーで撮影はできなかった．

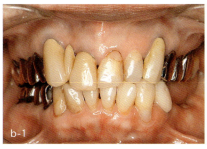
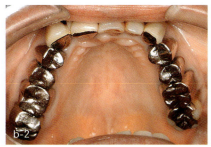
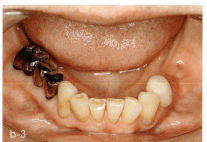

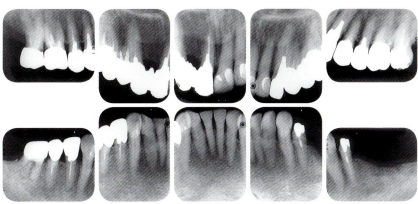

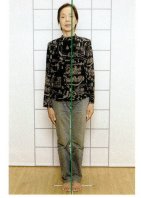

図6c 多数の歯に不適合補綴装置が認められ，それに合わせて歯肉縁下う蝕も多く見られる．ペリオには問題が少ないことを考えると，この患者はカリエスタイプに力の問題が重複して欠損が進んでいったと考えている．

図6d 大きく右に倒れている．左顎関節に負荷をかけないよう自然になった体幹なのかもしれない．

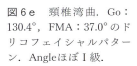

SNA	79.8°
SNB	74.1°
ANB	5.6°
FMA	37.0°
IMPA	85.3°
FMIA	57.6°
U1 to SN	90.1°
OP to FH	7.9°
Gonial angle	130.4°

図6e 頸椎湾曲．Go：130.4°，FMA：37.0°のドリコフェイシャルパターン．AngleほぼⅠ級．

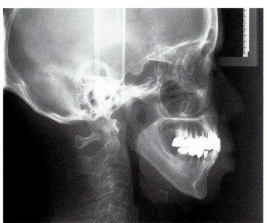
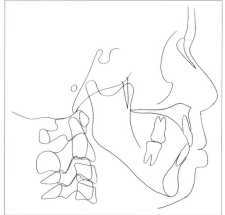

2 矯正歯科医の視点からの咬合論：咬合と矯正歯科治療，私はこう考える

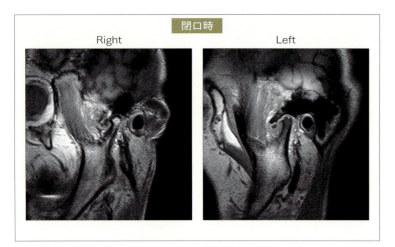

両側非復位性関節円板前方転位（Ⅲb型）

図6f　MRI像（2012年9月19日）．両側とも円板は，閉口時，開口時ともに復位しておらず，非復位性であった．右の円板はholdedに近く，左の円板は塊状になっている．

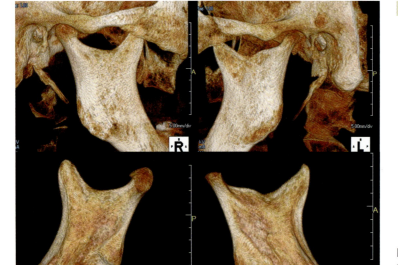

左下顎頭erosion　変形性顎関節症（Ⅳ型）

図6g　左下顎頭は大きくerosionし，flatteningが起こって関節に負荷がかかったことを示している．右側も内側はerosionが起こっている（2012年9月19日）．

性と変形性顎関節症の合併症（ⅢbとⅣ型の合併症）．
　左側の円板と下顎頭の変形からして半年前から悪くなったのではなくて，以前より関節に負荷がかかっていたものと推察する．ドリコフェイシャルパターンのため，筋肉および顎関節も弱いタイプで，偏位しやすいと考える．患者の訴えは左顎関節だけであり，右顎関節は開口中期で小さなクリックがしたため右側はⅢaかと予測していた．しかし，両側性のⅢb＋Ⅳ型の合併症であった．陳旧化すると顎関節症は症状を訴えないことも多い．

治療方針

①5 6 7 治療用義歯を装着．
②スプリントによる下顎位の模索．
以下，全顎治療であれば，
③リラックスした筋肉位でのプロビジョナルレストレーション．
④顎関節症状が消失してより，縁下う蝕に対してのエクストルージョンや根の近接に対しての歯間離開などの修復的歯牙移動を行う．
⑤最終補綴．

治療経過（2013年2月8日）

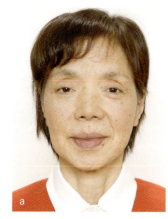

図7a 下顎に治療用義歯，上顎にスプリントを装着，生活習慣の注意後1か月半．初診時の顎関節症状は消失した．

図7b 上顎にスタビリゼーションスプリントを装着．下顎が右前に出る．臼歯がすいてくるので，下顎左側の義歯を高く，右側はCR充填，スプリントの臼歯を高くしていく．食事時も使用．

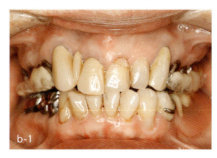
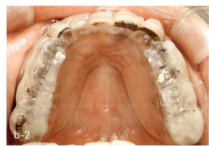
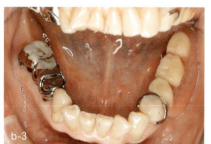

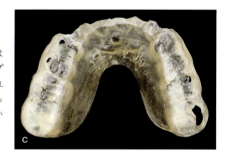
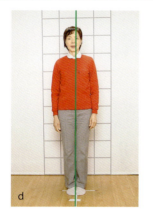

図7c 上顎のスタビリゼーションスプリント．はじめは下顎位を探すためスタビリゼーションスプリントとして装着したが，臼歯がすいてきて入れているほうが楽だとのことで，食事時も使用するオクルーザルスプリントとして使用．食べやすいようにグルーブを入れている．

図7d 体は少し左に戻ってきている．

⑥メインテナンス．

①〜④：生理学的咬合での体の回復
⑤：補綴学的咬合での歯列と歯牙の回復
⑥：生理学的咬合での体の維持

生理学的咬合での予後の予測

陳旧化したⅢbとⅣ型の顎関節症が正常に戻ることはないが，「リラックスした筋肉位で咬合を安定させて，関節に負荷をかけないように気をつけていただければ，顎関節は順応し日常生活には差し支えないくらい回復するであろう」と患者には説明した．

生理学的咬合での体の回復，治療経過

初診日だけでその後来院されず．2012年12月18日再初診となる．

2012年12月26日，生活習慣の注意（軟らかいものを右向き右噛みすること），|5 6 7治療用義歯を装着．上顎にスタビリゼーションスプリントを装着して，リラックスした下顎位を探す．

2 矯正歯科医の視点からの咬合論：咬合と矯正歯科治療，私はこう考える

2013年4月22日

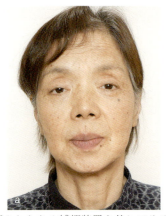
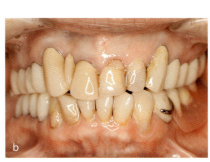
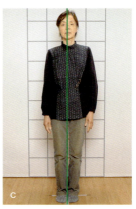

図8a　全顎治療を希望されたため補綴装置を外してリラックスした筋肉位を探しながらテンポラリークラウンに変える．上顎のスプリントは使用中止．顎関節症状は治まっている．
図8b　下顎が右前に出てきている．1|の切端を削合すればよかった．
図8c　体のバランスは回復している．初診時の左肩こり，立ちくらみは消失した．姿勢が回復すれば当然咬合も変わる．Tekのすいたところを足しながら咬合を修正している．

2014年3月22日

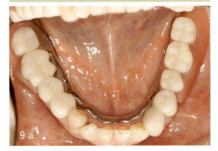
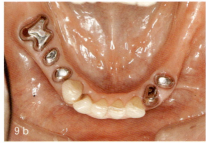

2014年12月5日

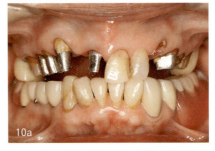
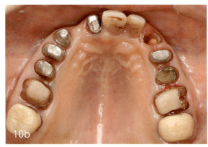

補綴学的咬合での人工物による回復

図9a, b　左側顎関節のerosionに対して確実な咬合支持を得ることが必要である．そのため，下顎左側へのインプラント埋入を勧めたが希望されなかったため，少しでも負荷を軽減できるよう義歯のなかでもっともリジットなコーヌス義歯を選択した．また，変則的に下顎から最終補綴装置を製作している．顎位が変わることを予測し，修正しやすいよう咬合面にはハイブリッドセラミックスを使用した．ドリコタイプなので咬合力はあまり強くないと判断した．

生理学的咬合の範疇の歯牙移動

図10a, b　歯周基本治療と歯周外科後．上顎は根の近接の解消やextrusionのために修復的歯牙移動に入る．

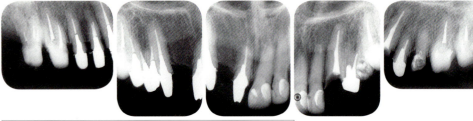

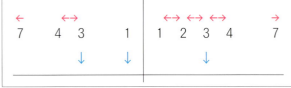

根の近接の解消

Extrusion

図10c　修復的歯牙移動前の上顎エックス線写真．

重度の顎関節症症例への矯正および補綴治療の1症例

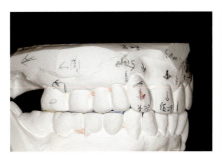

図10d　わかりやすいように模型に歯牙移動の方向性を書き込む.

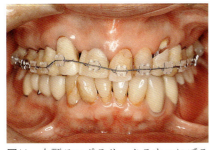
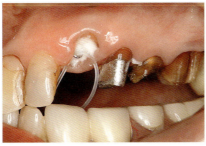
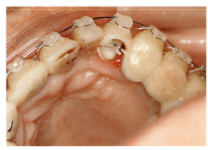

図11　上顎テンポラリークラウンにブラケットをつけて修復的歯牙移動に入る（2014年12月16日）．Extrusionする歯のブラケットは深くつけてtekを削合していく．コアキシャルワイヤー．

図12a　|3は縁下う蝕が深く歯質が薄いため，仮コアが立てられない．フックにエラスティックをかけた（スライディングフックを応用，2014年12月9日）．

図12b　唇側は|4のtekに延長シェルとしみかけのブラケットをつけた．舌側にワイヤーを通し，根面上のフックをエラスティックで牽引した（2015年1月30日）．

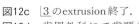
2015年5月11日

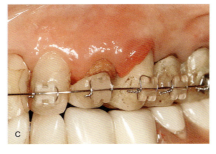
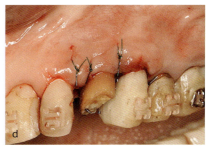

図12c　|3のextrusion終了．
図12d　歯周外科にて歯頸ラインを整えた．

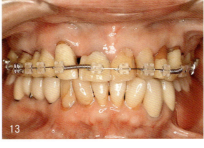
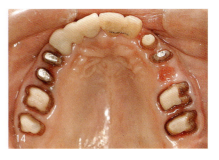

図13　マルチブラケット除去前（2015年6月30日）．動的治療期間6か月．
図14　歯牙移動後の歯の位置．根の近接は解消している（2015年11月6日）．|5は2015年8月にクラックのため抜歯となった．

補綴学的咬合での人工物による回復

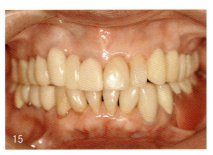
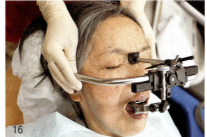

図15　歯牙移動後の1stプロビジョナルレストレーション（2015年11月6日）．
図16　フェイスボウを用い，頭蓋に対する上顎骨の位置を咬合器にトランスファーする．

2 矯正歯科医の視点からの咬合論：咬合と矯正歯科治療，私はこう考える

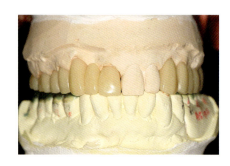

図17　模型上で咬合面を修正．下顎は義歯の咬合面をハイブリッドセラミックスで製作しているため容易に調整が行える．今後起こり得るリモデリングに対応しやすい．

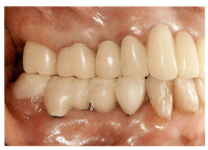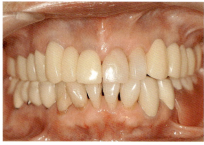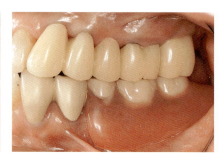

図18　咬合平面を修正後，上顎2ndプロビジョナルレストレーションを装着．

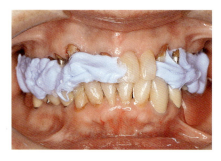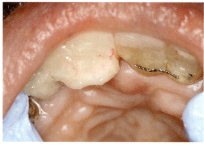

図19　バイトテイキング（2016年2月19日）．前歯部にジグを作り，下顎位を安定させ，咬合高径を変えないでバイトをとる．

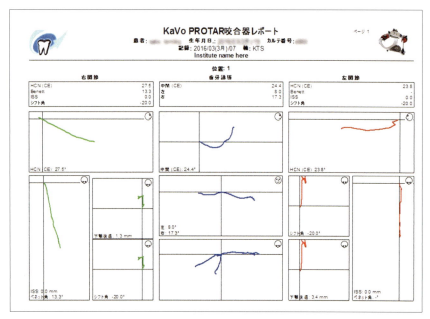

図20　最終補綴装置を製作する段階で，アルクスディグマ2で採得した矢状顆路角・切歯路角・ベネット角・シフト角・ISSなどのデータを咬合器に反映させた．限界運動の評価：両側顎関節がⅢbで後方に押し込められていた下顎位が前方に出てきたが，まだ顎関節が安定していないため下顎頭が左右限界運動時に後方に運動している．また，左側下顎頭のほうが退行性病変が大きいため，左側顎関節の動きが安定していない．このデータは咬合器レポートなので診断用として見る場合は参考程度に捉えている．

重度の顎関節症例への矯正および補綴治療の1症例

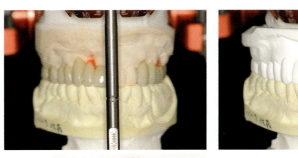

図21 上顎の最終補綴装置製作．2ndプロビジョナルレストレーションの形態を模倣してセラモメタルを製作している．

最終補綴装置装着（2016年4月25日）

図22 a,b：上顎はメタルボンドセラミック，下顎はハイブリッドセラミックスを使用．上下の材質の違いは気にはなるが顎関節の病態の大きい人はリモデリングが大きいのでやむを得ない選択と考えている．左の鼻唇溝・口角上がりはあるが，初診時の顎関節症状および全身症状は消失している．予想されたリモデリングも，すいたところを足していく作業で患者の協力もあり大きなトラブルもなく最終補綴装置にたどり着いた．c：最終補綴装置装着後の全顎エックス線写真．d：咬合基本治療としての生活習慣と下顎位の模索は終生続く．

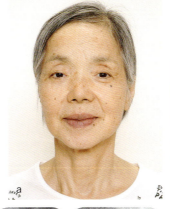
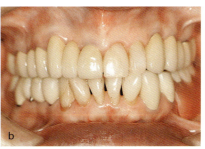
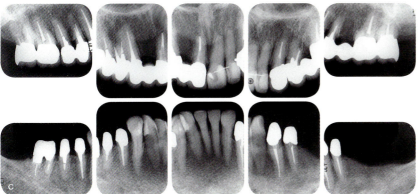
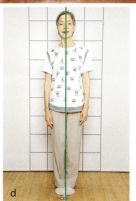

生理学的咬合での体の維持

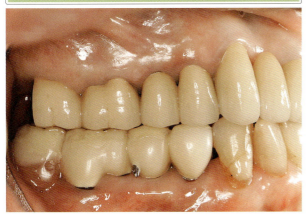
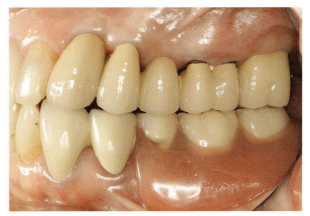

図23a 最終補綴装置を装着後4か月（2016年9月6日）．臼歯がすいてきたのでリマウントし，再度下顎のハイブリッドセラミックスを足し調整する．レジンプロビジョナルレストレーションから硬い材質に変わると切れが良くなるのでまたリモデリングする．この後は咬合は安定している．少し歯肉が退縮している．上顎左側部の再製を申し出たが希望されなかった．（補綴装置製作，院内歯科技工士・武田靖史氏）

2　矯正歯科医の視点からの咬合論：咬合と矯正歯科治療，私はこう考える

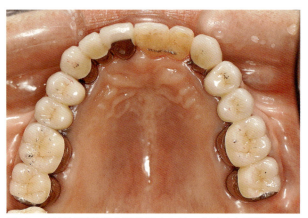
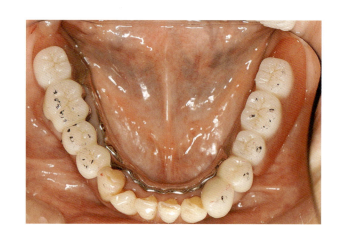

図23b　最終補綴装置を装着後4か月の上下咬合面観．

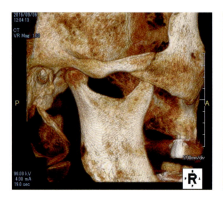
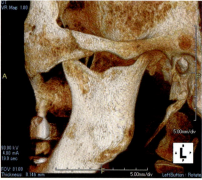

図23c　治療後の顎関節CT像．Ⅲbは変わっていないと思うが，左右下顎頭は前方位で安定している（とくに左）．顎関節症状は消失している．筋肉位で咬合を安定させてあげれば関節は順応すると考えている．

生理学的咬合での体の維持：治療後の予後とメインテナンス

　顎関節も咬合も安定している．治療中も顎関節症状が再発することを心配していたが，患者の理解もあり，再発もなく順調であった．下顎のコーヌス義歯の咬合面をハイブリッドセラミックにして，治療中のリモデリングに対応して何度もリマウントの修正をしてきたからだと思う．上下異なる材質を使っているが，下顎が咬耗してきたら修正すればよいと考えている．遠隔地のため通院間隔が長く，治療期間が4年近くもかかったことが生体のリモデリングの大半を吸収できていたということもある．

おわりに

下顎位について

　2つの咬合論があれば，2つの診断があり，2つの導入路があり，2つの下顎位があるはずである（図24）[5]．生理学的咬合で全身の中での下顎位を探したのち，補綴学的咬合での下顎位として上顎位に対する下顎位を採得する．しかし，機能障害を発症している人や軟組織と硬組織のバランスを崩している人は，筋肉がリラックスすると下顎位も変化する．したがって，リモデリングの変化に対応できる準備をあらかじめ治療手順のなかに入れておくべきであろう．下顎位の方向性が見えないと，歯列も歯もど

下顎位の考え方

図24 2つの下顎位．

正常咬合者と顎機能障害者の下顎位の違い

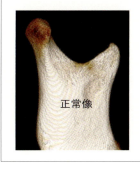
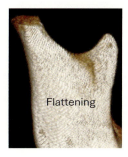
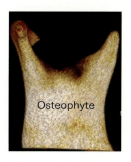

図25 正常咬合者と顎機能障害者の下顎位の違い．上段は臨床咬合学事典より．

う動かし，どう並べ，どこに咬頭と窩を作ってよいかわからない．「まず全身のなかでの下顎位はどこだ？」「習慣性の下顎位にだまされていないか？」と疑ってかかる必要がある．

筆者は，椅子座位の姿勢で軽くタッピングして表現された筋肉位をリラックスポジションとして目指す方向性の下顎位としている[13,14]．下顎は全身のなかでバランサーの役目をしており，適正な下顎位であるか否かは全身写真のなかでよく表現されている．以前は重心動揺計を使用していたが，グリッド入りスクリーン（ソニックテクノ社）を考案してから

は全身写真のほうがわかりやすく，生理学的咬合での下顎位の評価として使用している．筆者は整体などはしていないが，体を歪ませる生活習慣を注意し，リラックスポジション（リラックスした筋肉位）で咬合を回復すると，大半の方が体のバランスを回復し，関節は順応し，不定愁訴が消失または軽減することを経験している（図25）．

2つの診断：生理学咬合と補綴学的咬合の診断について

図26のように2段階あるいは3段階診断法とするとわかりやすい．

2 矯正歯科医の視点からの咬合論：咬合と矯正歯科治療，私はこう考える

2段階診断法あるいは3段階診断法（炎症と機能）

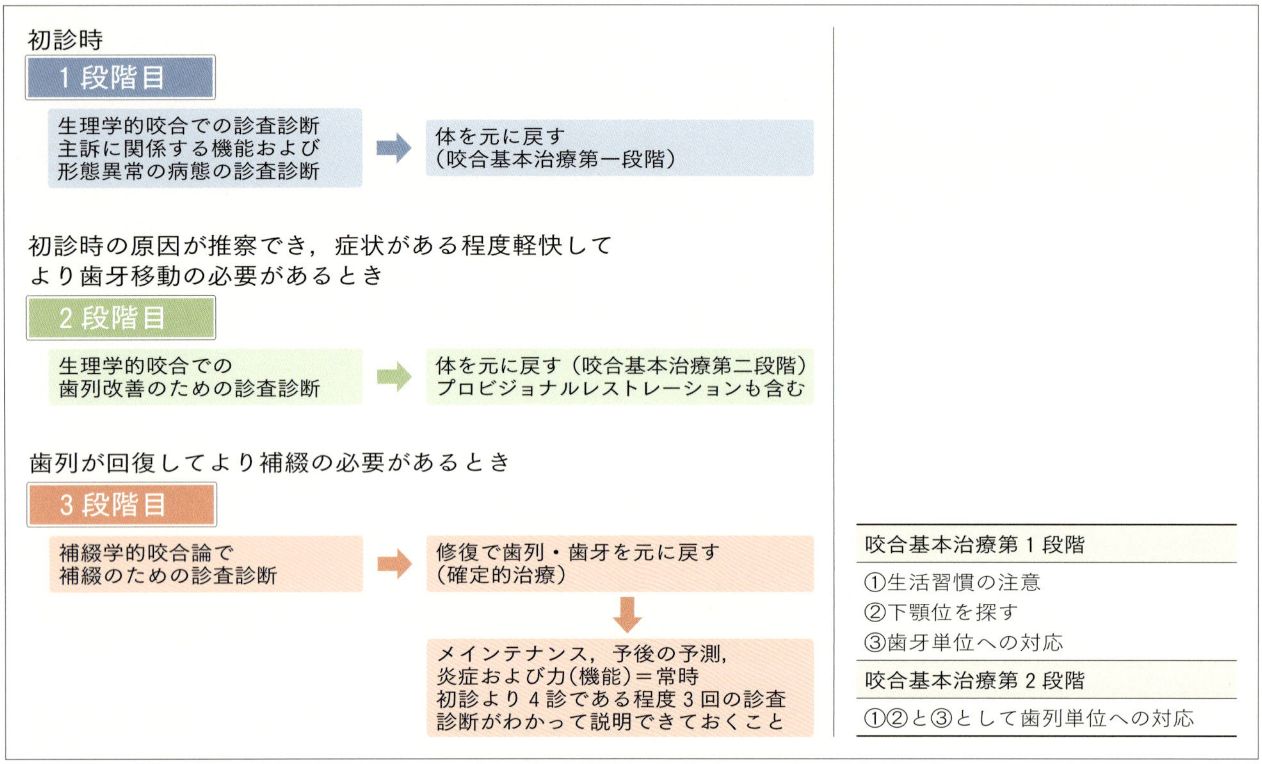

初診時

1段階目

生理学的咬合での診査診断
主訴に関係する機能および
形態異常の病態の診査診断
→ 体を元に戻す
（咬合基本治療第一段階）

初診時の原因が推察でき，症状がある程度軽快して
より歯牙移動の必要があるとき

2段階目

生理学的咬合での
歯列改善のための診査診断
→ 体を元に戻す（咬合基本治療第二段階）
プロビジョナルレストレーションも含む

歯列が回復してより補綴の必要があるとき

3段階目

補綴学的咬合論で
補綴のための診査診断
→ 修復で歯列・歯牙を元に戻す
（確定的治療）
↓
メインテナンス，予後の予測，
炎症および力（機能）＝常時
初診より4診である程度3回の診査
診断がわかって説明できておくこと

咬合基本治療第1段階
①生活習慣の注意
②下顎位を探す
③歯牙単位への対応

咬合基本治療第2段階
①②と③として歯列単位への対応

図26 口腔のひずみを内蔵しているなかで矯正や修復の治療方針を立てるのではなくて，いったんひずみを解いてから次のstepの治療方針を1段階ずつ立てていけばよいと思う．

第3の疾患といわれる顎口腔機能障害への対応として，「機能の異常」はどこかに「形態の異常がある」として診ることや，2つの咬合論の手順に沿って1つずつ解決していけば，難しくなく症状を緩解させることができると考えている．

口腔へ悪影響を及ぼす生活習慣が増えていること，若年者の体幹の脆弱化[15]，中高年層の歯が残っているなどからして，顎口腔機能障害の治療に[16]矯正治療あるいは修復的歯牙移動（元の歯列に戻す）[17〜19]が必須の時代背景がある．

矯正治療について

矯正治療は難しい．筆者は大学を卒業して50年近く矯正畑を歩いている．矯正治療はすべてフルマウス症例である．そうするとフルマウス症例を5,000例は手がけたことになるが，合格の症例は何％であろうか．未熟な頃が悔恨される．矯正治療は成長期に顎位をいじり，一般的には口腔容積を狭くすることが多く，馴染んでいた咬合を変えてしまう（最大非抜歯で対処すべきと考えている）．

マルチブラケットで歯を動かすことは池にボートを浮かべて引っ張り合っているようなものだから，固定源をよく考えないととても不確定なものである．今はスクリューインプラントに助けられていることも多いが．ファイナルに近づきほぼ咬合が安定し，審美的にも患者が納得されるところまで来ると，本当に安堵する毎日である．

参考文献

1. 筒井照子. 顔・からだバランスケア──お口の健康を保つために. 東京：医歯薬出版, 2010.

2. Stallard H・著, 阿久津伸明, 筒井照子・監訳. 不正咬合の病因論における口腔外圧に関する考察. In：態癖─力のコントロール. 筒井照子, 西林滋, 小川晴也・編著. 東京：クインテッセンス出版, 2010；15-35.

3. Stallard H. Effects of Pillowing on the development of malocclusion. Dental Cosmos, 1925.

4. 筒井照子, 西林滋, 小川晴也・編著. 態癖─力のコントロール. 東京：クインテッセンス出版, 2010；151-201.

5. 筒井照子, 筒井祐介. 包括歯科臨床Ⅱ 顎口腔機能の診断と回復. 東京：クインテッセンス出版, 2015.

6. 石原寿郎, 河村洋二郎. 臨床家のためのオクルージョン. 東京：医歯薬出版, 1972.

7. 西原克成. 顎口腔疾患とバイオメカニクス──その1 現代の歯科口腔外科のための臨床バイオメカニクス. the Quintessence 1994；13(1)：123-124.

8. 筒井武男, 筒井祐介. CADを応用した咀嚼運動の新しい解析方法 chewingを再考する. the Quintessence 2016；37(7)：34-46.

9. 筒井祐介, 筒井武男, 増田長次郎. Advanced Digital Dentistry 前編：チェアサイドとラボサイドの作業工程. the Quintessence 2018；37(7)：34-46.

10. 筒井祐介, 筒井武男, 増田長次郎. Advanced Digital Dentistry 後編：チェアサイドとラボサイドの作業工程. the Quintessence 2018；37(8)：80-92.

11. 筒井照子, 筒井昌秀, 神本洋. 下顎の後方運動についての臨床的解釈1. 下顎運動解析機器を応用して「咬合」を考える. the Quintessence 1998；17(9)：105-113.

12. 筒井昌秀, 筒井照子. 咀嚼運動から捉えた咬合面形態. 九州歯会誌 2001；55(1)：105-122.

13. 長谷川成男, 坂東永一・監修. 臨床咬合学辞典. 東京：医歯薬出版, 1997.

14. 竹内正敏. 歯科臨床が変わる筋機能学こと始め─筋の生理から運動指導・手技療法まで. 東京：砂書房, 2012.

15. 原島博, 馬場悠男. 人間の顔を変えたのは何か. 東京：河出書房新社, 1996.

16. 日本顎関節学会・編. 退行性病変の画像診断, 顎関節症. 京都：永末書店, 2003.

17. 筒井照子, 筒井昌秀. 咬合崩壊への対応としての修復的歯牙移動─歯周組織の生理学的幅径を求めて─(1). 歯界展望 1997；90(3)：597-608.

18. 筒井照子, 筒井昌秀. 咬合崩壊への対応としての修復的歯牙移動─歯周組織の生理学的幅径を求めて─(2). 歯界展望 1997；90(4)：843-852.

19. 筒井照子, 筒井昌秀. 咬合崩壊への対応としての修復的歯牙移動─歯周組織の生理学的幅径を求めて─(3). 歯界展望 1997；90(5)：1083-1096.

20. 筒井昌秀, 筒井照子. 包括歯科臨床. 東京：クインテッセンス出版, 2003.

21. 筒井照子, 筒井武男, 田代孝久. スプリントに強くなろう. 東京：クインテッセンス出版, 2017.

22. Radianski RJ. Wesker KH・著, 下郷和雄, 瀬戸一郎・訳. グラフィックス フェイス. 臨床解剖図譜. 東京：クインテッセンス出版, 2013.

矯正歯科における咬合

宇津照久
Teruhisa Utsu

栃木県開業　宇津矯正歯科医院
連絡先：〒321-0954 栃木県宇都宮市元今泉4-8-22

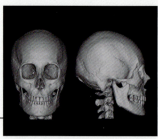
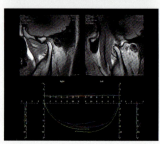

はじめに

　矯正歯科においては，叢生，上顎前突，下顎前突，開咬，偏位，先天異常に起因する咬合異常その他の問題点が解決され，治療の最終段階に入った頃に咬合が大きな現実味を帯びてくる．これは，形態的にも終末咬合接触関係に関してもStatic Occlusionをどのようにすべきかということと，天然歯におけるDynamic Occlusion をどのようにすべきかという命題に直面することにほかならない．

　矯正歯科の発展は，歯牙移動の組織的な解明と手法の開発，成長発達の研究，不正咬合成因の研究，矯正歯科材料の開発，先天異常の研究，頭蓋顎顔面骨格と人類学的研究そして終末咬合接触と顎運動などによるものであった．したがって，伝統的な矯正治療後における咬合の決定には客観性が少なく主観と経験が大きな比重を占めていた．

　歴史的に見てゆくと1903年にEdward H. Angleが矯正治療を体系づけた発表を行い，1920年にはEdgewise法の原点であるRibon arch techniqueを発表し，これらを教育する Angle school が設立された．1920年代後半から1930年代にかけてAngleの愛弟子である Charles H. Tweed によってEdgewise法が確立され矯正治療後の理想咬合，個性正常咬合はどのようにすべきかについて提示されるようになってきた．米国においてはその頃，矯正歯科専門医が初めて認定され，その後のABO認定試験における最終咬合の評価基準が発表されるに至った．

　1970年にStraight-Wire Appliance(SWA)を発表したAndrewsは，その開発のために120名の白人正常咬合者の歯冠部の観察から共通する 6 つの特徴を見い出し，The six keys to normal occlusion(理想的咬合のための 6 つの鍵)として発表した．

　1970年代にはRoth.RHによりAndrewsの 6 Keysを満たし，Gnathological Occlusal Conceptを組み込み顎関節の位置と咬合機能を意識した治療目標が提唱された．

Tweed Occlusion

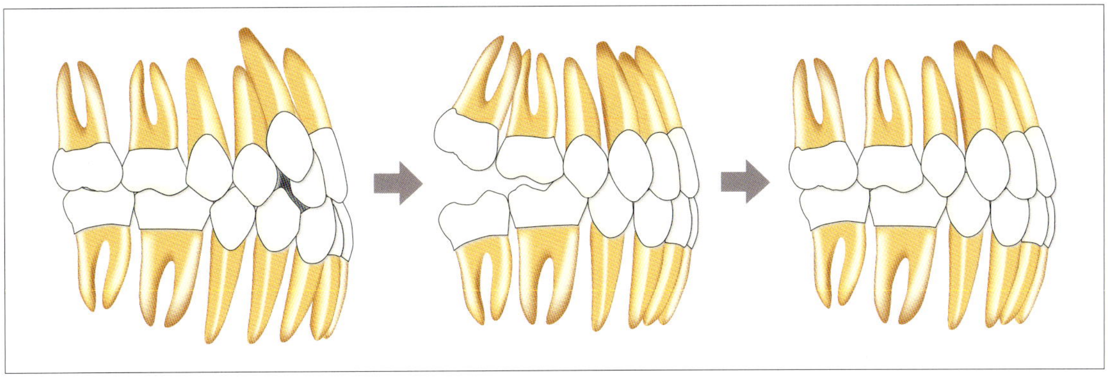

図1 上下顎の第二大臼歯は遠心傾斜させ,咬合させない.

図2 Tweedは下顎前歯が下顎の基底骨内でアップライトさせた位置が,顔の審美性をもっとも良好にできると考えていた.

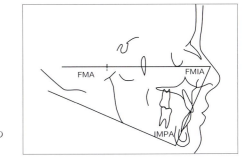

1970年代から1980年代にかけてR.Slavicekにより顎関節内部状況と顎運動から顆頭安定位を探り,筋活動も考慮に入れ骨格パターンにあわせて偏心運動時の歯のガイダンスを変化させるSequential Functional Guidance Occlusionが提唱された.

以下,本稿では矯正歯科におけるStatic OcclusionとDynamic Occlusionの目標とされているものとはいかなるものなのかを歴史的変遷とともに紹介し,実際の矯正治療例では現実的にどのようになっているのかなど検証結果を提示する.

1. 矯正治療後におけるStatic Occlusion

Tweed Occlusion

Active treatment終了後の咬合は理想的な咬合ではなくOver treatmentした状態にすることを目標としている.

①Flat mandibular arch:下顎歯列のSpee Curveを平坦にする.

②Accentuated Curve of Spee in Maxillary Arch:上顎歯列のSpee curveはより強調する.

③Second molars in both arches tipped distally and out of occlusion with each other:上下顎の第二大臼歯は遠心傾斜させ,咬合させない(図1).

④First molars tipped distally so Mesiobuccal Cusp of Upper 1 st molar lying on the buccal groove of the lower 1 st molar:上下顎第一大臼歯は遠心傾斜し,上顎第一大臼歯近心頬側咬頭は下顎第一大臼歯頬側溝に咬み込む.

⑤Anterior teeth close to an end-to-end relationship. He believed in maximum facial harmony and balance and therefore he believed in treating the mandibular incisors over the basal bone of the mandible:前歯は切端咬合に近づける(図2).Tweedは下顎前歯が下顎の基底骨内でアップライトさせた位置が,顔の審美性をもっとも良好にできると考えていた.

2 矯正歯科医の視点からの咬合論：咬合と矯正歯科治療，私はこう考える

The six keys to normal occlusion : Key 1

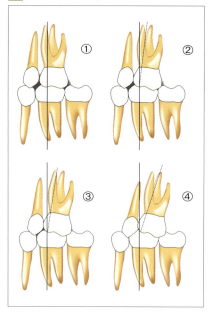

図3 The six keys to normal occlusionのKey 1である臼歯関係について示す．

The six keys to normal occlusion : Key 2

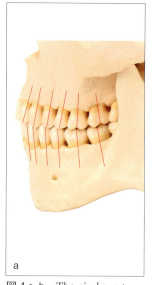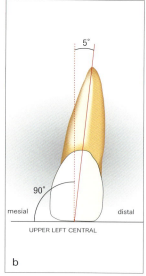

図4 a, b The six keys to normal occlusionのKey 2である歯冠の近遠心的傾斜について示す．

2. The six keys to normal occlusion

Key1. Molar relationship（臼歯関係，図3）

①上顎第一大臼歯の遠心辺縁隆線の遠心面は，下顎第二大臼歯の近心辺縁隆線の近心面と接し，咬合する．

②上顎第一大臼歯の近心頰側咬頭は，下顎第一大臼歯の頰側溝に咬合する（Angle ClassI）．

③上顎第一大臼歯の近心舌側咬頭は，下顎第一大臼歯の中心小窩に咬合する．

Key2. Crown angulation, the mesio-distal "tip"（歯冠の近遠心的傾斜，図4）

歯冠の長軸は，適正な遠心傾斜が必要（※歯冠長軸 大臼歯：頰側面上の顕著な溝／その他：唇・頰側の正中発育隆線）．

Key3. Crown inclination（labiolingual or bucco-lingual inclination，歯冠の唇舌的・頰舌的傾斜）

①ANTERIOR TEETH（CENTRAL AND LATERAL INCISORS）：上顎前歯では歯軸は唇側傾斜する（図5）．

②UPPER POSTERIOR TEETH（CANINES THROUGH MOLARS）：上顎では犬歯と小臼歯にくらべ，大臼歯では歯冠長軸がわずかに舌側傾斜している．

③LOWER POSTERIOR（CANINES THROUGH MOLARS）：下顎では歯冠長軸は遠心に行くにしたがい，舌側傾斜を強めている（図6）．

Key4. Rotations. There were no rotations（捻転がない）

捻転があると歯と歯の距離が変わってしまって，1歯対2歯咬合がかなわなくなる（図7）．

Key5. Spaces. There were no spaces；contact points were tight（緊密な歯間接触）

歯列弓に空隙はなく，コンタクトポイントは緊密である．

Key6. Occlusal plane. The plane of occlusion varied from generally flat to a slight curve of Spee（スピーの湾曲）

下顎第二大臼歯のもっとも顕著な咬頭と下顎切歯切端を結ぶ線からの計測では1.5mmを超えるものはなかった（図8）．

The six keys to normal occlusion：Key 3

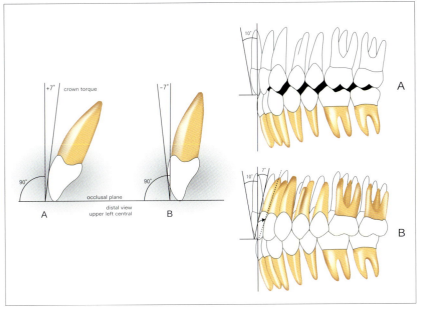
図5 上顎前歯では歯軸は唇側傾斜する．

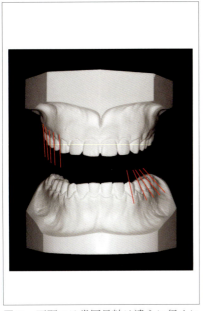
図6 下顎では歯冠長軸は遠心に行くにしたがい，舌側傾斜を強めている．

The six keys to normal occlusion：Key 4

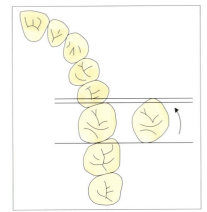
図7 捻転があると歯と歯の距離が変わってしまって，1歯対2歯咬合がかなわなくなる．

The six keys to normal occlusion：Key 6

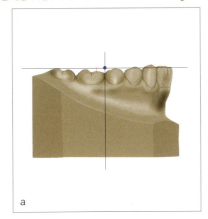
図8 a, b 下顎第二大臼歯のもっとも顕著な咬頭と下顎切歯切端を結ぶ線からの計測では1.5mmを超えるものはなかった．

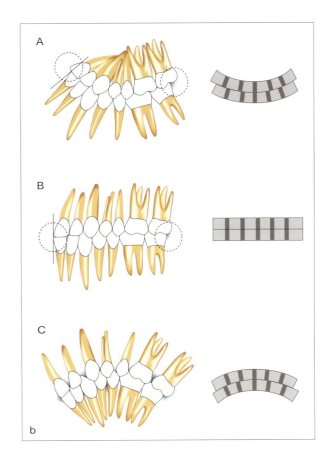

2 矯正歯科医の視点からの咬合論：咬合と矯正歯科治療，私はこう考える

■ American Board of Orthodontistにおける矯正治療後の客観的評価：Alignment（排列）

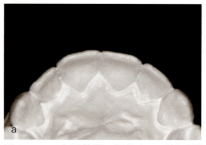
a
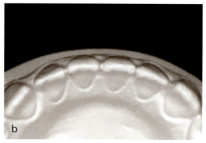
b
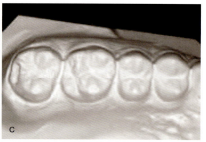
c

図9 a〜c　上下前歯の切縁および唇舌側面の配列が同一ライン上に排列されなければならない．下顎大臼歯，小臼歯の頬側咬頭が同列に排列されなければならない．上顎大臼歯，小臼歯の中心溝がすべて同一平面，同一ライン上に排列されるべきである．

■ American Board of Orthodontistにおける矯正治療後の客観的評価：Marginal ridges（辺縁隆線）

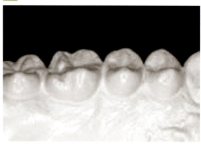

図10　上下顎臼歯部の辺縁隆線は同じ高さであるか，ズレが0.5mm以内でなければならない．

■ American Board of Orthodontistにおける矯正治療後の客観的評価：Buccolingual inclination（頬舌的傾斜）

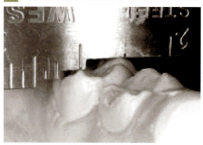 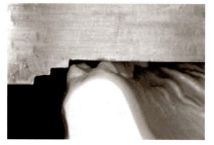

図11a 図11b

図11a, b　左右大臼歯を結んだ咬合平面に対して頬舌側咬頭の高さは1mm以内でなければならない．

3. American Board of Orthodontistにおける矯正治療後の客観的評価

　以前は曖昧であった，矯正治療のゴールを明瞭・簡潔に示したものである．

Alignment（排列）

　上下前歯の切縁および唇舌側面の配列が同一ライン上に排列されなければならない．下顎大臼歯，小臼歯の頬側咬頭が同列に排列されなければならない．上顎大臼歯，小臼歯の中心溝がすべて同一平面，同一ライン上に排列されるべきである（図9）．

Marginal ridges（辺縁隆線）

　上下顎臼歯部の辺縁隆線は同じ高さであるか，ズレが0.5mm以内でなければならない（図10）．

Buccolingual inclination（頬舌的傾斜）

　左右大臼歯を結んだ咬合平面に対して頬舌側咬頭の高さは1mm以内でなければならない（図11）．

Occlusal contacts（咬合接触）

　下顎小臼歯，大臼歯の頬側咬頭と上顎小臼歯，大臼歯の舌側咬頭は対合歯の咬合面に接触していなければならない（図12）．

American Board of Orthodontistにおける矯正治療後の客観的評価：Occlusal contacts（咬合接触）

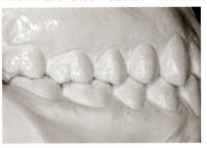
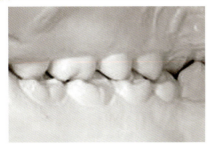

図12a 図12b

図12a, b　下顎小臼歯，大臼歯の頬側咬頭と上顎小臼歯，大臼歯の舌側咬頭は対合歯の咬合面に接触していなければならない．

American Board of Orthodontistにおける矯正治療後の客観的評価：Occlusal relationship（咬合関係）

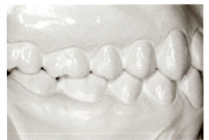

図13　咬合が近遠心的にAngle Class I関係でフィニッシュしているかどうかを評価する．理想的には，上顎犬歯尖頭は，下顎小臼歯とそれと隣接する小臼歯の斜面あるいは隣接面コンタクトから1mm以内に咬合し，上顎小臼歯頬側咬頭は，下顎小臼歯とそれと隣接する大臼歯隣接面コンタクトから1mm以内のところに咬合していなければならない．

American Board of Orthodontistにおける矯正治療後の客観的評価：Overjet（オーバージェット）

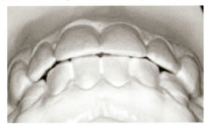

図14　オーバージェットは2〜3mm必要である．

American Board of Orthodontistにおける矯正治療後の客観的評価：Interproximal contacts（隣接面コンタクト）

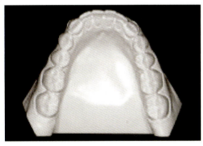

図15　隣接面間に空隙はなく，近遠心面は互いに接触していなければならない．

Occlusal relationship（咬合関係）

咬合が近遠心的にAngle Class I関係でフィニッシュしているかどうかを評価する．理想的には，上顎犬歯尖頭は，下顎小臼歯とそれと隣接する小臼歯の斜面あるいは隣接面コンタクトから1mm以内に咬合し，上顎小臼歯頬側咬頭は，下顎小臼歯とそれと隣接する大臼歯隣接面コンタクトから1mm以内のところに咬合していなければならない（図13）．

Overjet（オーバージェット）

オーバージェットは2〜3mm必要である（図14）．

Interproximal contacts（隣接面コンタクト）

隣接面間に空隙はなく，近遠心面は互いに接触していなければならない（図15）．

2 矯正歯科医の視点からの咬合論：咬合と矯正歯科治療，私はこう考える

Root angulation（歯根の近遠心的傾斜）

パノラマエックス線写真上で評価する．歯根は互いに平行で，咬合平面に対して垂直でなければならない（図16）．診査に用いるゲージを図17に示す．

American Board of Orthodontistにおける矯正治療後の客観的評価：Root angulation（歯根の近遠心的傾斜）

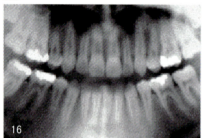
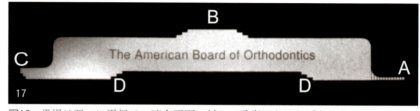

図16 歯根は互いに平行で，咬合平面に対して垂直でなければならない．
図17 診査に用いるゲージを示す．

4．矯正治療後における理想的 Dynamic Occlusion

Rothの提唱する機能的咬合

基本的にMutually Protected Occlusionを理想的な機能咬合とした．

①矯正治療後の咬合は，咬頭対鼓形空隙あるいは1歯対2歯咬合にするべきである（図18）．
②中心咬合（CO）あるいは咬頭嵌合位（ICP）は，中心位（CR）と一致するべきである（図19）．
③すべての後方歯で咬合力は均等で，歯牙長軸方向にかかるべきである．
④Over biteはアンテリアガイダンスが可能な深

Rothの提唱する機能的咬合：咬頭対鼓形空隙あるいは1歯対2歯咬合

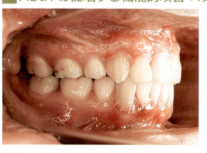
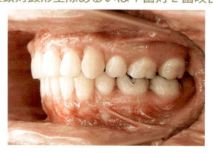

図18a 図18b

図18a, b 矯正治療後の咬合は，咬頭対鼓形空隙あるいは1歯対2歯咬合にするべきである．

Rothの提唱する機能的咬合：COあるいはICPは，CRと一致すべき

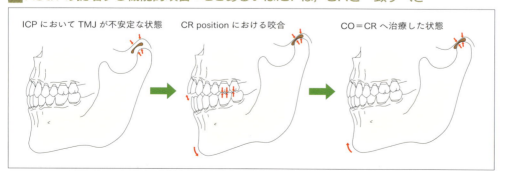

図19 中心咬合（CO）あるいは咬頭嵌合位（ICP）は，中心位（CR）と一致するべきである．

Rothの提唱する機能的咬合：前方運動時には上顎前歯と下顎前歯とが接触し，臼歯部はDisclusion

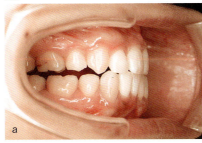 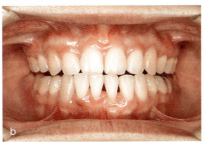 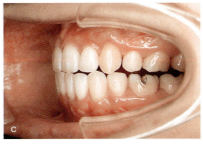

図20a〜c　前方運動時には，上顎前歯と下顎前歯とが接触し，臼歯部はDisclusionするべきである．

Rothの提唱する機能的咬合：側方運動時には，犬歯がガイドして非作業側はDisclusion

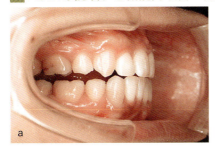 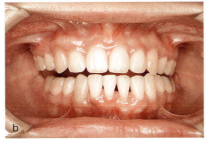 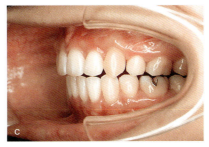

図21a〜c　左側方運動時の犬歯ガイドと非作業側のDisclusion．

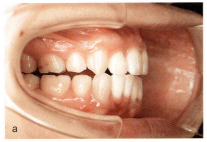 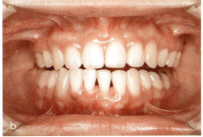 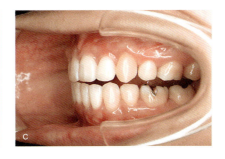

図22a〜c　右側方運動時の犬歯ガイドと非作業側のDisclusion．

さで，機能時には臼歯部で1mmのDisclusionをさせることができるべきである．

⑤前方運動時には，上顎前歯と下顎前歯とが接触し，臼歯部はDisclusionするべきである（図20）．

⑥側方運動時には，犬歯がガイドして非作業側はDisclusionするべきである（図21, 22）．

Rudolf Slavicekの提唱する機能的咬合

①顎口腔系のダイナミクスを充分に考慮した咬合を回復するという包括的な考え方である．

②一般的にナソロジカルオクルージョンで用いるCRという概念は生理的に正しいかどうかを臨床的に判断するのは難しいため，蝶番運動し再現性のある位置を基準位RPと設定して使用している．

③トゥルーヒンジアキシスポイント（THP），基準位（RP），矢状顆路角（SCI），機能的咬合平面（OP），上顎前歯の舌面形態，相対顆路角（RCI），相対前方誘導路角（RAG），離開角（AOD）などを評価し各個人に合わせた咬合を導くという考え方である（図23）．

④理想的Static occlusionとは咬頭嵌合位ICPと生理的基準位Physiological RPが一致し，顎関節に負担をかけないための充分なCentric Stopが確保されていること．

⑤アンテリアガイダンスである上顎前歯舌面傾斜とAxis Orbital Planeとのなす角である前歯誘導路角とポステリアガイダンスである矢状顆路傾斜角

2　矯正歯科医の視点からの咬合論：咬合と矯正歯科治療，私はこう考える

■ Rudolf Slavicekの提唱する機能的咬合：各種パラメーターから各個人に合わせた咬合を導く

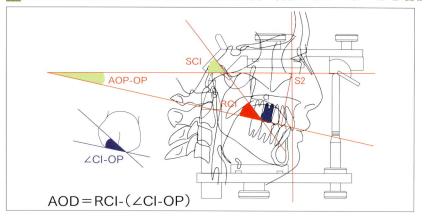

図23　Rudolf Slavicekの提唱する機能的咬合は，トゥルーヒンジアキシスポイント(THP)，基準位(RP)，矢状顆路角(SCI)，機能的咬合平面(OP)，上顎前歯の舌面形態，相対顆路角(RCI)，相対前方誘導路角(RAG)，離開角(AOD)などを評価し各個人に合わせた咬合を導くという考え方である．

■ Rudolf Slavicekの提唱する機能的咬合：前歯誘導路角と矢状顆路傾斜角は同じ角度が理想

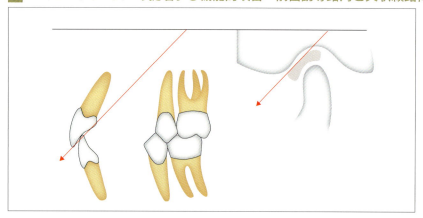

図24　アンテリアガイダンスである上顎前歯舌面傾斜とAxis Orbital Planeとのなす角である前歯誘導路角とポステリアガイダンスである矢状顆路傾斜角(SCI)は理想的にはほぼ同じ角度になる．

■ Rudolf Slavicekの提唱する機能的咬合：アンテリアガイダンスとポステリアサポートの領域は，各個人の骨格パターンによって連続性をもって変化

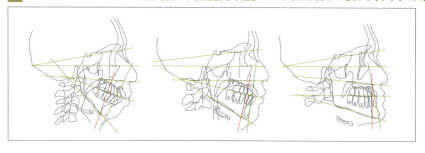

図25　アンテリアガイダンスとポステリアサポートの領域は，各個人の骨格パターンによって連続性をもって変化する．

■ Rudolf Slavicekの提唱する機能的咬合：偏心運動時の咬合様式はSequential Functional Guidance Occlusion

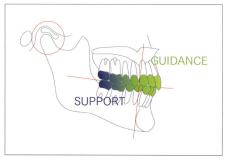 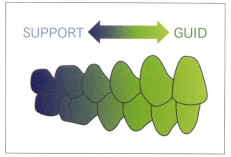

図26a｜図26b

図26a, b　偏心運動時の咬合様式は，Mutually Protected OcclusionとGroup Functioned Occlusionの両方を融合させたSequential Functional Guidance Occlusionを提唱している．

症例：治療開始前の顔貌および口腔内写真

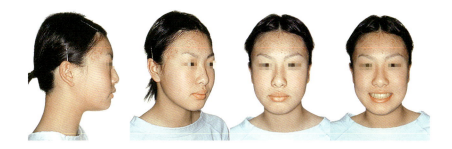

図27　治療開始前の顔貌写真を示す．

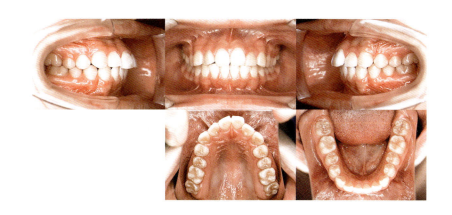

図28　治療開始前の口腔内写真を示す．

（SCI）は理想的にはほぼ同じ角度になる（図24）．

⑥アンテリアガイダンスとポステリアサポートの領域は，各個人の骨格パターンによって連続性をもって変化する（図25）．

⑦偏心運動時の咬合様式は，Mutually Protected OcclusionとGroup Functioned Occlusionの両方を融合させたSequential Functional Guidance Occlusionを提唱している（図26）．

RothとSlavicekの機能咬合に対する考え方の違い

①Rothの機能咬合は，カリフォルニアナソロジーの考え方をほぼ天然歯で再現しようとするものに対し，Slavicekの機能咬合は，咬合・顎運動・顎顔面骨格の診査から各個人に合わせた咬合を導き出し，天然歯や人工歯などで再現しようとするものである．

②基準とするCondylar Positionとして，RothはCRを用い，SlavicekはRPを用いている．

③RothはCondylar Positionを安定化するためスプリントを長期間使用するが，Slavicekはスプリントの長期使用を推奨しない．

④Rothは偏心運動様式としてMutually Protected Occlusionを目標にしているが，SlavicekはSequential Functional Guidance Occlusionを骨格パターンに応じて適応させる．

⑤Rothは従来の矯正歯科のように第一小臼歯を抜歯するが，Slavicekは解剖学的形態や機能を理由に第一小臼歯の抜歯を推奨しない．

5．当院における矯正治療で与えたStatic OcclusionとDynamic Occlusionの実際

本項では，筆者が矯正治療で与えたStatic OcclusionとDynamic Occlusionの実際について，症例を基に示す（図27〜71）．

2 矯正歯科医の視点からの咬合論：咬合と矯正歯科治療，私はこう考える

症例：治療開始前の模型

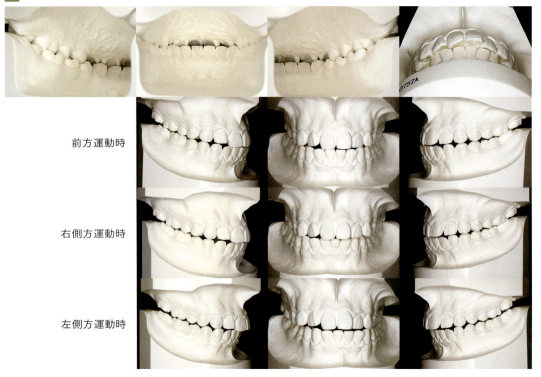

前方運動時

右側方運動時

左側方運動時

図29 治療開始前のスタディモデルを示す．

症例：治療開始前のセファログラム分析

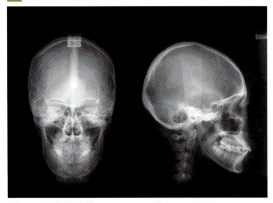

図30 治療開始前のセファログラムを示す．

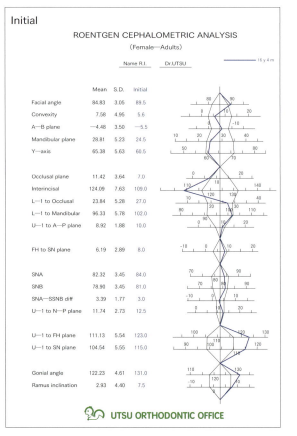

図31 治療開始前のセファロ分析の結果．

矯正歯科における咬合

図32a, b　治療開始前のセファロトレースおよびプロフィログラムを示す．

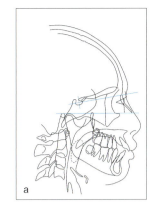
a

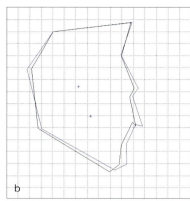
b

症例：治療開始前3DCT画像およびパノラマエックス線写真

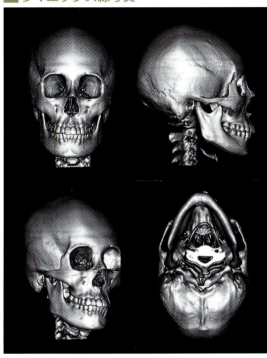

図33　治療開始前の3DCT画像を示す．

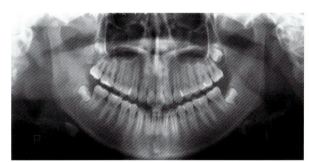

図34　治療開始前のパノラマエックス線写真を示す．

症例：治療開始前の顎運動解析および顎関節3DCT＆MRI画像

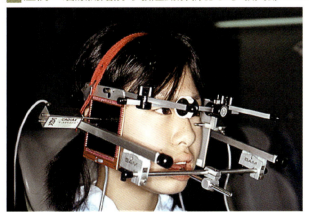

図35　CADIAX（Gamma Dental，白水貿易）を用いたイニシャルデータテイキング．

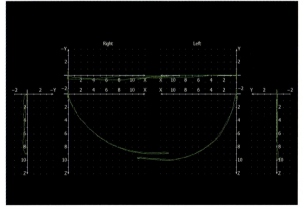

図36　CADIAXによる治療開始前の開閉口時の顎運動の軌跡．

別冊 the Quintessence「咬合YEARBOOK 2018/2019」　69

2 矯正歯科医の視点からの咬合論：咬合と矯正歯科治療，私はこう考える

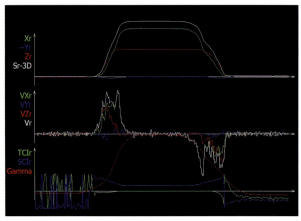
図37　CADIAXによる治療開始前開閉口時のタイムカーブを示す．

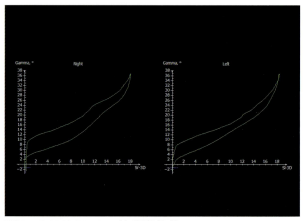
図38　CADIAXによる治療開始前のトランスレーションローテーションを示す．

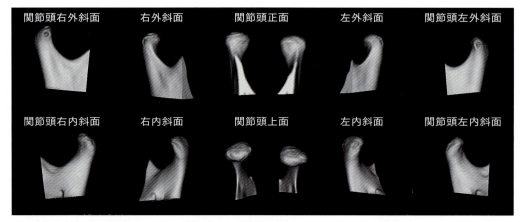
図39　治療開始前の顎関節3DCT画像を示す．

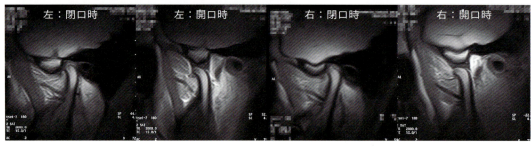
図40　治療開始前の顎関節MRI画像．

■ 症例：治療経過

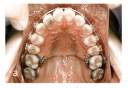 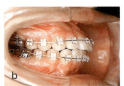 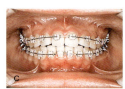 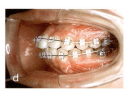 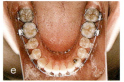

図41a〜e　17歳5ヵ月時．×.022 Slot McLaughlin Bracketを用い，×.016 Round NiTi wireにてレベリングを開始した．

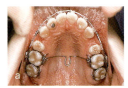 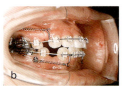 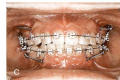 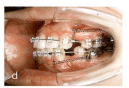 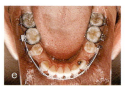

図42a〜e　18歳2ヵ月時．.019×.022 ss ArchwireにTraction HookとNiTi coil springを用いてContractionを開始した．

矯正歯科における咬合

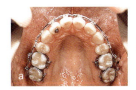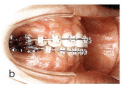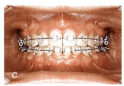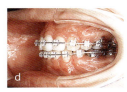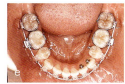

図43a〜e　19歳2ヵ月時．.021×.025 ss ideal ArchwireにてDetailingを開始した．

症例：動的治療終了時の顔貌および口腔内写真，模型

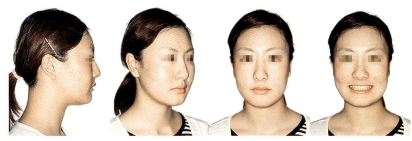

図44　動的治療終了時の顔貌写真．

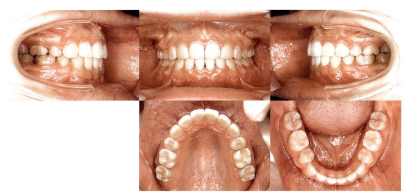

図45　動的治療終了時の口腔内写真．

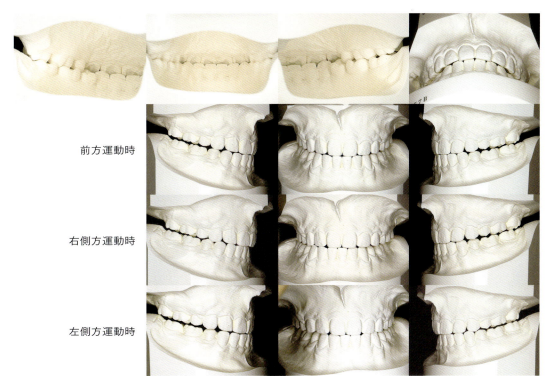

前方運動時

右側方運動時

左側方運動時

図46　動的治療終了時のスタディモデルを示す．

別冊 the Quintessence「咬合YEARBOOK 2018/2019」　　　71

2 矯正歯科医の視点からの咬合論：咬合と矯正歯科治療，私はこう考える

■ 症例：動的治療終了時のセファログラム分析

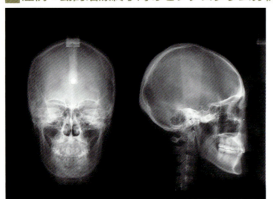

図47 動的治療終了時のセファログラムを示す．

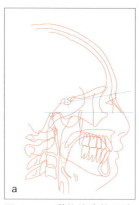
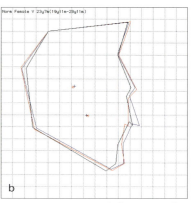

図48a, b 動的治療終了時のセファロトレースおよびプロフィログラムを示す．

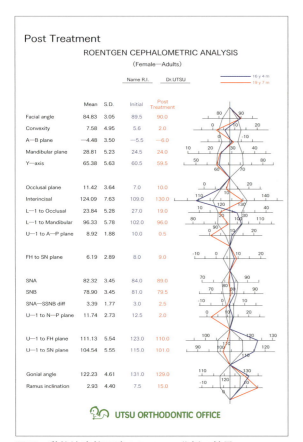

図49 動的治療終了時のセファロ分析の結果．

■ 症例：動的治療終了時の3DCT画像

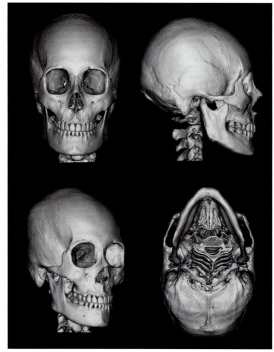

図50 動的治療終了時の3DCT画像を示す．

矯正歯科における咬合

■ 症例：動的治療終了時のパノラマエックス線写真

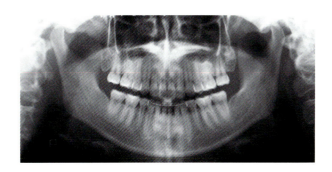

図51　動的治療終了時のパノラマエックス線写真を示す．

■ 症例：動的治療終了時の顎運動解析

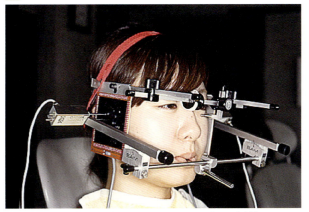

図52　動的治療終了時のCADIAXによるデータ採得．

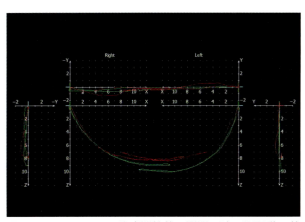

図53　CADIAXによる治療開始前の開閉口時の顎運動の軌跡（緑線）と，動的治療終了時の軌跡（赤線）．

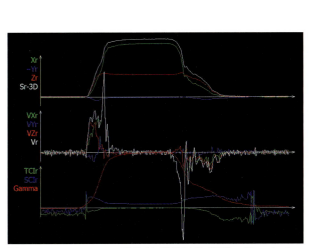

図54　CADIAXによる動的治療終了時開閉口時のタイムカーブを示す．

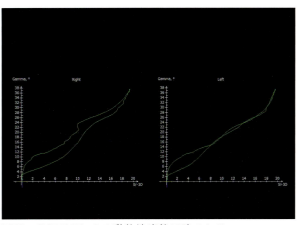

図55　CADIAXによる動的治療終了時のトランスレーションローテーションを示す．

別冊 the Quintessence「咬合YEARBOOK 2018/2019」　　　73

2 矯正歯科医の視点からの咬合論：咬合と矯正歯科治療，私はこう考える

■ 症例：動的治療終了時の顎関節3DCT＆MRI画像

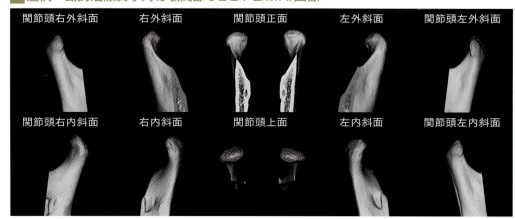

図56 動的治療終了時の顎関節3DCT画像を示す．

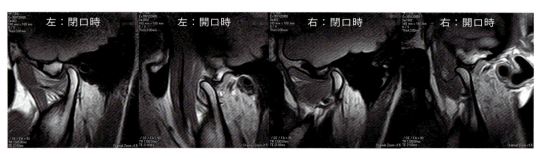

図57 動的治療終了時の顎関節MRI画像．

■ 症例：保定終了時の顔貌および口腔内写真，模型

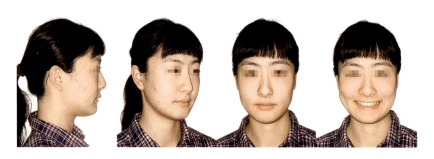

図58 保定終了時の顔貌写真．

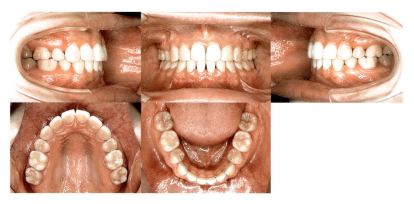

図59 保定終了時の口腔内写真．

矯正歯科における咬合

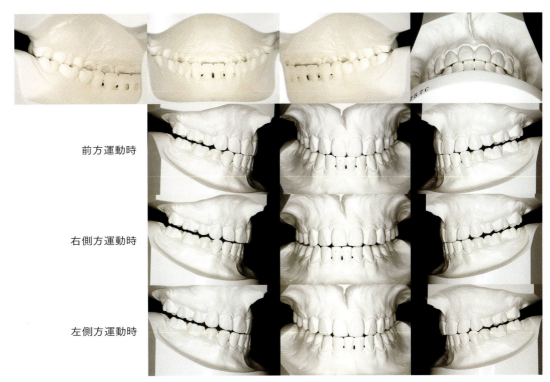

前方運動時

右側方運動時

左側方運動時

図60 保定終了時のスタディモデルを示す.

症例：保定終了時のセファログラム分析

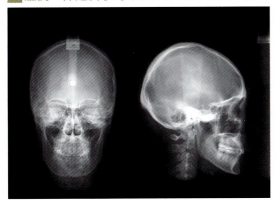

図61 保定終了時のセファログラムを示す.

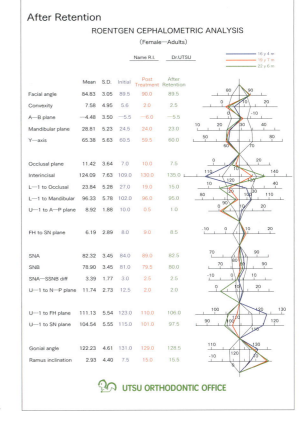

図62 保定終了時のセファロ分析の結果.

2 矯正歯科医の視点からの咬合論：咬合と矯正歯科治療，私はこう考える

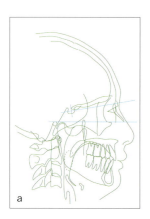
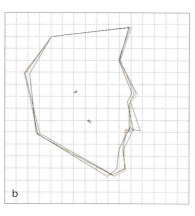

図63a, b　保定終了時のセファロトレースおよびプロフィログラムを示す．

■症例：保定終了時の3DCT画像およびパノラマエックス線写真

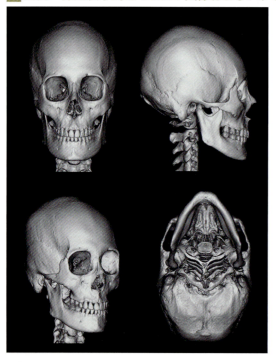

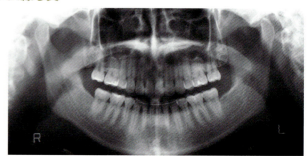

図65　保定終了時のパノラマエックス線写真を示す．

図64　保定終了時の3DCT画像．

■症例：保定終了時の顎運動解析

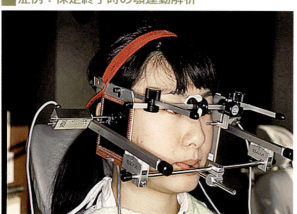

図66　保定終了時のCADIAXによるデータ採得．

図67　CADIAXによる治療開始前の開閉口時の顎運動の軌跡(緑線)と治療完了時の軌跡(赤線)，および保定終了時の軌跡(青線)．

76　別冊 the Quintessence「咬合YEARBOOK 2018/2019」

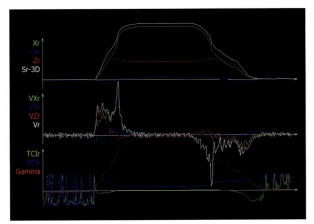
図68 CADIAXによる保定終了時開閉口時のタイムカーブを示す.

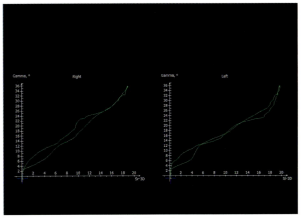
図69 CADIAXによる保定終了時のトランスレーションローテーションを示す.

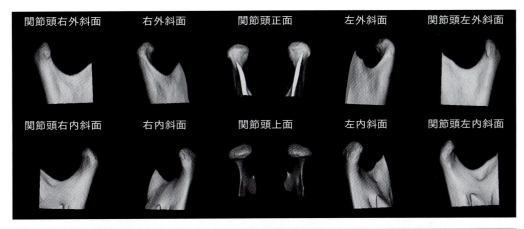
図70 保定終了時の顎関節3DCT画像を示す.

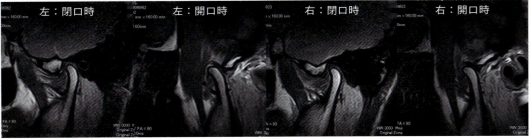
図71 保定終了時の顎関節MRI画像.

治療結果

①骨格的にはMesiofacial typeのBimaxillary alveolar Protrusionであったため第一小臼歯4本と第三大臼歯4本を抜歯し，上下前歯のFull retractionを図ったため口元をエステティックに大幅に改善することができた．E-lineから上下口唇とも理想的な位置まで後退することができAfter retentionにおいても維持されていた．

②3DCTから全ステージにおいて，すべての歯根は歯槽骨内に収まっていた．

③Post treatmentにおける上下歯牙の対向関係は1歯対2歯咬合になっていた．

④ICPにおいては緊密な咬合が確立されAfter retentionにおいても維持されていた．しかし，決してABC Contactにはなっていなかった．また，咬合

2 矯正歯科医の視点からの咬合論：咬合と矯正歯科治療，私はこう考える

調整といわれる咬合面の削合程度では全臼歯におけるABC Contactをつくることは不可能と思われた．

⑤Post treatmentにおけるPRPあるいはCRと思われるCondyler positionとICPでのCondyler Positionには大きな違いがなくAfter retentionにおいても大きな変化はなかった．しかし，Condyler positionはある1点に収束するというよりある範囲の中に収束していた．

⑥偏心運動においては，Post treatment, After retentionにおいてもSequential Functional Guidance OcclusionというよりMutually protected occlusionを示していた．

⑦顎運動も理想的な動きをしていたが，Post treatmentおよびAfter retentionにおいても運動量，質，安定性，再現性など問題はなく維持されていた．

⑧SCIはPost treatment, After retentionになるにしたがって，わずかに緩やかになる傾向を示した．

⑨Condyle 3DCTから初診時は外側棘にわずかな皮質骨の吸収像が認められたが，Post treatmentおよびAfter retention時には，改善されていた．

⑩MRI Saggital imageから全ステージでICP, Openingいずれにおいても円板転位は認められなかった．

考察

①矯正歯科においては，歯列・咬合・顔貌を審美的にも形態的にも大きく改善しなければならないため歯牙サイズが大きく歯槽骨の容積に収まりきれなかったり，頭蓋・顔面・上下顎の位置関係によっては小臼歯の抜歯は避けられない．

②提示症例からも天然歯の咬合関係は，1歯対2歯になる．

③Active treatment によっていかに緊密な咬合を作ろうとも全臼歯においてABC Contactを得ることはほとんど不可能に近い．咬合調整を行っても現実的には難しく，時間経過とともに変化してしまい，維持するのはさらに至難の業である．

④本症例は，顎関節には大きな問題はなく，関節

円板も治療前後で転位もなくCondylar positionも顎位も安定していたためPRPあるいはCRとICPにおける顎位にはほとんどズレは見られず治療後も安定していた．しかし，顎関節に問題があったり可動域が大きい症例では，Point centricを求めることは困難であり，無理にPoint centricに誘導することによる弊害が危惧される．

⑤矯正歯科治療でCanine guidanceをつくるのはそれほど難しくはないが，Sequential functional guidance occlusionをつくるのは容易なことではないと考える．

⑥顎関節に大きな問題はなくCondylar positionが安定している症例においても治療前後，保定終了後で，Saggitalにおける顎運動もSCIも特徴を維持したまま変化するという事実がみられた．

⑦もともと顎関節に症状のなかった患者であったが，Condyle外側棘の皮質骨には3DCT上で断裂がみられたが，術後に改善したことをみてもわずかな顎位の変化によってもCondyleはRemodlingを起こし，元来修復能をもっているものと考えられる．

6. まとめ

矯正歯科の咬合に関する概念は，補綴，修復，歯周，歯内における咬合治療という概念とは異なるように思う．後者の場合は，歯の喪失，組織の障害，機能障害などがある場合に行われることが多いが，前者では，形態的に歯列，咬合，顔貌などを大幅に変化させるために歯牙の位置も上下顎骨の位置も移動し大きく変化させる．したがって，顎機能異常がなくても咬合を大きく変化させなければ矯正治療は成り立たないのである．

そこで今回は，顎機能には大きな問題はないが，形態的に上下顎歯槽性前突症を治療し術後経過を追って，咬合理論という規定の基準がどのように満たされるものか検証してみた．

①Tweed の基準に対して：メカニクス上Spee curveを平坦化するため，最終的に平坦化した．

Anchorege preparationのメカニクスを用いなかったので，Tweed occlusionの仕上げにはなっていない．Anterior couplingを適切にするため上顎第一大臼歯近心頬側咬頭は下顎第一大臼歯頬側溝より遠心に咬み込んでいる．下顎前歯の前突を改善するため歯軸はアップライトされている．

②Andrewsの6 Keysに対して：上顎第一大臼歯の遠心辺縁隆線の遠心面が下顎第二大臼歯近心辺縁隆線近心面と接していた．しかし，治療後全症例でこのようになっているとは限らない事実を度々目にする．上顎犬歯と小臼歯にくらべ，大臼歯の歯冠長軸がわずかに舌側傾斜してはいなかった．それ以外は，おおむね要件を満たしていた．

③ABO診査基準に対して：ほぼ要件を満たしている．

④Rothの機能咬合に対して：いわゆる「顆頭安定位」あるいはCRとICPにおける顎位はほぼ一致していた．BracketもMechanicsも異なるものを用いたが，それ以外の要件は満たしていた．

⑤Slavicekの機能咬合に対して：骨格的にはほぼⅠ級であるため犬歯から前方がGuiding領域になり実際の口腔内でもそのような役割が見られる．偏心運動では，完全なSequence Functional guidance occlusionにはなっていない．上顎前歯の舌側移動を

行ったため舌面傾斜角はSCIに近づいた．

以上のように形態改善を行った矯正症例においては，かならずしも規定の要件を満たすとは限らない．したがって，咬合理論に合わせて治療を行うというDogmaticな手法は避けるべきで，規定の要件を知った上で，形態と機能の改善を矯正的に優先して行い，結果として要件のいくつかを満たすというのが現実である．

矯正における咬合を論じる場合は治療最終段階になって大きく関わってくるため，治療の質および仕上げが充分に高くなければ意味をもたない．そこで，精密な咬合という意味でABCコンタクト概念が話題に出るが，これは補綴製作物に関する接触概念であって，矯正治療においては机上の空論である．Riise, Molligoda(1899)，Berry(1983)らの報告からも天然歯の咬合接触は理想咬合とくらべ，数と面積が少なく強弱も一定しないが，歯・歯列・咬合は安定していることが明らかになっている．天然歯あるいは修復歯と混合した有歯顎においては，生体としての経年的変化に適応できる機能的咬合を目指すべきであろう．さらに，矯正治療終了後には後戻りが起きることや天然歯が一生動き続けることを忘れてはならない．

参考文献

1．Klontz HA. Readout. Journal of The Charles H. Tweed International Foundation 1985；13：53‐64.

2．Vaden JL. Charles H. Tweed, 1895‐1970. AJO-DO 2015；147(5)：171‐179.

3．Casko JS, Vaden JL, Kokich VG, Damone J, James RD, Cangialosi TJ, Riolo ML, Owens SE Jr, Bills ED. Objective grading system for dental casts and panoramic radiographs. American Board of Orthodontics. Am J Orthod Dentofacial Orthop 1998；114(5)：589‐599.

4．Andrews LF. The six keys to normal occlusion. Am J Orthod 1972；62(3)：296‐309.

5．Roth RH. Functional occlusion for the orthodontist. J Clin Orthod 1981；15(1)：32‐40,44‐51.

6．Slavicek R. Austria 咬合学セミナー 講義ノート．東京：JM Ortho(非売品)，1995：14‐17, 24‐25, 59‐62, 76‐78.

7．保母須弥也，高山寿夫．犬歯誘導とグループ・ファンクションの発現率に関する実験的解析．顎咬合誌 1993；14(3)：70‐73.

8．与五沢文夫．歯科矯正学の歴史．(In.)与五沢文夫(監修)．矯正臨床の基礎．東京：クインテッセンス出版，2008：3‐5, 9.

9．与五沢文夫．抜歯治療の歴史．(In.)与五沢文夫(監修)．矯正臨床の基礎．東京：クインテッセンス出版，2008：6.

10．与五沢文夫．日本における矯正臨床．(In.)与五沢文夫(監修)．矯正臨床の基礎．東京：クインテッセンス出版，2008：7‐8.

11．岩田健男．理想咬合から臨床咬合像への変遷．(In.)古谷野潔(監者)．the Quintessence別冊 咬合YEARBOOK 2016．東京：クインテッセンス出版，2015：68‐81.

矯正歯科治療がめざす咬合にヒントとなる8020達成者の咬合の観察より

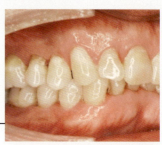

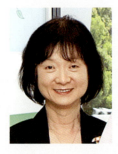

茂木悦子
Etsuko Motegi

東京歯科大学歯科矯正学講座
連絡先：〒261-8502 千葉県千葉市美浜区真砂1-2-2

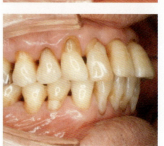

はじめに

　インプラント等の人工歯を含まない自身の歯を20本以上保有する80歳以上の人を8020達成者と呼んでいる．1996年，日本老年歯科医学会で8020達成者の咬合を初めてみて衝撃を受けた．ほとんどの人が，咬合が緊密でかつ正被蓋を呈していたからである[1]．われわれ矯正歯科医がめざす咬合は，矯正治療により得られた咬合状態が長く維持されることであるから，8020達成者の咬合には当然関心が高まった．以来，8020達成者について咬合を中心にさまざまな角度から観察しており[2〜5]，筆者は矯正治療の咬合のゴール，長期安定性などについて8020達成者の咬合抜きには考えられなくなったといっても過言ではない．咬合の長期安定や長期経過例についての臨床報告はEBMを得るのは難しいが，症例報告や興味ある報告を引用しながら考察する．

1. 8020達成者の咬合の例

　図1は84歳，28本の歯を保有する男性の口腔内写真である．歯はよく刷掃されて光っており，う蝕はまったくみられないといってよい．歯肉は前歯部に軽度の退縮を示すものの健康なピンク色を呈し，スティップリングも認められる．左右側面観でみる臼歯部の咬合は緊密で1歯対2歯咬合のⅠ級関係を呈している．正面観では正中線は0.5mmのズレ，右側側切歯が切端咬合を示すが前歯部全体は正被蓋を呈す．上下顎咬合面観では大臼歯に著明な咬耗が観察され，これが若者ではないとする唯一の証拠ともいえる．

　図2は，80歳，29本の歯を保有する女性の口腔内写真である．8̄がある．歯の刷掃状態はよい．歯の治療歴はアマルガムあり，インレーあり，鋳造冠あり，金属焼付ポーセレン冠あり，歯科の歴史を感じさせ，同時に，必要な歯の治療について長期の放

8020達成者の咬合の例

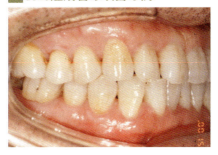
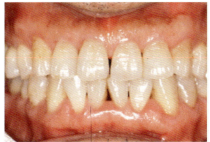
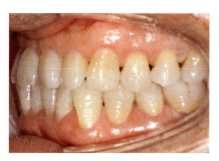
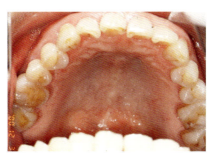
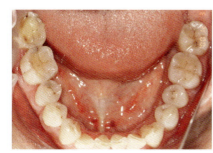

図1　84歳，28本保有，男性．

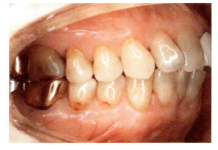
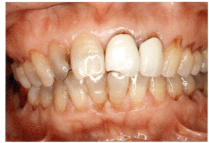
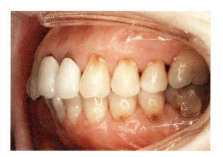
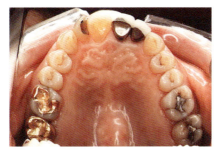
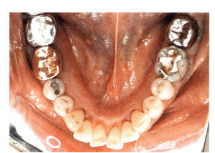

図2　80歳，29本保有，女性．

置はなくすぐ対応してきたといえる．左右側面観では臼歯は緊密な咬合を示し，Ⅱ級の大臼歯関係，Ⅱ級の犬歯関係を呈す．正面観では正中線は一致し，2|の捻転はあるものの正被蓋を呈す．上下顎咬合面観では大臼歯の咬耗は少ないが，側面観でほぼ全歯にわたるcervical lesionが認められる．

　この2例に代表されるように，8020達成者の咬合は1例1例バリエーションに富んでいるものの，緊密な咬合と正被蓋(図3，4)という言葉で特徴づけられる．今回はとくに大臼歯関係，オーバージェット，オーバーバイト，叢生についての意見を述べたい．

　その前にまず，歯科矯正医はどのような咬合の治療目標をもっているかについて述べる．

2 矯正歯科医の視点からの咬合論：咬合と矯正歯科治療，私はこう考える

8020達成者の緊密な咬合と正被蓋

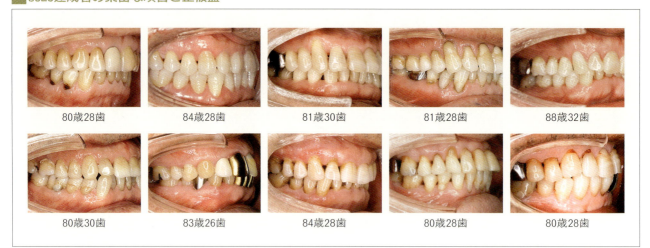

図3　8020達成者．男性．

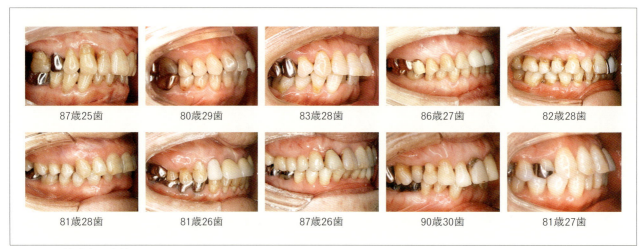

図4　8020達成者．女性．

2．咬合と矯正歯科治療，私の考え：矯正歯科治療の咬合の目標

　矯正のめざす咬合の指標に，日本矯正歯科学会における認定医審査の際の模型審査[6]がある．オーバージェット，オーバーバイト，正中線の評価，大臼歯の咬合関係-犬歯の咬合関係，咬合の緊密性，歯列の連続性，犬歯誘導，1歯対2歯の咬合，セファロ評価として，前歯軸，顎関係，軟組織側貌，成長の評価の項目が挙げられている．これらの項目には，具体的な指示の記載はないが，Andrewsの6つの鍵[7]やGottliebの10項目[8]（後述）などが参考とされていると考えられる．一方，米国矯正歯科学会：AAO（American Association of Orthodontists）の認定医審査機構：ABO（American Board of Orthodontics）ではGrading System for Dental Casts and Panoramic Radiographs[9]として，Alignment/rotation, Marginal ridge, Buccolingual inclination, Overjet, Occlusal contact, Interproximal contacts, Root angulationを挙げ，それぞれに具体的な達成目標を設定し，達成されていない場合は点数を付け，合計点数が低いほどよいという審査をしている．また，ヨーロッパ矯

8020達成者の大臼歯咬合

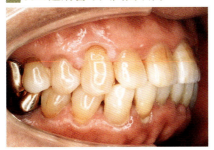
図5a　I級型．

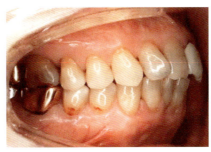
図5b　II級型．

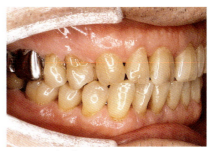
図5c　III級型．

正歯科学会：EOS (European Orthodontic Society) ではPAR Index (Peer Assessment Rating)[10]を用いて評価をしている．

東京歯科大学歯科矯正学講座では3年間の研修課程の修了時に4症例の動的矯正治療終了例の提出があるが，評価の1つにGottliebのグレイディングを課しており，以下に述べる．

Gottlieb[8]は自分の手がけた症例の動的矯正治療を終了する際に咬合を自己評価することを推奨し，評価項目として10項目を挙げた．10項目とは以下のとおりである．評価方法は治療前後の比較であるが目標となる目安を記す．

①大臼歯のI級関係：$\overline{6|6}$の近心咬頭頂が$\overline{6|6}$の中央溝に嵌合し，舌側観では$\overline{6|6}$の近心舌側咬頭が$\overline{6|6}$の中央窩に嵌合している．
②犬歯のI級関係：$\overline{3|3}$の遠心切端が$\overline{3|3}$の近心切端と嵌合している．
③咬頭嵌合：小臼歯が1歯対2歯咬合している．
④オーバージェット：2～3mm程度を呈している．
⑤オーバーバイト：2～3mm程度を呈している．
⑥正中線の一致：$\underline{1|1}$の接触点が$\overline{1|1}$のそれと一致している．
⑦捻転：歯に捻転がみられない．
⑧叢生と空隙：叢生や空隙が歯列内に認められない．
⑨上下歯列弓形態の調和：歯列弓形態が左右対称でかつ上下顎で調和している．
⑩歯根の整直，平行性：歯根が整直していてかつそれらに平行性が認められる（パノラマエックス線写真にて確認する）．

これらの項目を治療前の模型にて観察し，治療の必要があれば5点，治療の必要がなければ0点をつける．つぎに，動的治療終了時の模型にて，目標にかなう状態に治療されていれば5点，ほぼ改善されていれば3点，少しは改善されている場合は1点，ほとんど改善されていない場合は0点，治療前より悪化している場合は－1点を付ける．項目ごとの点数を合計し，治療後の合計点数を治療前の合計点数で割ってパーセンテージを算出する．この結果が85％以上であればgood，75～85％はsatisfactory，65～75％はmediocre，50～65％はpoor，50％以下はunsatisfactoryとしてこの数字がいわゆる歯列上の治療目標の達成度を示す数字とし，評価の客観性を高めている．こうした厳しいチェックを課して動的治療を終了させるには，矯正治療の高いクオリティを得るためであり，動的治療後の保定，さらに保定後の長期安定を望むからである．

3. 長期経過の"長期"とは

長期経過例として，近藤[11]は治療開始時10歳の上顎前突患者に動的矯正治療を2年行い，その後34年（うち保定2年）を経過した52歳男性の症例を報告している．Pancherzら[12]は，Herbst Therapyを行ったClass IIの14症例の32年後の報告から，64％はほぼ安定しており，後戻りしている症例の原因は臼歯咬合の不安定さ，習癖，保定対応の不十分さを挙げて

2 矯正歯科医の視点からの咬合論：咬合と矯正歯科治療，私はこう考える

■ 矯正治療長期経過例

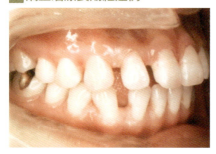
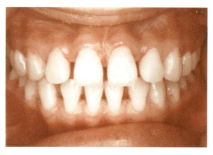
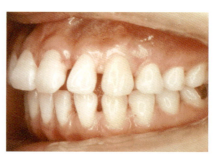
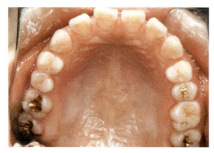
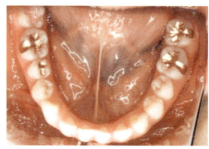

図6a　治療前．20歳．

いる．このことは臼歯咬合の重要さを示している．また，治療後の変化は治療後6年の間に起こっており，その後20年の経過ではほんのわずかの変化にとどまっていると述べていることは長期研究の年限の考えに示唆を与えるものである．

Dyerら[13]は15歳くらいで動的矯正治療を終了し，その後約24年を経過して40歳代となった女性52名の現状といくつかのレビューを報告している．通常，文献に登場するのは矯正治療後15～25年，患者の年齢でいうと40～50歳が主である．50歳以降のデータの収集は，長期の追跡がより困難となっていくためか，臨床研究では今のところ渉猟できていない．とくに日本においては本格的な矯正治療が導入されたのが1960年代であるので，該当する患者をまだ多くは得られないこともその一因であろう．

長期経過の論文や報告を読む場合，経過年数以上に関心を払わなければならないのは動的治療終了時の患者の年齢である[14,15]．10歳代終了者では思春期前か後か，20歳代なのか，30～40歳代なのか，あるいはそれ以上か．なぜなら1つには動的矯正治療後の成長があるかないかでそれにふさわしい対応が必要だからである．

不確定要素が多い長期経過例であるが，いずれにしても先を読むことにおいて8020達成者の咬合は多くの示唆を含んでいると考えられる．

4．8020達成者の大臼歯関係

すでに図1～4で述べたように，8020達成者の大臼歯関係は緊密であるが，矯正治療の求めているⅠ級の大臼歯関係（図5a）とは限らないことがわかる．Ⅱ級関係（図5b）はよくみられ，少数であるがⅢ級関係（図5c）もみられる．調査した母集団によって多少の差はあるが，大臼歯Ⅰ級関係が50～60%[1～3]，Ⅱ級関係は20～30%[1～3]，Ⅲ級関係は3～4%[1～3]である．

5．矯正治療長期経過例の供覧 ——大臼歯関係の変遷

矯正治療では大臼歯Ⅰ級関係を求めることが基本であるが，矯正治療後の長期経過例においてはこの関係は維持されるのだろうか．1症例を供覧する．

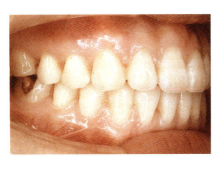
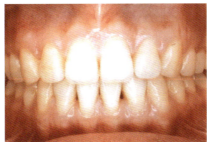
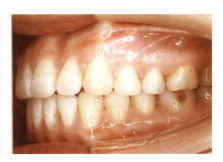
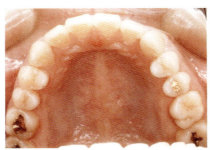
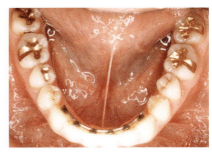

図6b　治療後．22歳．

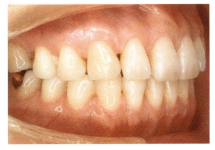
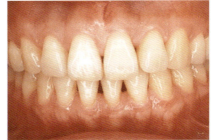
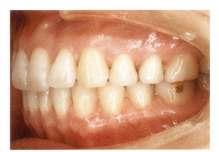
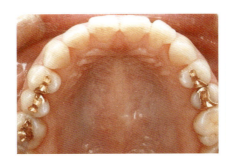
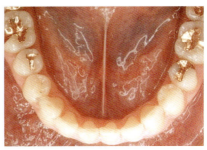

図6c　治療後21年．43歳．

　初診時年齢20歳，空隙歯列を主訴として来院した症例（図6a）の経過をみてみよう．骨格的な問題はない．口腔内所見では大臼歯右側Ⅰ級，左側Ⅱ級を呈し，オーバーバイト1.5mm，オーバージェット2.5mmで水平的開咬を示す．空隙歯列弓と診断し，舌位の指示とともにマルチブラケット装置を用いて治療を行った．

　22歳動的矯正治療終了時の口腔内を示す（図6b）．治療後をGottliebの10項目を用いて評価すると，大臼歯，犬歯はⅠ級関係が得られ，臼歯咬合は1歯対2歯咬合で緊密となった．上下顎正中線は一致し，オーバーバイト，オーバージェットは2mmとなった．歯列弓はほぼ左右対称で上下の調和が得られている．空隙は閉鎖し，歯の捻転はみられない．また歯根の平行性も（パノラマエックス線写真により）得られている．これらのことにより，85点以上のgood

2　矯正歯科医の視点からの咬合論：咬合と矯正歯科治療，私はこう考える

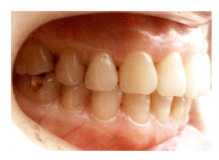
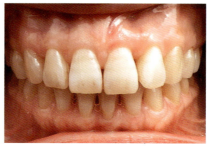
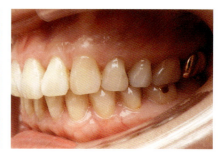
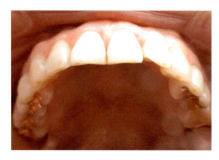
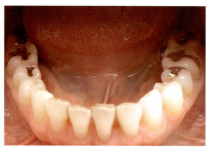

図6d　治療後34年．56歳．

と評価した．保定装置は上顎Beggタイプ可撤式装置，下顎犬歯間固定式装置とし，2年間使用した．その後6年は徐々に使用時間を減らし，30歳からは保定装置は使用していない．

　動的矯正治療21年後の43歳の口腔内を示す（図6c）．臼歯咬合は緊密であるが，臼歯関係はⅡ級の傾向，犬歯はⅡ級を呈し，上下顎の正中線は1mmのズレが生じている．オーバージェットは2mmであるが，オーバーバイトは3mmと増加，|2の微量の近心捻転が認められる．

　さらに13年後の56歳（図6d）では臼歯部は緊密であるが，臼歯Ⅱ級関係はいっそう明白となり，正中線は変わらずズレが観察され，オーバーバイト4mm，オーバージェット3mmとなってともに増加し，下顎右側前歯部には微量であるが叢生の出現がみられる．空隙のリラップスは生じていない．

　本症例は，緊密な咬合は維持されているが臼歯関係がⅠ級からⅡ級に変化している様相が認められた．これまで調査した8020達成者には矯正治療経験者は含まれておらず，比較するのは強引であるが，8020達成者の臼歯関係Ⅱ級を示す人のなかには，元はⅠ級であった人がいるかもしれないと推測した．さら

に本症例はオーバーバイトの増加も認められる．

　矯正治療後長期経過の臨床研究は母集団の数を揃えるのが困難であるが，母集団の規模の大きい調査で，Kuijpers-Jagtman[16]は，保定後10年の1,016例（開始年齢12.0±3.1,保定後26.3±2.9）についてPAR Indexを用いて評価し，一番大きな変化は下顎の前歯で，保定後10年では治療前より悪くなっていたと報告し，下顎の叢生とオーバーバイトはもっとも不安定であると述べている．

　8020達成者のオーバーバイトについてみてみよう．

6．8020達成者のオーバーバイト

　8020達成者のオーバーバイトは0.5〜4mmが60〜90%[2,3]を示し，平均4mm[1]であり，大きい傾向にある．過蓋咬合は10〜30%にみられる（図6）[1〜3]．8020達成者の咬合を分類すると，ほぼ正常咬合といえるのがおよそ50〜60%，上顎前突と過蓋咬合でおよそ40%となる（図7）．加齢とともにオーバーバイトが増加する傾向はあると想像される．

　矯正治療後にとかく話題が集中する下顎前歯の叢生についてはどうであろうか．母集団の大きい研究

■オーバーバイトの様相

図7a 図7b

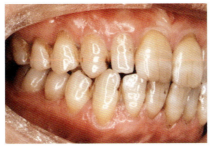 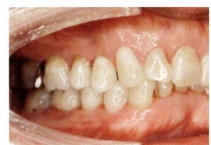

図7a 浅いオーバーバイト.
図7b 深いオーバーバイト.

■下顎前歯叢生の出現の様相

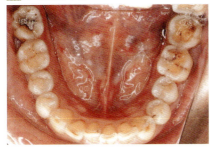 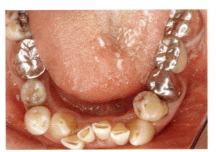 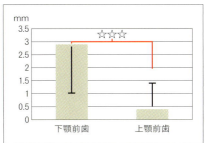

図8a わずかな叢生量.　　　図8b 多い叢生量.　　　図8c 上下顎前歯叢生量の比較.

として，もうひとつ，ワシントン大学のLittle[17]は過去40年にわたって保定10年以上の800例を収集しており，下顎歯列弓について矯正治療後歯列弓長径は減少し，歯列弓幅径，とくに犬歯間幅径は治療後減少し，下顎前歯の叢生は20代から40代に継続して起こるとし，とくに保定後は変化に富んでおり，予測不可能で，治療前の資料は予測にはあまり役に立たないと述べている．

7．8020達成者の叢生

　叢生は，量に差はあるが上顎に少なく下顎に多いことは8020達成者の共通事項である（図8a〜c）．下顎に3mm以上の叢生量を示すのは30〜50%[1〜3]と報告している．8020達成者の模型分析結果を成人個性正常咬合者[4]と横断的に比較した結果では，8020達成者は歯列弓の後長径，歯槽弓前長径，歯槽弓後長径が短く（$p<0.05$〜$p<0.001$），歯槽弓の前幅径は狭い（$p<0.05$〜$p<0.001$）．叢生の増加は加齢にともなうものかもしれない．以下の研究はそれを後押しする．

　Tanoi[18]による矯正治療を受けていない個性正常咬合者の同一人の20〜40歳代における歯列の変化の報告では，上下顎幅径の減少（0.3〜0.8mm，$p<0.05$），上顎長径の増加（0.8mm，$p<0.05$），下顎長径の減少（0.7〜1.2mm，$p<0.05$，1〜1.5mm，$p<0.01$）が示され，これらは下顎叢生量の増加（1.8mm，$p<0.01$）に関連するものと考えられる．

　Tsiopasら[19]によるスウェーデン・マルメ大学におけるより長期の報告として，補綴，矯正治療を受けていない20歳代から40年後の60歳代における調査によると，下顎の叢生が増加し（1mm，$p<0.01$），上下顎の歯列弓長径が減少し（0.5〜0.9mm，$p<0.05$），上下顎の犬歯間幅径が減少した（0.8mm，1.0mm，$p<0.001$）．これらの歯列弓長，歯列弓長径の減少が叢生を増加させ，犬歯間幅径を減少させたと考察している．

　これらの報告を合わせると，矯正治療を受けていなくても加齢とともに20年で1.8mm，あるいは40年で1mmとわずかであるが下顎の叢生が増加するも

2 矯正歯科医の視点からの咬合論：咬合と矯正歯科治療，私はこう考える

■オーバージェットの様相

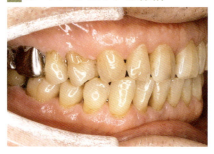
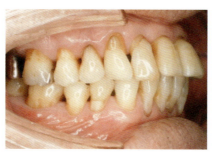

図9a｜図9b

図9a　小さいオーバージェット．
図9b　大きいオーバージェット．

■1歯反対対咬

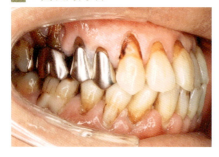
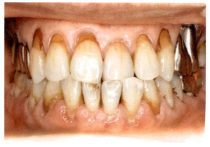
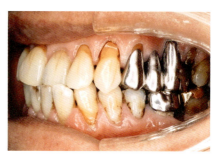

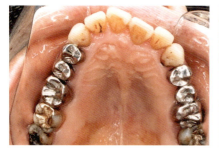
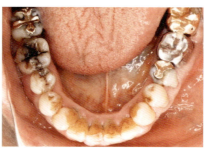

図10　|1 逆被蓋の1歯のみの"反対対咬"．

のと考えられる．よって図8bに示す8～9mmの顕著な叢生は年齢とともに増加したものとは考えにくい．叢生を起こす幅径を狭くする因子は筋圧や舌圧，咬合圧などの生理的なものかと考えられる．

8. 8020達成者のオーバージェット

さて，8020達成者は正被蓋であることはすでに述べているが，これはオーバージェットが＋値を示すことであり，0.5～4mmが20～80％[2,3]，平均は4mm前後[1]を示し（図9a,b），マイナス値を示す例は見当たらない．これは反対咬合がみられないことを示す．ここで反対咬合は歯を長期間保持できない，

とする仮説を立てることができる．

まず反対咬合の定義であるが，3歯以上の連続した前歯が逆被蓋を呈している場合を反対咬合という．1～2歯の逆被蓋は反対対咬と名づけて区別している．8020達成者には1歯反対対咬が筆者らの調査した限りでは1名にみられた（図10）．

実際，不正咬合者，とくに反対咬合者はどのくらいの割合でいるのだろうか．疫学的調査として行われている厚生労働省による歯科疾患実態調査（表1～5）に目を向けると，咬合の調査結果としては昭和44年および昭和56年の調査からで，矯正治療を必要とする者として，反対咬合者の割合をそれぞれ4.22％，4.16％としている（表1）．平成11年

表1 矯正治療を必要とする人の率，種類別（1〜20歳）の比較（単位：%）（厚生労働省による昭和44年，56年の歯科疾患実態調査結果より）．

	年	総数	叢生	離開	過蓋咬合	切端咬合	開咬	上顎前突	下顎前突反対咬合	治療の必要のないもの
総数	昭和44年	13.36	−	−	3.4	3.32	1.63	0.79	4.22	86.64
	昭和56年	17.99	6.5	1.32	0.9	2.32	1.24	1.55	4.16	82.01

表2 オーバージェット（単位：%）（厚生労働省による平成11年の歯科疾患実態調査結果より）．

年齢階級（歳）	0.5mm以上4mm未満	4mm以上6mm未満	6mm以上	±0.5mm未満	−0.5mm以上−4mm未満	−4mm以上
総数	59.27	23.17	8.30	6.37	2.90	−
12〜15	57.84	27.24	8.58	3.36	2.99	−
16〜20	60.80	18.80	8.00	9.60	2.80	−

表3 オーバージェットの分布（人数）（厚生労働省による平成17年の歯科疾患実態調査結果より）．

年齢階級（歳）	−4mm以上	−3mm〜−0.5mm	±0.5mm未満	0.5mm〜3mm	4mm〜5mm未満	6mm以上
12〜15	−	4	11	79	28	17
16〜20	−	−	4	56	30	15

表4 オーバージェットの分布（人数）（厚生労働省による平成23年の歯科疾患実態調査結果より）．

年齢階級（歳）	−4mm以上	−3mm〜−0.5mm	±0.5mm未満	0.5mm〜3mm	4mm〜5mm未満	6mm以上
12〜15	−	3	13	52	22	15
16〜20	−	2	14	54	22	12

表5 咬合の状況（オーバージェット），年齢階級別（12〜20歳）（厚生労働省による平成28年の歯科疾患実態調査結果より）．

年齢階級（歳）	人数（人）						割合（%）					
	−4mm以下	−3〜−1mm	0mm	1〜3mm	4〜5mm	6mm以上	−4mm以下	−3〜−1mm	0mm	1〜3mm	4〜5mm	6mm以上
12〜15	0	1	2	43	23	7	0.0	1.3	2.6	56.6	30.3	9.2
16〜20	1	0	2	15	13	0	3.2	0.0	6.5	48.4	41.9	0.0
合計	1	1	4	58	36	7	0.9	0.9	3.7	54.2	33.6	6.5

の調査では，表現が変わり，オーバージェットが−0.5mm以上−4mm未満の者を反対咬合として2.90％と報告している．オーバージェット−4mm以上はいない（表2）．平成17年の調査では，オーバージェット−3〜−0.5mmが12〜15歳の群で139名中4名（2.88％）としている．同様にオーバージェット−4mm以上はいない（表3）．平成23年の調査ではオーバージェット−0.5mm以上−4mm未満が209名中5名（2.39％），オーバージェット−4mm以上はいない（表4）．平成28年の調査では−1mm以下107名中2名（1.87％）でうち1名はオーバージェット−4mm以上である．いずれも調査対象は20歳までである（表5）．

筆者らは8020達成者を視診のみを含めると500名以上調査しており，反対咬合がみられなかったことから，いきなり8020達成者の群と比較することはできないが，これらのデータから類推すると，反対咬合者は20本以上の歯を高齢まで残せないのではないか，と考えられる．切端咬合傾向は8020達成者にもみられる．切端咬合はアンテリアガイダンスは得られないが咬合時は上下顎前歯が接触する．しかし，オーバージェットが−2〜3mm以上となるとアンテリアガイダンスがないばかりか咬合時の接触も得られない．咬合時の咬合圧は歯にとって必要な刺激であるといえる．

つぎに，前歯部オーバーバイト，オーバージェット，

2　矯正歯科医の視点からの咬合論：咬合と矯正歯科治療，私はこう考える

■ 8020達成者の歯軸傾斜角計測

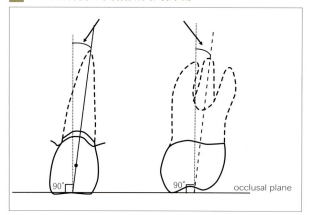

図11a　Angulation（近遠心的傾斜）．

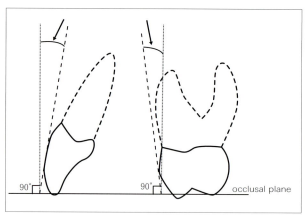

図11b　Inclination（唇頬舌的傾斜）．

臼歯咬合に影響のある各歯の歯軸傾斜角度は8020達成者はどのような値を示すかを計測した．

9．8020達成者の歯軸傾斜角計測

　口腔内石膏模型を規格化して非接触型三次元模型形状測定装置（Unisn-大阪）にて3Dデータ化し，模型分析ソフト（Image ware, USA）を用いて計測した[20, 21]．

　計測は，まず，Fuma[20]がAngulation（歯軸の近遠心的傾斜角度：唇頬面に正対し，歯冠軸と咬合平面から垂直の線に対する余角：図11a）を先行し，つぎにFukagawa[21]がInclination（歯軸の唇頬舌的傾斜角度：歯の近遠心面に正対し，歯冠のほぼ中央点における接線が咬合平面からの垂直線に対する余角：図11b）を計測した．

　計測結果は図12, 13に示す．青線は8020達成者の男女それぞれ10名，計20名を対象とした平均値[20, 21]，紫色線[18]は20歳代個性正常咬合者10名，同一人物で20年後の40歳代をオレンジ色線[18]で表す．緑色線は個性正常咬合者20歳代41名の実態計測結果[22]を参考値として示す．3D計測はこの実態計測と同じコンセプトでプログラムしている．本図は前歯から臼歯へどのように歯が連なっているかをみるために折れ線グラフとした．

近遠心的傾斜角：Angulation

　＋値は歯冠の近心傾斜を示し，－値は遠心傾斜を示す．

　上顎（図12a）で20歳代紫色線と40歳代オレンジ色線を比較すると，40歳代オレンジ色線が犬歯から第二大臼歯まで＋方向が増加している．これは近心傾斜が20歳代と比較して大きいことを示している．この計測結果のように近心傾斜傾向が40歳代に生理的に起こるとすると，前歯群へのある程度の影響を予測しなければならないかもしれない．8020達成者は側切歯，犬歯，第一小臼歯で近心傾斜が強いが，大臼歯とくに第二大臼歯では整直様相を示す．第二大臼歯は20歳代からの遠心傾斜を変わらず示すことが興味深い．

　下顎（図12b）では20〜40歳代まであまり変化なく推移しているが，これを8020達成者と比較すると中切歯から第一小臼歯までは近心傾斜，第二小臼歯から，第一，第二大臼歯は遠心傾斜を示し，この変換点がある．下顎前歯に叢生が増加する例はこの前歯群の近心傾斜傾向に影響を受けている可能性が考えられる．

唇頬舌的傾斜角：Inclination

　＋値は歯冠の唇頬側傾斜を示す．－値は舌側傾斜

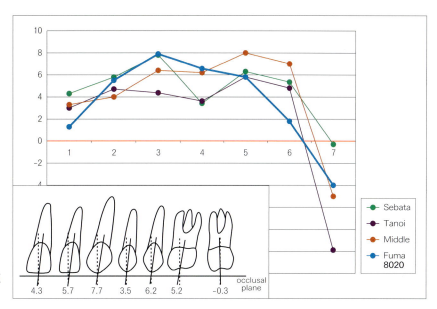

図12a 上顎：Angulation. －値は遠心傾斜を示す．

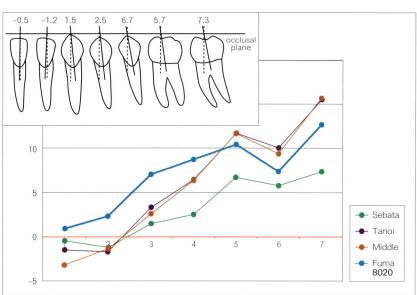

図12b 下顎：Angulation. －値は遠心傾斜を示す．

を示す．

上顎（図13a）は20〜40歳代まであまり変化なく推移しているが，これを8020達成者と比較すると犬歯は唇頬側傾斜し，小臼歯はあまり変わらず，大臼歯で頬側傾斜を示している．幅径計測と含めて考える必要があるが，幅径との関連は認められなかった[4]．

下顎（図13b）は4本ほぼ同様の値を示し，計測者間，計測時期の差がほとんどない．これは下顎のInclinationは計測上も安定し，かつ加齢の変化が少ないと解釈される．わずかに8020達成者の中切歯の唇側傾斜があり，第二大臼歯においての頬側傾斜が増加する傾向にあるが幅径との関連は認められなかった[4]．

変化の様相を知るにはまだまだ資料不足であるが，縦断的研究を少しでも行ってフィードバックし，長期安定をめざす矯正治療の参考となることを目標としたい．

2 矯正歯科医の視点からの咬合論：咬合と矯正歯科治療，私はこう考える

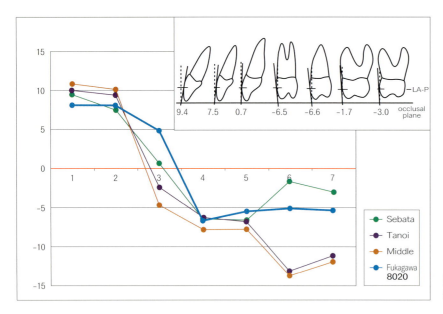

図13a　上顎：Inclination．－値は舌側傾斜を示す．

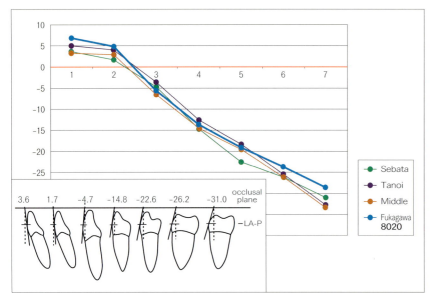

図13b　下顎：Inclination．－値は舌側傾斜を示す．

おわりに

　8020達成者の咬合は緊密な臼歯部と正被蓋の前歯部とで構成され，力学的均衡の高い状態が保たれている．この咬合と矯正の長期経過例を比較検討すると，以下のような推測が生まれる．
①ひとたび緊密な臼歯関係が得られれば，8020達成者の観察から，長期間維持されると考えられる．
②大臼歯のⅡ級関係は時間の経過とともに生じてくる可能性もあるかもしれない．
③前歯のオーバーバイトの増加は時間の経過とともに生じてくる可能性があるかもしれない．
④下顎前歯部の叢生量は，わずかであるが時間の経過とともに生じてくる可能性があるかもしれない．
⑤マイナスのオーバージェット，すなわち反対咬合は8020達成者にはみられず，正被蓋がほとんどであった．またマイナスのオーバーバイト，すなわち開咬は8020達成者にはみられない．これらのことは歯の長期保有には咬合圧が必要であることを示すものである．

参考文献

1．茂木悦子，宮崎晴代，一色泰成．8020達成者の歯列・咬合の観察―東京都文京区歯科医師会提供の資料より―．日歯会誌 1999；52：679‑626．

2．宮崎晴代，茂木悦子，斎藤千秋，原崎守弘，一色泰成，鈴木伸宏，関口基，湯浅太郎．8020達成者の口腔内石膏模型および頭部X線規格写真分析結果について．日矯歯会誌 2001；60（2）：118‑125．

3．金子幸生，茂木悦子，山口尊生，山木貴子，竹内史江，野村真弓，宮崎晴代，平井基之，松田一郎，山口秀晴．8020達成者の歯にみられたcervical lesionについて．歯科学報 2007；107（3）：303‑314．

4．Nomura M, Kano M, Motegi E, Fuma A, Mizuno H, Okano S, Sueishi K. Model analysis in "8020" achievers using three-dimensional images. Bull Tokyo Dent Coll 2013；54（4）：223‑232．

5．茂木悦子．8020運動へ矯正からも発信するために．東京矯歯誌 2015；25（1）：41‑49．

6．日本矯正歯科学会ホームページ（http://www.jos.gr.jp/）

7．Andrews LF. The six keys to normal occlusion. Am J Orthod 1972；62：296‑309．

8．Gottlieb EL. Grading your orthodontic treatment results. J Clin Orthod 1975；9（3）：155‑161．

9．AAO. American Board of Orthodontics：Grading Systems for Dental Casts and Panoramic Radiographs, Revised 2016．

10．Richmond S, Shaw W, O'Brien KD, Buchanan IB, Jones R, Stephens CD, Roberts CT, Andrews M. The development of the PAR Index（Peer Assessment Rating）：reliability and validity. Euro J Orthod 1992；14：125‑139．

11．近藤悦子．Muscle wins！の矯正歯科臨床．東京：医歯薬出版，2008；42‑61．

12．Pancherz H, Bjerklin, Lindskog-Stokland B, Hansen K. Thirty-two-year follow-up study of Herbst Therapy：a biometric dental cast analysis. Am J Dentfacial Orthop 2013；145（1）：15‑27．

13．Dyer KC, Vaden JL, Harris EF. Relaps revised-again. Am J Orthod Dentofacial Orthop 2012；142（2）：221‑227．

14．茂木悦子．誰もが望む矯正治療後の長期安定～長期ってどのくらい？～．なるほど納得 保定から考える矯正治療1. the Quintessence 2013；32（1）；104‑105．

15．茂木悦子．矯正治療における保定の取り組み．Retention Index（保定の指標）の提案．In：池田雅彦，押見一，丸森英史・編．日本歯科評論／増刊2010．「経過」と「変化」―患者が教えてくれたこと．東京：ヒョーロン・パブリッシャーズ，2010；116‑130．

16．Kuijpers-Jagtman AM, Al Yami EA, van't Hof MA. Long-term stability of orthodontic treatment. Ned Tijdschr Tandheelkd 2000；107：178‑181．

17．Little RM. Stability and relaps of mandibular anterior alignment：University of Washington studies. Semin Orthod 1999；5：191‑204．

18．Tanoi A, Motegi E, Sueishi K. Changes in dentition over 20 years from third decade of life. Orthod Waves 2012；71（3）：90‑98．

19．Tsiopas N, Nilner M, Bendemark L, Bjerklin K. A 40 years follow-up of dental arch dimensions and incisor irregularity in adults. Eur J Orthod 2011；19：1‑6．

20．Fuma A, Motegi E, Fukagawa H, Nomura M, Kano M, Sueishi K, Okano S. Mesio-distal tooth angulation in elderly with many remaining teeth observed by 3-D imaging. Bull Tokyo Dent Coll 2010；51（2）：57‑64．

21．Fukagawa H, Motegi E, Fuma A, Nomura M, Kano M, Sueishi K, Okano S. Tooth inclination in elderly with many remaining teeth observed by 3-D imaging. Bull Tokyo Dent Coll 2010；51（2）：69‑76．

22．瀬畑悦子．日本人正常咬合者における歯牙・歯列弓形態の矯正学的研究．歯科学報 1980；80（7）：945‑969．

「下顎位の安定を図る」
―咬合治療におけるその重要性―

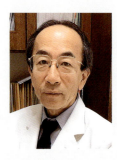

足立　敏
Satoshi Adachi
大阪府開業　足立矯正歯科
連絡先：〒562-0001 大阪府箕面市箕面5-11-8 峰松ビル2F

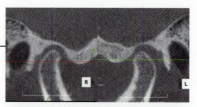
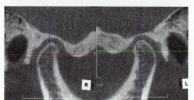

1. 咬合と矯正歯科治療，私の考え

　不正咬合を認める患者においては，中心咬合位（Centric Occlusion：以下COと略す）と中心位（Centric Relation：以下CRと略す）で，顎関節内における下顎頭の位置が一致しないことが多く，COでの咬合時に下顎頭が理想的な位置から，垂直方向，前後方向ならびに側方方向に三次元的に偏位し，下顎位が不安定となることが多い．このことを認識せず，COにおける上下顎関係に基づいて立てられた診断は不正確となる場合があり，治療中に顎位の変化を招き良好な機能的咬合が獲得できないこと，ならびに不安定な予後をしばしば経験する．したがって，下顎位の不安定要因を治療開始前に把握しておくことが非常に重要となる[1]．

　今回は，矯正歯科治療に先立つ下顎位の診査・診断，ならびにスプリント治療による顎位の安定化後の再診断と矯正歯科治療について述べてみたい．

2. 矯正歯科治療における咬合と下顎位

静的正常咬合

　機能的に正常な咬合を達成する前提として，安定した静的な咬合様式が必要となる．まず，アンドリュースの提唱した「理想的な咬合の6つの鍵」である[2]．すなわち，①上下歯列のⅠ級の咬合関係（1歯対2歯の関係，Ⅰ級の第一大臼歯の咬合，および上顎第一大臼歯の遠心辺縁隆線が下顎第二大臼歯の近心辺縁隆線と接触すること），②歯冠の近遠心的傾斜が適正であること，③歯冠の頬舌的あるいは唇舌的傾斜が適正であること，④捻転がないこと，⑤隣接面の接触があること，⑥スピーの彎曲が平坦であることが挙げられる．

　さらに良好な機能的咬合のためには，最大咬頭嵌合位において，上顎大臼歯の舌側咬頭は対合する下顎大臼歯の中心窩と緊密に接触していること，すな

適正な咬合

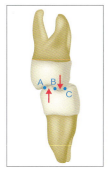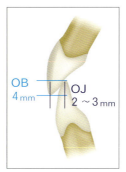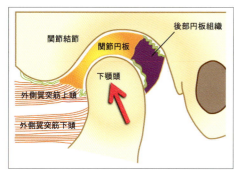

図1 上下大臼歯の咬合関係：ABCコンタクトの確立.
図2 適正なオーバーバイト（OB）とオーバージェット（OJ）.
図3 適正な下顎頭，関節結節と関節円板の関係.

Mutually Protected Occlusion

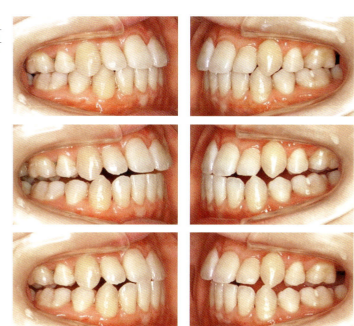

図4 a〜f Mutually Protected Occlusion.
a, b：最大咬頭嵌合位.
c, d：右側の犬歯誘導.
e, f：左側の犬歯誘導.

わちABCコンタクトが確立されている必要がある（図1）．小臼歯の舌側咬頭は対合する小臼歯の遠心辺縁隆線と緊密に接触する．一方，犬歯および前歯部では，接触はあるものの，その強さは1万分の5インチの厚みのシムストックが軽い抵抗を持ちながら抜けていく程度である．また，前歯部のオーバーバイトは理想的には4 mm（日本人においては，現実的には3 mmとなることも多い），オーバージェットは2〜3 mmの関係をもって対咬する（図2）．この時，顎関節においては，原則として下顎頭が関節窩内の前上方に位置し，関節円板を介して関節結節の後斜面と接している（図3）．ただし，円板転位がみられる場合は，やや後方に位置することも多い．

機能的咬合

顎口腔機能系を構成する要素としては，上顎骨，下顎骨ならびに歯から構成される硬組織，顎関節，および咀嚼筋が挙げられる．そして，機能時には，咀嚼筋活動により顎関節を中心に下顎を運動させ，咀嚼，発音，嚥下，呼吸などさまざまな機能を遂行する．このような下顎運動は，歯根膜，顎関節，咀嚼筋内の感覚受容器，ならびに視覚，聴覚，味覚，嗅覚などを司る末梢感覚受容器からの情報を中枢神経系で統合し，主に反射的な遠心性の信号によって

2 矯正歯科医の視点からの咬合論：咬合と矯正歯科治療，私はこう考える

■ 機能的咬合

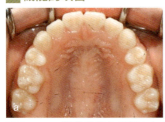
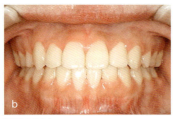
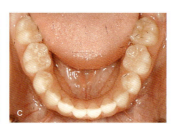

図5 a～c　機能的咬合が得られた歯列と咬合．

表1　下顎位の安定度を確かめるための診査項目．

①下顎頭の位置 　a）CPI（Condylar Position Indicator）の値 　b）CBCT（Cone-beam Computerized Tomography）による画像診断
②顎関節の骨の状態 　CBCTによる画像診断：下顎頭ならびに顎関節窩の骨の状態の評価（皮質骨や骨髄の状態，進行性の骨の吸収，骨関節炎など）
③顎関節円板の位置 　MRIによる画像診断：顎関節円板が正常な位置にあるか？　前方，外側などへの転位があるか，復位があるか？など
④顎関節症状の有無（現在ならびに過去）
⑤下顎の誘導が困難か？（咀嚼筋の緊張の有無）
⑥咬耗の有無と程度
⑦顔面の非対称
⑧顎顔面形態の異常（下顎下縁平面の急傾斜，短い下顎枝など）

■ COとCR

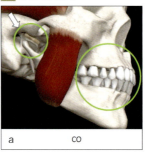
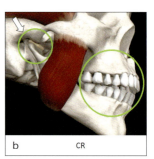

図6 a, b　COとCRでの下顎頭の位置と咬合状態の違い．

■ パワーセントリックバイト法　■ CRでの咬合器装着

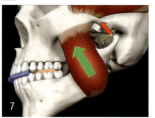
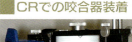
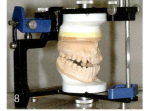

図7　パワーセントリックバイト法．
図8　CRでの咬合記録を用いて咬合器に装着した模型．

遂行されている．
　この時，下顎の限界運動においては，前歯誘導，および犬歯誘導がなされている必要がある．前方運動，側方運動において，下顎頭は最初に回転し，その後，関節結節後斜面に沿って滑走する．この動きと協調して，前歯誘導，犬歯誘導が行われて，臼歯が離開するように下顎が誘導されている．このことにより，前歯部と犬歯で食物を咬むときに，前歯と犬歯に対する側方圧を軽減し，かつ，臼歯部の側方圧をほぼゼロにしている．すなわち，臼歯は，閉口時の前歯に対する側方圧から前歯を守り，前歯は顎運動時に臼歯を側方圧から守っている．このような相互的な保護作用を有する咬合様式は，"Mutually Protected Occlusion"（図4）と呼ばれており[3]，矯正歯科治療終了時においても達成されているべき機能のひとつである．そのためには，下顎頭の顆路角に合わせて，I級の犬歯関係，ならびに上下前歯の適切なオーバーバイトとオーバージェットを付与すること，上下前歯の調和のとれた歯冠幅径と適切な唇舌的傾斜（トルク），近遠心的傾斜（アンギュレーション）が確立されていること，さらに臼歯部での干渉をなくすために，歯の不適切な捻転のない状態で，適正な歯列弓形態となるように各歯を排列することが必要である．これらの要素をすべて満たすためには，矯正歯科治療により，すべての歯をそれぞれの限られた範囲に，正確に位置づけることが重要であ

CPIの値

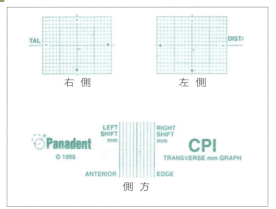

図9　Condylar Position Indicator（CPI）値．

表2　正常範囲を超える大きな偏位を示した数．

			N	%
Vertical	Left	[A]	14	9.3
	Right	[B]	11	7.3
A-P	Left	[C]	1	0.7
	Right	[D]	2	1.3
Transverse		[E]	47	31.3
[A] or [B] or [C] or [D] or [E]			58	38.7

（N=150）

る（図5）．

下顎位の不安定要因の診査ならびに診断

　下顎頭は，機能的異常がなく，下顎位ならびに咬合が安定している人では，理想的には関節窩内の最前上方に位置すると考えられているが，矯正歯科の患者の中には，その安定した位置から下顎頭が偏位し，下顎位が不安定なケースも潜在的に多くみられる．そこで，治療を開始するにあたっては，下顎位の診査を入念に行い，その安定度を判断することが重要となる．表1に下顎位の安定度を確かめるために診査するべき項目を挙げた．これらの項目に沿って，実際の症例も一部供覧しながら，診査診断について述べてみたい．

下顎頭位の診査

　まず，顎関節窩内の下顎頭の位置の評価である．下顎頭を可及的に関節窩内の前上方へ位置づけた状態の上下顎関係，すなわちCRを捉える必要がある（図6）．その方法として，ドーソン法[4]とパワーセントリックバイト法[5]（図7）が挙げられる．ドーソン法は術者の手技の熟練を必要とするため，咀嚼筋の緊張が強い患者では，下顎のCRへの誘導が困難であることが多い．筆者は通常，パワーセントリックバイト法を用いているが，これは図7のように患者の閉口筋の力を使って下顎頭を関節窩内の前上方へ誘導するものである．この方法においても術者の手技の熟練度は必要とされるが，ドーソン法と比べると容易に習得しやすく，再現性の高いものである．

　このようにして得られたCRでの咬合記録を用いて装着した咬合器上の模型（図8）においては，神経筋機構の影響がない安定した上下顎関係を観察することができる．すなわち，咬合時ならびに運動時の咬頭干渉部位の観察やCOでの咬合状態との違いが観察できる．さらに，Condylar Position Indicator（以下CPIと略す）咬合器を用いて関節窩内における下顎頭のCOとCRでの偏位量を計測し，下顎位の不安定度を判定する（図9）．また，この値を側面位頭部エックス線規格写真の分析にも反映させ，下顎位をCRに変換した後の上下顎関係を分析し，診断を行う．その後の治療計画もCRに変換された下顎位を基準として立案する．

　下顎頭のCOとCRの偏位量であるCPIの値は，垂直的および前後的に1.0mm，側方的に0.5mm以内が正常範囲とされており[6]，これ以上の偏位量を示した場合に不安定と判定する．筆者らの研究では，当院に来院した，連続する150名の矯正患者のCPI値を計測したところ，下顎頭はCOにおいて，CRと比較して右側で平均1.0mm，左側で0.9mm下方に偏位していた．前後的には，左右側ともに0.1～0.2mm程度偏位していた[7]．垂直的および前後的に2.0mm

矯正歯科医の視点からの咬合論：咬合と矯正歯科治療，私はこう考える

■ 理想的な下顎頭の位置

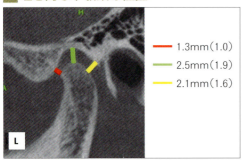

図10　顎関節窩内における理想的な下顎頭の位置（参考文献9より引用）．

以上の値を正常範囲を大きく超える値としたところ，それを超える患者数は16.0％であったが，さらに側方的に0.5mmを超えている患者数を加えると，38.7％と増加した（表2）．矯正患者の20〜30％においてはCOとCRのずれを認めるという報告[6]もあり，下顎頭の偏位は看過できない問題である．

また，下顎頭の位置はコーンビームCT（Cone-beam Computerized Tomography：以下CBCTと略す）の画像上において明瞭に把握することができる．下顎頭が関節窩内の最前上方に位置することが理想とされ，現在の歯科領域において広く受け入れられている概念であり，Rickettsらも古くから同様の見解を示している[8]．具体的には，下顎頭と関節窩との距離が，前方で1.0とすれば，それに対し上方では1.9，後方では1.6の比率となるような位置が最も正常な位置と報告されている（図10）[9]．臨床的には，CBCT画像において関節窩内での下顎頭の位置を観察あるいは計測し，理想的な位置とされている最前上方位からどれくらい偏位しているかで評価する．CBCTは通常COで撮影しており，CRでの撮影は現実的には困難である．したがって，COとCRでの下顎頭の偏位を把握することはできない．しかし，治療にともなう経時的な位置の変化は捉えられる．スプリント治療，ならびに下顎骨の骨切除術前後での位置の評価には大変有用である．このようにCBCT画像を用いた下顎頭の位置の評価は，CPI値と並んで下顎頭位の把握には不可欠である．

顎関節の画像診断―骨の評価―

CBCTのもうひとつの主な使途は骨の性状の画像診断であり，下顎位の安定度の判定には重要である．形態学的な観点から，下顎頭および関節窩内面の形態を観察し，大きさ（形態的には正常だが，過大あるいは過小の状態），平坦化（表面の曲線が喪失した状態：図11a〜d），などを評価する．また，皮質骨や海綿骨などの性状についても観察し，皮質骨表面の骨硬化（皮質骨が肥厚している状態：図11e〜h），不整（皮質骨表面が粗造な状態：図11i〜l），糜爛（皮質骨表面の連続性が欠如した状態：図11m〜p），吸収（糜爛がさらに進んで欠損が生じた状態：図11q〜t），棘形成（骨硬化部が増殖し，表面からとがった状態で突出した状態：図11u〜x），あるいは海綿骨内の嚢胞（皮質骨表面の内側にみられる正常ではない海綿骨状態の空洞：図11y〜ab）や海綿骨の骨梁の密度や乱れなどを精査する[10, 11]．

このような形態異常が認められた場合には，進行性で退行性の病変の可能性も示唆される．Arnettら[12, 13]が述べているように，矯正治療そのものが下顎頭に負荷をかけ，さらなる吸収などの変形を引き起こして，咬合が不全な状態に陥る可能性がある．したがって，矯正歯科治療を含む咬合を扱う歯科治療を行う前に，骨の性状が改善されるのか，あるいは，進行性のものでさらなる悪化が生じるのか，などを確認する必要がある．このような場合，顎関節の治療と診断を兼ねて，基本的には，スプリント治療を行い，下顎頭位の安定を図る．しかし，下顎頭の偏位を改善する場合と比べて，骨の形態がリモデリングして下顎位が安定するまでには時間を要することが多い．食いしばりなどの機能異常が強い場合には薬物療法の併用が必要となることもある[14]．これらの症例のスプリント治療中には，定期的に下顎頭の位置や形態，骨の性状の変化を観察し，顎位の安定を評価するためにも，CBCTによる経時的な画像診断は重要である．

顎関節の骨の形態異常像と咬合状態

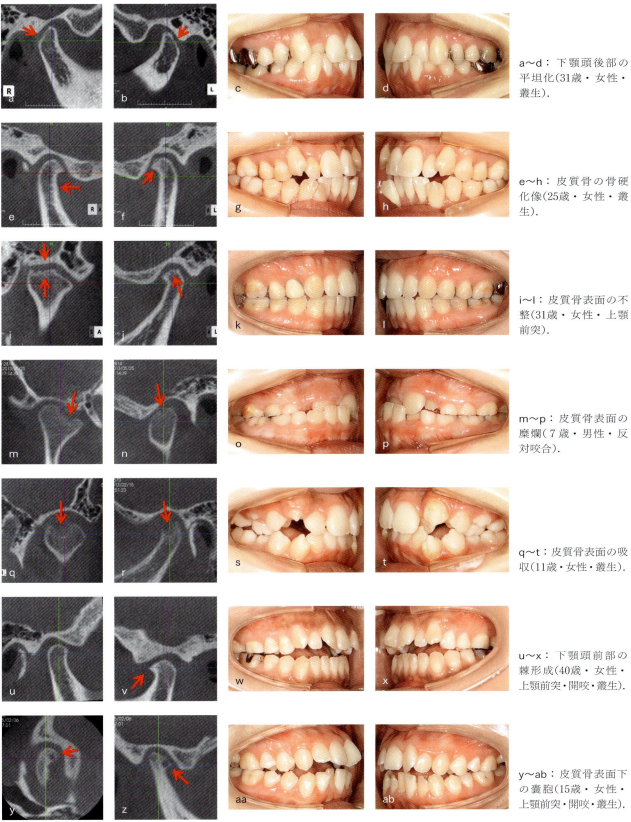

図11a〜ab　顎関節の骨の形態異常像と咬合状態．

2 矯正歯科医の視点からの咬合論：咬合と矯正歯科治療，私はこう考える

顎関節円板の位置，炎症反応の一例

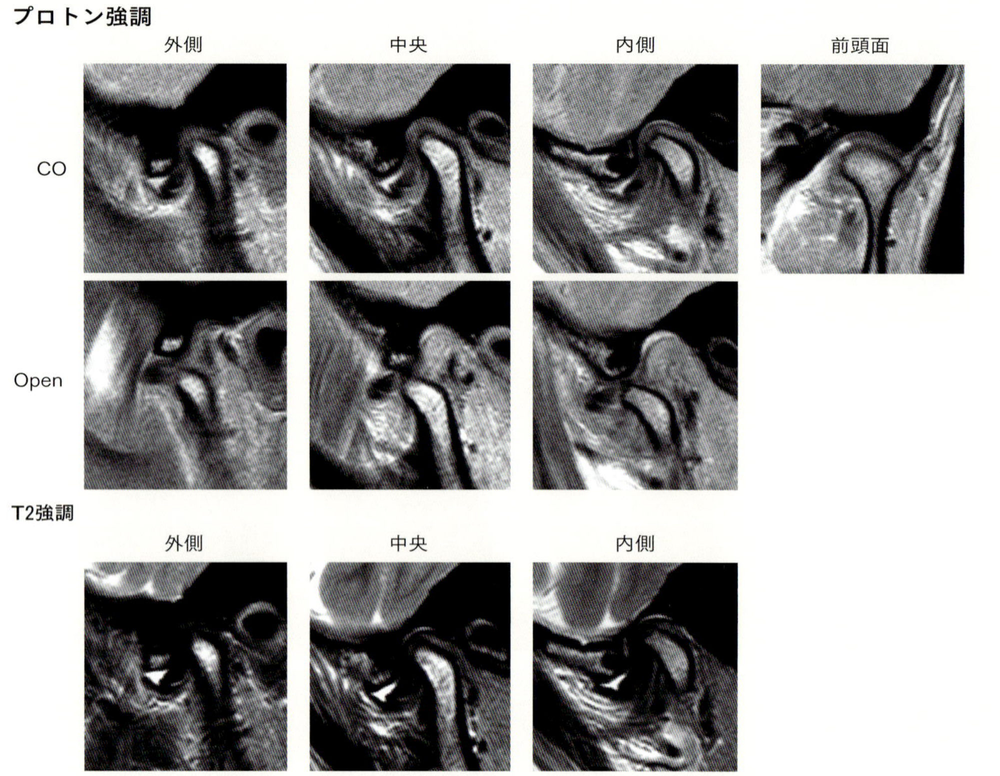

図12　顎関節円板の位置，炎症反応の一例（43歳，女性）．左側顎関節円板の非復位性前方転位（プロトン強調画像）．上下の関節腔に滑液の貯留がみられる（T2強調画像）．

顎関節の画像診断―関節円板の評価―

　核磁気共鳴画像法（Magnetic Resonance Imaging：以下MRIと略す）では主に，顎関節円板の位置と炎症性の反応の有無を観察する．円板が転位している場合には，理想的な位置に下顎頭を位置づけることが困難な場合もあり，円板の位置を知ることは下顎位の安定を図る上においても重要である[15]．

　T2強調MRI画像では，炎症性の滑液の有無を確認し，顎関節内の炎症状態を把握することができる．図12は，顎偏位と反対咬合，咬合不全を主訴として来院した43歳の女性であるが，左側顎関節に開口時の疼痛がみられた．左側顎関節のMRI画像では，関節円板は復位をともなわない前方転位を示しており，T2強調画像では，上下の顎関節腔に滑液の貯留を認め，慢性的な炎症状態を疑わせる状態であっ

た．このような場合にもスプリント治療にて炎症症状の消褪と下顎位の安定を図る必要がある．

顎関節症状

　顎関節症状は顎関節内での骨の変形や吸収などの異常，下顎位の安定度と関連しており，咬合の診断を行う上で看過できないものである．

　最初に問診票により，顎関節部での雑音，痛み，違和感，咀嚼筋の違和感や疼痛，肩こり，頭痛，開口障害，歯ぎしり，噛みしめの有無等について調査する．それは，現在の状態のみならず，過去の既往についても調査する．また，幼少期における下顎骨の外傷の有無についても確認する．これは，幼少期に受けた顎関節部の外傷がその後の下顎骨の発育成長に悪影響を及ぼし，咬合不全に至った可能性があるからである．

現症の診査としては，顎関節部を触診し雑音の有無を確認する．開閉口時のクリック，クレピタス，その他の摩擦音などを触知する．また，開閉口時の下顎頭の動きを触知し，最初の回転運動から，関節結節に沿って滑走する状況を把握し，円板転位による開口障害の可能性を確認する．なお，開閉口時の痛みの自覚，圧痛の有無，およびその強さについても診査する．疼痛がある場合には，後部円板組織，顎関節包あるいは周囲の軟組織への過度の負荷や炎症の存在が疑われる．

続いて，咀嚼筋，胸鎖乳突筋などの違和感，触診による圧痛などの有無を確認する．顎位が不安定な場合やクレンチングなどの機能異常がある場合には，これらの諸筋に慢性的な違和感や疼痛が認められることがある．このような時には，肩こり，頭痛をともなうこともあるため，同様に確認する．また，関連した症状として，めまい，耳鳴りの有無も確認する．これらの症状は，下顎位の不安定と関連している場合もあり，矯正歯科治療中，あるいは治療後にこれらの症状が発現する場合もあり，事前に診査しておくことは治療計画を作成する上において有用である．

下顎の誘導の難しさ

CRバイトを採得する際には，オトガイ部に軽く手を添えて開閉口を誘導するのであるが，咀嚼筋の緊張により下顎の誘導が困難なケースがある．このような場合には，その背景にクレンチングなどの機能異常が存在していたり，COとCRが一致しておらず下顎位が不安定であったりすることが多い．このような観点から，下顎の誘導の難しさを確認することも重要である．

咬耗の有無と程度

歯の咬耗は加齢とともに多少はみられるものであるが，咬合が安定している場合には，高齢者でも軽度である．一方，若年者にも強い咬耗がみられることがある．夜間のクレンチングや歯ぎしりなどの機能異常により，歯に強い負荷がかかっているが，同時に，顎関節にも強い負荷がかかっていることが想像できる．このような時には，下顎頭の変形や吸収

■ スプリント装着

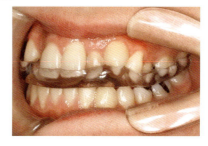

図13　スプリントを装着した口腔内写真．

などをともなっていたり，前述のように下顎の誘導が困難なことも多く，下顎位が不安定であることを示唆するものである．

下顎の偏位

下顎の偏位は，下顎骨の骨体長の左右差というより，下顎枝の長さの左右差により発現することが多い[16～18]．これは片側の下顎頭の発育が不良であったり，変形・吸収が生じたりすると下顎枝の垂直的な発育が不良となることに起因する．また，臼歯部で何らかの原因で干渉がある場合，それを避けるために下顎を無意識のうちに片側へずらしている場合もある．どちらの場合でもCOでは真の偏位より少ない偏位となるように下顎がずれている場合が多く，COで診断すると本来の偏位の量を誤認する可能性がある．したがって，下顎の偏位がある場合には，矯正歯科治療に入る前に下顎位の安定を図る治療を行うべきである．

下顎頭位の安定化—スプリント治療—

前述のような検査を行い，下顎位が不安定と判定された場合は，スタビライゼーションタイプのスプリントを用いたスプリント治療（図13）を行い，下顎頭を可及的に関節窩内に安定化させる必要がある．また，前述のように，下顎頭の骨表面あるいは内部に糜爛，骨硬化，平坦化，囊胞，骨梁の不整などの変形がみられ，下顎位が不安定な場合などにも，下顎頭を関節窩内で安定させるために治療と診断を兼ねてスプリント治療を行う．

治療期間は通常，数ヵ月から約1年であるが，骨

2 矯正歯科医の視点からの咬合論：咬合と矯正歯科治療，私はこう考える

症例A：初診時とスプリント治療後

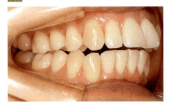 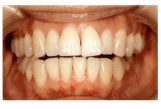 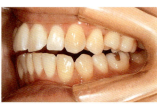
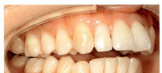 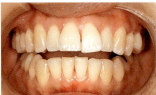 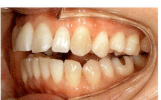

| 図14a | 図14b | 図14c |
| 図14d | 図14e | 図14f |

図14a〜f　症例Aの口腔内写真．
a〜c：初診時：COでの咬合状態．
d〜f：スプリント治療後．初診時よりも大きな開咬状態を呈している．右側の第二大臼歯に咬合接触が認められる．

症例A：初診時CPI

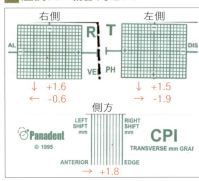

図15　症例Aの初診時のCPI値．

症例A：スプリント治療前後における関節窩内の下顎頭の位置

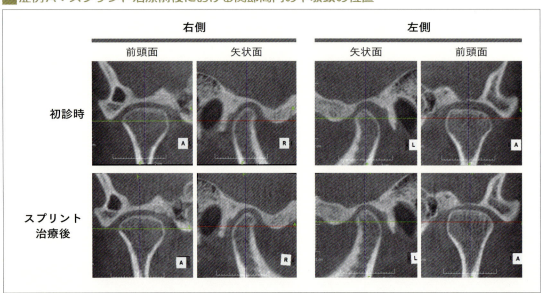

図16　症例Aのスプリント治療前後における関節窩内の下顎頭の位置．スプリント治療後，左側の下顎頭は上方に移動し，理想的な位置（最前上方位）に位置した．

症例A：スプリント治療前後のCPI値の変化およびエックス線写真のトレース

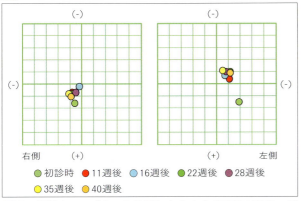

図17 症例Aのスプリント治療にともなうCPI値の変化．初診時には大きく下方に偏位していたが，スプリント治療により次第に前上方（左側）あるいは上方に（右側）移動し，ある一定の範囲で変化をしない状況が観察される．

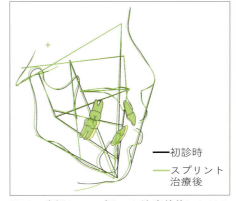

図18 症例Aのスプリント治療前後における側面位頭部エックス線規格写真のトレースの重ね合わせ．

の変形や吸収が強い場合には1年以上の期間を必要とする．下顎頭位の安定については，臨床的な所見と客観的な所見を用いて判断する．臨床的には，スプリント上での咬合接触の変化の減少あるいはその消失，および下顎のCRへの誘導時における咀嚼筋の緊張の消失で判断する．一方，客観的にはCPI値の経時的な変化を記録し，その変化が小さくなり，一定の範囲で収束することにより安定したと判断する．さらにCBCT画像により，下顎頭の位置の変化の様相を観察したり，変化後の関節窩内における下顎頭の位置を評価し，下顎位の安定を確認する．

スプリント治療により下顎位が安定した後，上下顎関係を記録する咬合採得，および顎関節の運動軸と上下顎歯列との関係をより正確に再現できるヒンジトランスファーを用いて上下顎の模型を咬合器上に装着し，分析ならびに診断を行う．ここで，スプリント治療による下顎頭位，下顎位の安定を得た症例を紹介する．

3．臨床ケースからの考察

症例A―前歯部開咬をともなったアングルⅡ級の症例―

症例Aは，32歳の日本人女性で，「よく咬めない」ことを主訴に来院された，前歯部開咬をともなうアングルⅡ級の症例である（図14a〜c）．左側顎関節に軽度のクリック音，肩こり，歯ぎしりが認められた．CPIの値は，左側は垂直的に下方へ1.5mm，前後的に後方へ1.9mm，右側は垂直的に下方へ1.6mm，側方へは1.8mm右側へ偏位しており（図15），いずれも前述の正常範囲を超えていた．顎関節のCBCT画像では，左側下顎頭の形態は前上方部に軽度の平坦化がみられ，関節窩内で前下方へ偏位していた（図16）．

約8ヵ月のスプリント治療後，患者の咀嚼筋の緊張の解消，CPI値の変化の収束（図17），顎関節症状の解消などから，臨床的に下顎位が安定したと判断した．CBCT画像においても下顎頭の位置が関節窩内の前上方へと変化したことが確認できた（図16）．下顎頭が上方へ移動したことにともない，下顎は後下方へ回転し（図18），前歯部の開咬量は増大した（図14d〜f）．その後，この安定した下顎位を基準として，顎顔面形態ならびに咬合状態を診査・診断し，治療方針を立案した．

症例B―スプリント治療により下顎頭が上方へ移動し安定した症例―

図19は症例Bの口腔内写真であるが，スプリント治療の前後で前歯部開咬量は増大している．本症例では両側ともに顎関節円板の非復位性の前方転位が

2 矯正歯科医の視点からの咬合論：咬合と矯正歯科治療，私はこう考える

■ 症例B：初診時とスプリント治療後

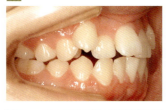
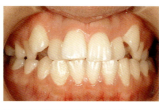
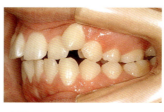
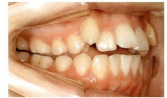
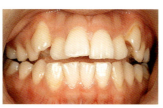
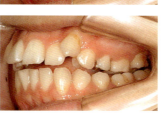

図19a	図19b	図19c
図19d	図19e	図19f

図19a～f　症例Bの口腔内写真．
a～c：初診時．
d～f：スプリント治療後．

■ 症例B：初診時のMRIおよびスプリント治療前後における顎関節のCBCT

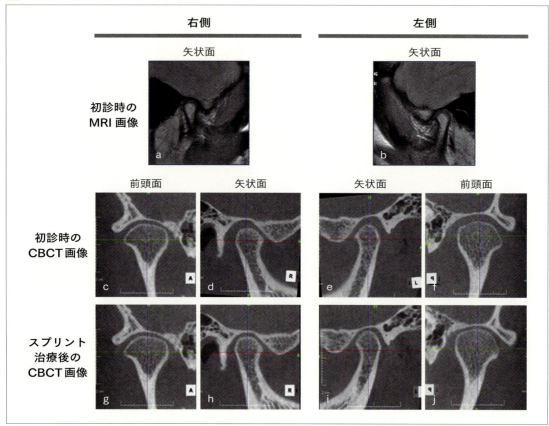

図20a～j　症例Bの初診時のMRI画像およびスプリント治療前後における顎関節のCBCT画像．
a, b：初診時のMRI画像．顎関節円板が前下方へ転位している．
c～f：初診時のCBCT画像．左右側ともに下顎頭が前下方に位置している．
g～j：スプリント治療後のCBCT画像．左右側ともに下顎頭は関節窩内の上方へ移動している．

みられ（図20a, b），下顎頭は関節窩内上方へと移動したが，理想的な位置よりかなり後上方へ移動していることが観察される（図20c～j）．これは，円板の前方転位によるものであり，この症例においては，この位置で下顎頭の位置は安定していると判断できる．

症例C：初診時とスプリント治療後

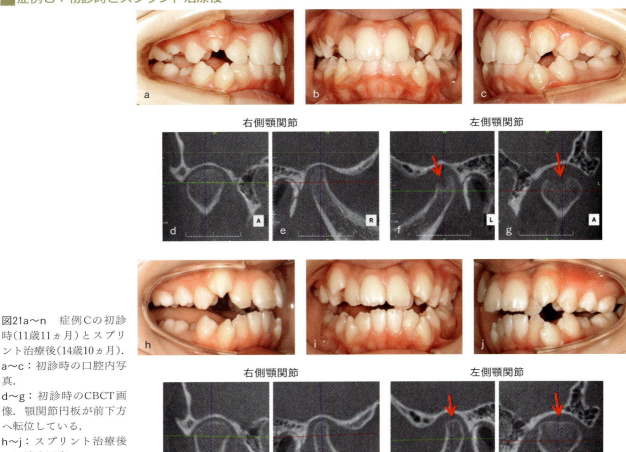

図21a〜n　症例Cの初診時（11歳11ヵ月）とスプリント治療後（14歳10ヵ月）．
a〜c：初診時の口腔内写真．
d〜g：初診時のCBCT画像．顎関節円板が前下方へ転位している．
h〜j：スプリント治療後の口腔内写真．
k〜n：スプリント治療後のCBCT画像．

症例C ─下顎頭の吸収の改善と下顎位の安定を図った症例─

　症例Cは，叢生を主訴として来院した11歳の女子で，下顎頭にみられた吸収が改善された症例である（図21）．口腔内では重度の叢生を示し，初診のCBCT画像では左側下顎頭の強い吸収がみられた．顎関節症状としては，左側に軽度の雑音と開口時の軽度の違和感を認めた．下顎頭の吸収の改善と下顎位の安定を図るため，スプリント治療を行った．ただし，このような場合には，スプリントの治療期間が長くかかること，および，下顎頭が機能的にリモデリングして下顎位が安定する場合の多くは，下顎頭そのものの体積が縮小することが多く，結果として下顎が時計方向，すなわち後下方に回転し，治療

症例C：エックス線写真のトレース

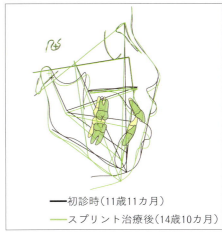

図22　症例Cのスプリント治療前後における側面位頭部エックス線規格写真のトレースの重ね合わせ．

2 矯正歯科医の視点からの咬合論：咬合と矯正歯科治療，私はこう考える

■ 下顎頭のヒンジポイントの同定と運動記録およびヒンジトランスファー

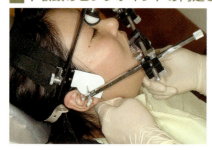
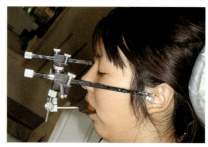
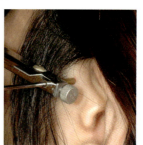

図23a | 図23b | 図23c
図23d

図23a〜d　下顎頭のヒンジポイントの同定と運動記録およびヒンジトランスファー．
a：下顎頭のヒンジポイントの同定．
b，c：ヒンジトランスファー．
d：下顎頭のヒンジポイントの運動記録（前方運動，側方運動ならびに開口時）．

が難しくなる可能性があることをスプリント治療前に患者に十分説明し，理解を得ておく必要がある．

2年7ヵ月のスプリント治療後，左側下顎頭の吸収は改善され，関節窩内の後方ではあるが，下顎頭位は安定し，患者の顎関節症状も消失した（図21h〜n）．下顎は下顎頭の安定にともない，後下方に回転した（図22）．

症例D—下顎位安定後の再診断（垂直的診断）を行った症例—

スプリント治療により下顎頭を関節窩内で安定させると，開口初期にみられる下顎頭の回転軸（ヒンジアキシス）を正確にとらえることができる．平均値で作られている解剖学的なフェイスボウトランスファーより，はるかに正確に上下歯列と顎関節の関係を捉えて咬合器上で再現することができ，より精度の高い診断と治療計画を作成することができる．そこで，下顎頭の回転軸を同定し，それと上顎歯列との関係を咬合器に移行（ヒンジトランスファー；図23）し，装着した模型を用いて，上下顎関係，特に垂直的要因も含めた三次元的な関係を分析する．さらに安定した下顎位で撮影された頭部エックス線規格写真の分析やCBCT，MRIの画像の情報を統合して診断し，歯と骨の移動様式やその限界量などを検

討し，より予知性の高い治療計画を立案する．

咬合器を用いることにより，垂直的高径を変化させた時の前後的ならびに，側方的な上下顎関係が観察できるが，これは平行模型では不可能であり，咬合器上でしかできない三次元的シミュレーションである．これは治療方法の選択（外科的矯正治療の必要性など）の判断に重要な役割を果たしている．

ここで，その例を示す症例Dを供覧したい．患者は46歳の女性で「よく咬めないこと，前歯部が少し反対になっていること」を主訴に来院された．前歯部切端咬合をともなうアングルI級不正咬合症例（図24a〜c）である．病歴として，10代に上下左右側の第一小臼歯を抜去して前歯部反対咬合の治療を行い，20代に反対咬合の再発に対する再治療を経験していた．再治療時には，顎関節症状として起床後，開口時に両側の顎関節に痛みがあった．CPI値は大きくCRで咬合器に模型を装着すると，前歯部での開咬状態を呈していた（図24d〜f）．CBCT画像所見では，左側下顎頭は小さく，軽度の骨硬化像がみられ，前下方に位置していた．一方，右側下顎頭は後下方に偏位していた．MRI画像所見として円板の非復位性の転位がみられた．これらの所見から，下顎頭位，ならびに下顎位の安定を図るため，スプリント治療

症例D：初診時とスプリント治療後と動的治療終了時

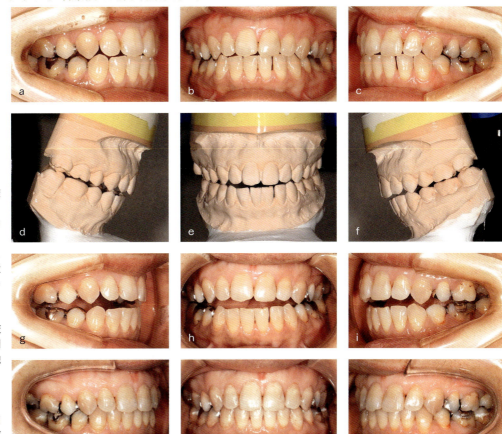

図24a～l 症例D. 口腔内写真と模型.
a～c：初診時. COでの咬合状態.
d～f：初診時. CRによる咬合器装着時の咬合状態. 左側の第二大臼歯の咬合接触が認められる.
g～i：スプリント治療後. 初診時よりも大きな開咬状態を呈している. 左側の第二大臼歯に咬合接触が認められる.
j～l：動的治療終了時. 適正なオーバーバイト, オーバージェット, 大臼歯関係および犬歯関係が認められる.

を行った．スプリント治療後，下顎頭位は安定し，前歯部開咬量は増大した（図24g～i）．ヒンジアキシスで下顎位を正確にとらえて模型を咬合器に装着すると，左側の第二大臼歯のみが接触し，他は開咬状態を呈していた（図25a～c）．

本症例ではすでに小臼歯4本を抜去しているため，開咬を解消するのに，前歯の後方への牽引や臼歯の前方移動によるウェッジエフェクトは望めず，純粋な大臼歯部の垂直的圧下を必要とする．そこで，ダウエルピンを立てた模型上にて第二大臼歯を除去すると，切歯間距離が減少し，左右の第一大臼歯の咬合接触が認められた（図25d～f）．そこで第一大臼歯を除去すると，垂直的な切歯間距離はさらに減少し，左右の第二小臼歯での咬合接触を認めた（図25g～i）．引き続き，早期接触を認める歯を順次除去（左側第二小臼歯・犬歯・側切歯）したところ，前歯部でのオーバーバイトの増大が認められ，上下歯列の正中の一致，適正なオーバージェットと犬歯関係が認められた（図25j～l）．これは，何らかの方法で臼歯部を圧下できれば，適正な咬合を獲得することができることを意味している．このようなダイナミックな分析は，咬合器を使う最大の長所のひとつである．そのためには，安定した下顎におけるヒンジアキシスを正確に捉えた上で咬合器に模型を装着しなければならず，精密で繊細な手技が必要となる．

通常，頭部エックス線規格写真を用いて治療計画を立案するが，大臼歯部での歯の垂直的移動量の計算は精度を欠いている．そこで，模型においても臼歯部の垂直的な移動量を計算すれば，臨床的に実現可能な量かどうかを正確に評価でき，より予知性

2 矯正歯科医の視点からの咬合論：咬合と矯正歯科治療，私はこう考える

症例D：模型を使用した三次元的なシミュレーション

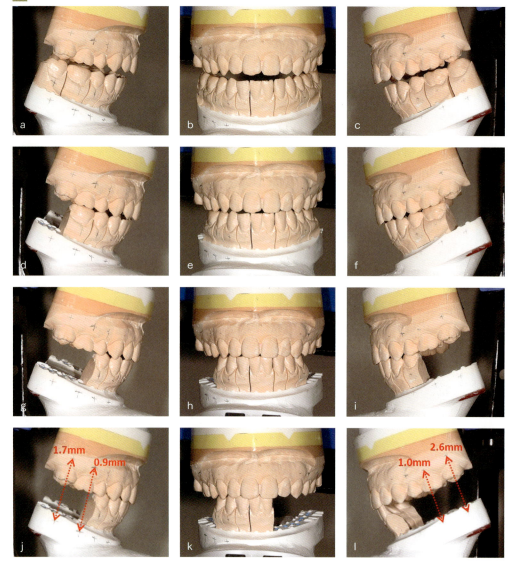

図25a～l 症例D．模型を使用した三次元的なシミュレーション．
a～c：スプリント治療後．左側第二大臼歯に咬合接触が認められる．
d～f：左右側の第二大臼歯を除去後．垂直的高径の減少と左右側の第一大臼歯の咬合接触が認められる．
g～i：左右第一大臼歯を除去後．さらなる垂直的高径の減少と，左右側の第二小臼歯に咬合接触が認められる．
j～l：左側第二小臼歯，ならびに左側犬歯，側切歯を除去後．さらなる垂直的高径の減少と，右側第二小臼歯に咬合接触が認められる．この時点において正中の一致，適正なオーバージェット，オーバーバイト，および犬歯関係が認められる．このオーバーバイトの獲得に必要な臼歯部の圧下量を計測する．

の高い治療計画が立案できる．この症例における側面位頭部エックス線規格写真上の治療予測（Visual Treatment Objective：以下VTOと略す）では，前歯部開咬の解消のために，第一大臼歯で1.5mmの垂直的高径の減少が必要と判定された（図26a）．一方，咬合器に装着した模型上では，第一大臼歯のみならず，強い干渉を起こしている左側第二大臼歯で2.6mm，右側第二大臼歯では1.7mmの垂直的高径の減少が必要であることを事前に知ることができた（図25j～l）．これらの計測値から，本症例においては大臼歯のト

ルクの改善と約2.0mmの圧下を行えば，前歯部開咬の改善は矯正歯科治療単独で実現可能と判断された．図24j～lに治療後の咬合を示す．前歯部における咬合は，治療前のシミュレーション（図25j～l, 26b）とほぼ一致している．

症例E ─顎位の安定を確認した後に矯正歯科治療を行った症例─

最後に，下顎位の安定を確認した後に矯正歯科治療を行った症例Eを供覧する．
患者は24歳の女性で，前歯部の叢生と反対咬合を

症例D：頭部エックス線規格写真のトレースの重ね合わせ

図26a | 図26b

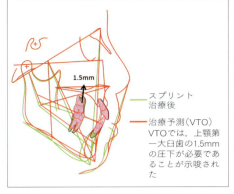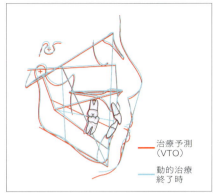

図26a, b　症例Dの側面位頭部エックス線規格写真のトレースの重ね合わせ．
a：スプリント治療後と治療予測（VTO）．
b：治療予測（VTO）と動的治療終了時．

（図中凡例）
スプリント治療後
治療予測（VTO）
VTOでは，上顎第一大臼歯の1.5mmの圧下が必要であることが示唆された

治療予測（VTO）
動的治療終了時

症例E：初診時

図27a | 図27b

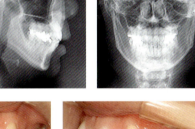

図27a〜i　症例Eの初診時の資料．
a, b：頭部エックス線規格写真．
c〜e：口腔内写真．
f〜h：CRで咬合器に装着した模型．
i：CPI値．

図27c | 図27d | 図27e
図27f | 図27g | 図27h

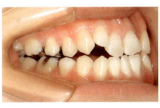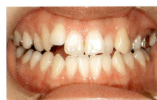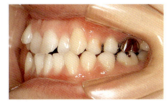
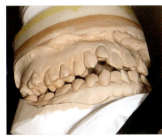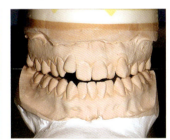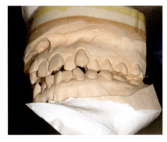

主訴として来院した．上下顎関係は骨格性Ⅲ級であり，下顎の左側への偏位が認められた（図27a, b）．咬合関係はアングルⅢ級の大臼歯関係，前歯部から左側小臼歯にかけて反対咬合を示していた（図27c〜e）．また，CPIの値は大きくなかったが，咬合器へのCRでの装着された模型ではCOと異なり，前歯部の開咬状態を示していた（図27f〜i）．CBCT画像（図

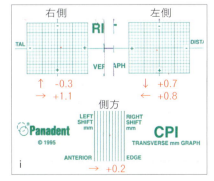

2 矯正歯科医の視点からの咬合論：咬合と矯正歯科治療，私はこう考える

■ 症例E：初診時CBCT，MRI

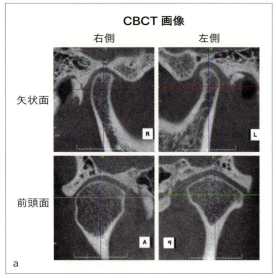
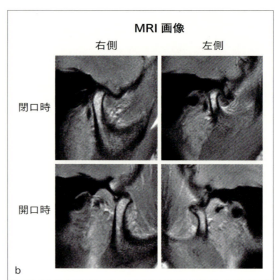

図28a, b　症例Eの初診時の資料．
a：顎関節のCBCT画像．
b：顎関節のMRI画像．

■ 症例E：スプリント治療後

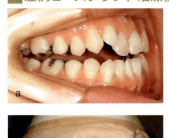
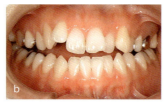
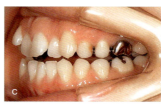
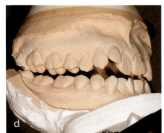
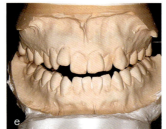
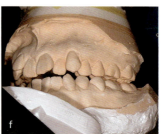

図29a｜図29b｜図29c
図29d｜図29e｜図29f

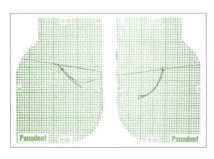
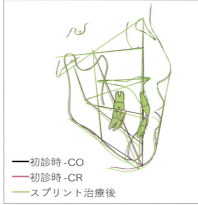

図29g｜図29h

― 初診時-CO
― 初診時-CR
― スプリント治療後

図29a〜h　症例Eのスプリント治療後の資料．
a〜c：口腔内写真．
d〜f：咬合器に装着した模型．
g：アキシパスの記録．
h：初診時のCOセファロ，CRに変換したセファロ，ならびにスプリント治療後のセファロトレースの重ね合わせ．

「下顎位の安定を図る」―咬合治療におけるその重要性―

■ 症例E：スプリント治療後

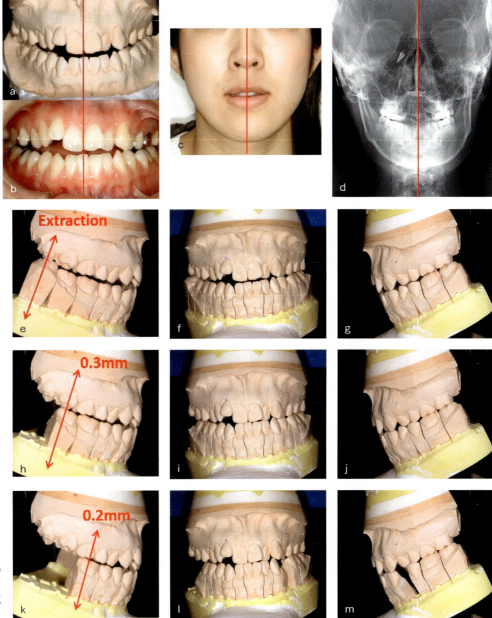

図30a〜m　症例Eのスプリント治療後の資料．
a〜d：スプリント治療後の上下正中のずれ．
e〜m：模型を使用した三次元的なシミュレーション．

28a）では，左側下顎頭が右側と比べて小さく，全体的な骨の硬化と後方部に軽度の平坦化がみられた．MRI画像（図28b）では，左側関節円板の非復位性の前方転位が認められた．右側の円板の位置は正常であったが，開口時のクリック音を認めた．また，下顎の誘導が困難であり，臼歯部には咬耗を認めた．

　以上の所見より，安定した下顎位を確認する必要性があるためスプリント治療を行った．約6ヵ月間のスプリント治療の結果，開咬の状態はスプリント治療前のCRでの咬合よりさらに顕著となり，上下顎右側の第三大臼歯に早期接触がみられた（図29a〜f）．スプリント治療後の顎関節の動きをアキシパス装置の記録でみると，右側はやや動きが少なく直線的であるが，開口運動，側方運動，前方運動時のト

2 矯正歯科医の視点からの咬合論：咬合と矯正歯科治療，私はこう考える

■ 症例E：動的治療終了時

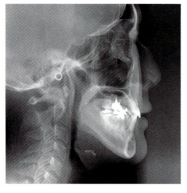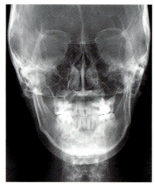

図31a｜図31b

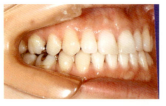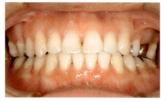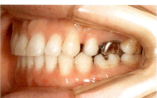
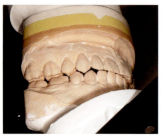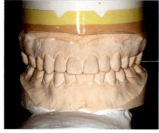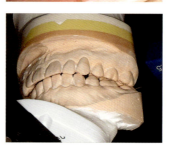

図31c｜図31d｜図31e
図31f｜図31g｜図31h
図31i｜図31j

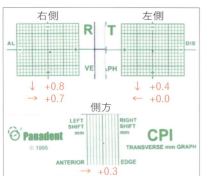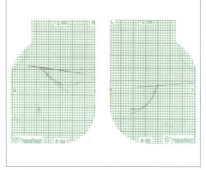

図31a～j　症例Eの動的治療終了時の資料．
a, b：頭部エックス線規格写真．
c～e：口腔内写真．
f～h：咬合器に装着した模型．
i：CPI値．
j：アキシパスの記録．

レースは重なり，顎位の安定を確認できた（図29g）．側面位頭部エックス線規格写真のトレースの重ね合わせをみると，下顎はさらに時計方向へ回転した（図29h）．下顎の左側への偏位は，スプリント治療前と比べて変化はなかった（図30a～d）．

下顎位の安定後，咬合器上で垂直的な高径を変化させたシミュレーションを行ったところ，右側第三大臼歯を抜去し，第二大臼歯と第一大臼歯をそれぞれ0.3mmと0.2mm圧下すれば，切端咬合位まで前歯部での開咬が改善されることが示唆された（図30e～m）．同時に左側に2.0mm程度偏位していた下顎の正中は，垂直的高径を変えても偏位量は変わらなかった（図30e～m）．大臼歯関係は右側で軽度のⅢ級，左側で軽度のⅡ級，臼歯部における頬舌的オーバージェットは左右ともに＋2.0mm程度であることが確認できた．

これらの所見を総合的に判断し，矯正歯科治療単独で治療が可能と判断した．また，上下顎前歯が舌

症例E：顎関節と咬合の経時的変化

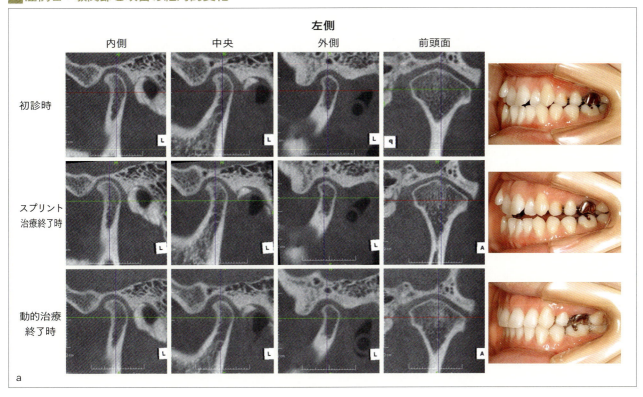

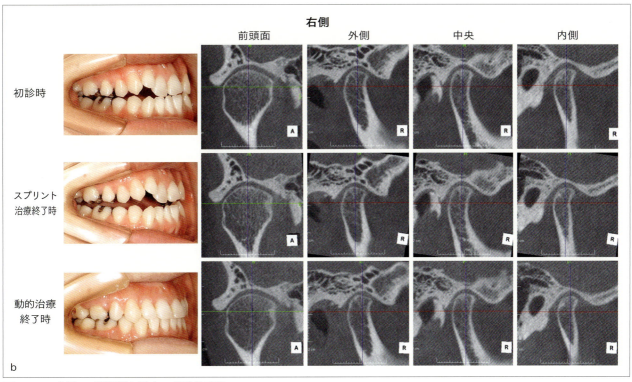

図32a, b　症例Eの顎関節と咬合の経時的変化．
a：左側の顎関節CBCT画像と口腔内写真．
b：右側の顎関節のCBCT画像と口腔内写真．

2 矯正歯科医の視点からの咬合論：咬合と矯正歯科治療，私はこう考える

■ 症例E：保定4年7ヵ月後

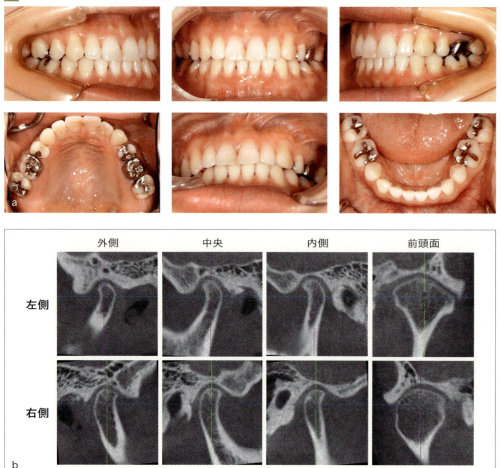

図33a, b 症例Eの保定4年7ヵ月後の口腔内写真と顎関節のCBCT画像．
a：口腔内写真．
b：顎関節のCBCT画像．

側に傾斜していることも考慮にいれて，上顎左側については第一小臼歯，上顎右側ならびに下顎左右側においては第二小臼歯を抜去し，歯科矯正用アンカースクリューを併用して矯正治療を行う計画を立てた．

約2年8ヵ月の矯正歯科治療後の咬合状態と頭部エックス線規格写真を図31に示す．下顎の左側への偏位も初診と比べて大きな変化はみられず（図31a, b），下顎の正中の偏位は軽度に残ったものの，機能的咬合すなわち，犬歯誘導，前歯誘導ならびに臼歯部の咬合関係は確立された（図31c〜h）．CPI値は正常範囲内であり，下顎位の安定が確認された（図31i）．アキシパスによる顎運動の記録においても，開口運動，側方運動，前方運動のトレースは重なり合い，下顎位は安定していることが確認された（図31j）．CBCT画像にて下顎頭の状態を観察すると，初診時，スプリント治療後，動的治療終了時のいずれにおいても，初診時に認められた，軽度に平坦化した表面や硬化像の悪化，位置の変化はみられなかった（図32）．

エッジワイズ装置を用いた矯正治療中に留意した点は，常に早期の接触点がどこにあるかをチェックし，最後臼歯にあれば歯科矯正用アンカースクリューなどを使用して圧下を図ったこと，顎間ゴムは使用しなかったことである．臼歯部での早期接触は下顎位を不安定にする大きな要因となるので，日常の矯正臨床の中で常に留意すべき点であり，必要

に応じて，パラタルアーチなどを併用したトルクコントロールや歯科矯正用アンカースクリューによる圧下を図る．また，顎間ゴムの使用も下顎位を不安定にするので，基本的には使用しないようにすることも重要な留意点である．

図33に保定4年7ヵ月後の口腔内写真と顎関節のCBCT画像を示す．治療後の咬合状態と歯列は安定しており，顎関節の状態にも変化はみられない．

4．まとめ

矯正歯科診療においては，とかくブラケットの仕様やワイヤーシークエンス，歯科矯正用アンカースクリューを使用した治療のメカニクスなどが話題になる．一方，咬合については，アングル，アンドリュー

スらが提唱した静的な咬合を達成目標として長年治療が行われているが，予後の長期安定に不可欠な下顎位の安定性，および犬歯誘導や前歯誘導を含む機能的咬合については多くを論じられてこなかった．

しかし，全顎にわたる咬合の再構成を扱う歯科診療においては，機能的咬合を獲得することは歯科全般に共通かつ必須の条件であり，矯正歯科診療だけがそれを無視できるものではない．矯正歯科診療において，「審美」は重要な目標のひとつであるが，同時に，あるいはそれ以上に，安定した歯列と咬合を獲得し，可能な限り長期にわたってそれを維持し，咀嚼などの機能を十分に果たすことを目的とした「健康的な咬合」も重要な目標といえるのではないだろうか．

参考文献

1．Roth RH. Functional occlusion for the orthodontist. J Clin Orthod 1981；15(1)：32-40.

2．Andrews LF. The six keys to normal occlusion. Am J Orthod 1972；62(3)：296-309.

3．Stuart CE, Stallard H. Principles involved in restoring occlusion to natural teeth. J Prosthet Dent 1960；10(2)：304-313.

4．Dawson PE. Centric relation. Its effect on occluso-muscle harmony. Dent Clin North Am 1979；23(2)：169-180.

5．Schmitt ME, Kulbersh R, Freeland T, et al. Reproducibility of the roth power centric in determining centric relation. Seminars in Orthodontics 9：102-108, 2003.

6．Utt TW, Meyers CE Jr, Wierzba TF, Hondrum SO. A three-dimensional comparison of condylar position changes between centric relation and centric occlusion using the mandibular position indicator. Am J Orthod Dentofacial Orthop 107：298-308, 1995.

7．Hidaka O, Adachi S, Takada K. The difference in condylar position between centric relation and centric occlusion in pretreatment Japanese orthodontic patients. Angle Orthod 2002；72(4)：295-301.

8．Ricketts RM. Variations of the temporomandibular joint as revealed by cephalometric laminagraphy. Am J Orthod 1950；36(12)：877-898.

9．Ikeda K, Kawamura A. Assessment of optimal condylar position with limited cone-beam computed tomography. Am J Orthod Dentofacial Orthop 2009；135(4)：495-501.

10．Krisjane Z, Urtane I, Krumina G, et al. The prevalence of TMJ osteoarthritis in asymptomatic patients with dentofacial deformities：a cone-beam CT study. Int J Oral Maxillofac Surg 2012；41(6)：690-695.

11．Ahmad M, Hollender L, Anderson Q, et al. Research diagnostic criteria for temporomandibular disorders(RDC/TMD)：development of image analysis criteria and examiner reliability for image analysis. Oral Surg Oral Med Oral Pathol Oral Radiol Endod 2009；107(6)：844-860.

12．Arnett GW, Milam SB, Gottesman L. Progressive mandibular retrusion－idiopathic condylar resorption. Part I. Am J Orthod Dentofacial Orthop 1996；110(1)：8-15.

13．Arnett GW, Milam SB, Gottesman L. Progressive mandibular retrusion-idiopathic condylar resorption. Part II. Am J Orthod Dentofacial Orthop 1996；110(2)：117-127.

14．Gunson, Arnett GW, Milam SB. Pathophysiology and pharmacologic control of osseous mandibular condylar resorption. J Oral Maxillofac Surg 2012；70(8)：1918-1934.

15．Ikeda K, Kawamura A. Disc displacement and changes in condylar position. Dentomaxillofac Radiol 2013；42(3)：84227642.

16．Bal B, Dikbas I, Malkondu O, Oral K. Radiological study on mandibular ramus asymmetry in young population. Folia Morphol 2018；3.

17．Pirttinieml PM. Associations of mandibular and facial asymmetries－a review. Am J Orthod Dentofacial Orthop 1994；106(2)：191-200.

18．Leung MY, Leung YY. Three-dimensional evaluation of mandibular asymmetry：a new classification and three-dimensional cephalometric analysis. Int J Oral Maxillofac Surg 2018；47(8)：1043-1051.

5

MRIを用いた機能的安定位における咬合再構成

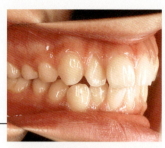
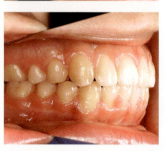

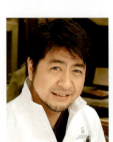

渋澤龍之
Tatsuyuki Shibusawa
東京都開業　渋澤矯正歯科
連絡先：〒152-0035　東京都目黒区自由が丘1-29-14 J・frontビル3階

1. 咬合と矯正歯科治療，私の考え

　有歯顎の咬合論はhinge axisを求め，そこをCentric Relation（CR）とし，CRで咬頭嵌合位を与えるというナソロジーの機械的咬合論[1,2]に始まり，半世紀以上にわたって変遷してきた．現在の歯科臨床においても歯の接触に依存せず，任意の顎間距離に存在する上下顎の位置関係であることから，CRは咬合再構成時の基準位として，その臨床的価値を否定できない．

　しかし，下顎頭の関節窩内での位置を指標に定義されるCRは，定義そのものが歴史的に紆余曲折しており，1994年のGPT-6[3]以降CRは7つの定義が示されていたが，2017年に改変されたGPT-9[4]では「歯の接触に依存しない上下顎関係であり，下顎頭は関節結節の後斜面に向き合う前上方に位置し，この位置での下顎は回転運動に限定される．緊張がなく生理的な上下顎関係から患者は垂直方向，側方および前方運動を行うことが可能である．臨床的に有用で再現性のある基準位である」とされている．このように，CRは使用する個人の解釈により概念が大きく異なる可能性があるため，注意が必要である．

　顎関節は咬合接触とともに下顎位の構成要素であり，その状態により下顎位に変化をもたらす．高い適応能力を示す生体は，その下顎位が関節窩内での下顎頭の位置関係に不調和を生じさせようと，関節周囲軟組織にとって不適切な位置であろうと，これらの不調和を補償してしまう．しかし，許容範囲を超えた不調和や不調和の蓄積は生体に器質的変化をもたらすだけでなく，その後の環境要因の変化にともない急性症状を惹起する可能性を有していることは，顎関節円板障害や変形性顎関節症が顎変形症の後天的要因となることが報告されている[5~8]ことから明らかである．

　矯正歯科治療では，動的治療時に歯の移動による経時的な咬頭干渉が発現する．潜在的に不調和を内包した顎関節を有する患者においては，矯正歯科治

機能的安定位の概念と定義

図1a

> Optimal condition ≠ Point
> 顎関節の最適な状態とは，下顎頭が下顎窩内の特定された位置にあることではない
>
> Optimal condition = Area
> 「最適な状態という個人によって機能的に安定する範囲がある」
>
> Area = FSP
> 「個々にある範囲に安定した下顎位を顎関節の機能的安定位（FSP：Functionally Stable Position of TMJ）とし，咬合再構成時の治療的顎位と定める」

図1b

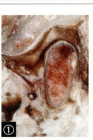 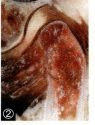 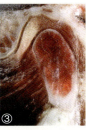 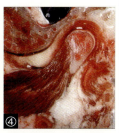

解剖学的に正常な，ヒト顎関節標本の矢状断面．①は外側，②は中央部，③は内側．円板形態，円板位置および骨も正常である．

偽円板化を呈するヒト顎関節矢状標本．円板は前方転位しているが，後部組織の線維化が認められる．

機能的安定位（FSP：Functionally Stable Position of TMJ）

【定義】
「下顎頭が下顎窩内でもっとも安定し，咀嚼筋や関節周囲軟組織と調和のとれた患者個々に最適な状態にある下顎頭と下顎窩の位置関係である」

（最適な状態にある下顎頭と下顎窩の位置関係とは，下顎窩内における下顎頭の1点に特定された位置とは捉えず，患者個々に安定する許容範囲がある）

図1a,b　機能的安定位の概念と定義．すべての歯科治療介入においては安定した下顎位が大前提であり，とくに咬合再構成においてはその治療期間を通じて安定した顎関節環境が必須である．全顎的な矯正歯科治療はまさに咬合再構成であることから，診断時における下顎位の診査は必須であり，なかでも顎関節に自覚ならびに他覚症状が認められる場合には，治療的顎位を模索する必要がある（図1b内①～④は，『Temporomandibular Disorders：An Evidenced-Based Approach to Diagnosis And Treatment』〔Daniel M. Laskin（編），Charles S. Greene（編），William L. Hylander（編），Quintessence Publishing Co, Inc, Chicago〕より，版元の許可を得て引用）．

療によるこのような環境変化が引き金となり，顎関節症状および下顎位の変化を惹起し治療を困難なものとするばかりか，重篤な進行性下顎頭骨吸収を引き起こす可能性がある．したがって，矯正歯科治療を行う際には，安定した下顎位ならびに顎関節環境を有しているか確認することが重要である．

では，安定した下顎位とはCRであるのだろうか．先述のように，最新の定義では下顎頭の関節窩内での位置を基準としており，咀嚼筋や関節円板を含めた関節周囲軟組織といった解剖学的および生理学的に不可欠な要素については考慮されていない．矯正歯科治療を希望する患者のなかには何らかの顎関節症状を有する患者が潜在しており[9]，顎関節円板障害や変形性顎関節症も認められる．正常な顎関節の状態ならまだしも，このような器質的変化をともなう場合には，単に関節窩内での下顎頭の位置だけでなく，そこに咀嚼筋や関節円板を含めた関節周囲軟組織との調和といった要素を組み入れることは必然であり，その評価を基に治療期間を通じて安定した下顎位を獲得する必要がある．

このような下顎位を筆者は機能的安定位（図1）と捉え，矯正歯科治療時の治療的顎位として個々の患

2 矯正歯科医の視点からの咬合論：咬合と矯正歯科治療，私はこう考える

ELEMENTS 4 DENTAL TREATMENT PLANNING

TMJ
- ☐ Symptom
- ☐ Condylar morphology
- ☐ Disk status

Periodontal tissue
- ☐ Gingivitis　　　　　　　　　　　☐ Occlusal traumatism
- ☐ Attachment loss/ Chronic periodontitis
- ☐ Aggressive periodontitis　　☐ Recession

Occlusion
- ☐ Functional interference
- ☐ Parafunctional habits
- ☐ Overjet & Overbite
- ☐ Molar relationship
- ☐ Anterior guidance

Tooth
- ☐ Form　　☐ Pulpal pathology　　☐ Position
- ☐ Missing　☐ Color　　　　　　　☐ Caries
- ☐ Restorations

図2　実際に臨床で使用しているチェックシート.

者に固有のものと考えている．また，安定した顎関節環境として機能的安定位における顎関節の最適な状態とは「下顎頭が下顎窩内で機能的に安定する許容範囲にあり，関節円板動態は正常であることが望ましいが，関節円板後部組織の適応変化が認められる場合もあり[10~15]，必ずしもそうである必要はない．また，この位置では顎関節，咀嚼筋および関節周囲軟組織に炎症がなく，左右下顎頭の協調した回転ならびに滑走運動が営める状態である」と考えている．

矯正歯科治療における咬合再構成時の目標は，安定した下顎位すなわち機能的安定位に安定した咬頭嵌合位を与えることであり，機能的安定位の確認のためには一般診査，機能検査，画像診断を用いる．臨床症状がなく正常な顎関節の状態であれば，すでに機能的安定位は得られていると考えられるが，顎関節疾患の多くは関節円板を主体とした軟組織の異常であることから，顎関節症状の認められる場合には硬組織だけでなく軟組織も三次元的に評価可能な磁気共鳴画像（MRI）による画像診断および臨床診査の結果から，顎関節に対する治療介入の必要性を確認する．治療的な介入が必要とされる場合には，ま

ず可逆的保存療法にて症状の改善とともに機能的安定位を模索する．必要に応じて機能改善のため，より積極的に下顎位の誘導を行う場合もある．

■ 2．一般歯科臨床医との連携時の注意点

安定した顎機能，安定した咬頭嵌合位，歯周組織の安定，審美性，および治療結果の永続性は，われわれが行う歯科治療の到達目標である．このような目標を達成するためには，最適な顎関節環境，最適な歯の位置，最適な歯の形態，正確な補綴処置，炎症のコントロール，力のコントロール，および長期のメインテナンスに患者が応じる，といった事項が必須条件となる．

したがって，共同で診療に携わる個々の歯科医師は，おのおのの技術的研鑽ならびに相互の治療内容に対する理解度が問われることになる．以下に筆者が包括的歯科診療における共通認識として歯科治療計画時に重要視する4つの要素（ELEMENTS 4 DENTAL TREATMENT PLANNING）について記す（図2）．

顎関節

　連携治療において最初に要求されるのは，安定した顎機能を営むための最適な顎関節環境である．治療のゴールとしては，下顎頭が下顎窩内でもっとも安定し，咀嚼筋や関節周囲軟組織と調和のとれた状態にあり，この位置では顎関節，咀嚼筋および関節周囲軟組織に炎症がなく，それに付随する左右下顎頭の協調した回転ならびに滑走運動を営める状態の獲得である．評価には臨床症状，下顎頭形態および顎関節円板動態などの確認が必要である．

咬合

　上下顎の歯の静的・動的な位置関係が正常でなくなった異常な状態を咬合異常と捉え，上下歯列弓の対向関係の異常，咬合接触の異常のことをELEMENTS 4 DENTAL TREATMENT PLANNINGにおける咬合として取り扱うこととしている．対向関係の異常には水平被蓋だけでなく，垂直被蓋も含まれ，アンテリアガイダンスにも影響を及ぼす．咬合接触の異常は早期接触，咬頭干渉および無接触となり，顎口腔系にさまざまな影響を与える．これらの異常に対してわれわれは，早期接触がなく，安定した咬合接触（咬頭嵌合位）があること，偏心滑走運動時に咬頭干渉がなく適正なガイドがあることを治療のゴールとしている．

歯周組織

　矯正力という機械的刺激により，骨吸収と骨添加による歯周組織の改造現象が起こることから歯は移動する．しかし，歯周組織の適応能力を超える機械的刺激や歯周病という炎症が存在すると，組織に退行性変化や進行性変化を引き起こすこととなる．また，歯肉退縮に代表される歯槽粘膜の問題については，矯正歯科治療による重症化の可能性も含めて，どのタイミングで治療介入するのか検討が必要である．治療前後はもちろん，治療期間を通じて適切な炎症のコントロール，力のコントロールによる歯周

組織の安定（歯周組織の構造や機能を健全な状態に保つこと）が治療目標となる．

歯

　包括的歯科診療において，歯そのものに対する評価は，う蝕，歯髄疾患はもちろんのこと，歯の種々の異常を把握することが診断学的にとても重要である．歯の異常には先天的なもの，後天的なもの，局所的および全身疾患に合併するものがある．先天的異常としては歯の大きさ，形態の異常，歯数の異常，萌出異常，歯の位置異常が挙げられ，後天的異常としては歯の物理的損傷，化学的損傷，歯質の吸収・添加，構造の異常，着色が挙げられる．

　さらに歯冠修復および欠損補綴についても確認を行う．とくに，成人患者における無髄歯での歯冠補綴装置は，原則的に補綴装置を除去し，根管内の状態や残存歯質の量などを確認することが予後判定にも重要である．また，矯正学的な歯の移動のみでは解決不可能な歯冠形態の問題については，補綴的手法を含めた治療のゴール設定が必要である．さらに短根や湾曲などの歯根の評価も治療計画に反映させる．

3. 臨床ケースからの考察：開口障害をともなう前歯部開咬症例

症例概要

患者：18歳10か月，女性
主訴：歯並び（前歯部の叢生），口が開けにくい
既往歴：特記事項なし
現病歴：4年ほど前より開口障害自覚，開口時の左側顎関節痛あり．

　患者は初診時18歳の女性．口が開けづらいこと，上下顎前歯部の叢生を主訴に来院．約10年前より左側顎関節雑音自覚，4年ほど前より開口障害発症，左側顎関節部に疼痛を自覚．最大開口量二横指，左側顎関節に関節雑音が確認された．口腔内所見では前歯部開咬，上下顎前歯部の叢生が認められた（図3）．

2 矯正歯科医の視点からの咬合論：咬合と矯正歯科治療，私はこう考える

■ 初診時口腔内所見

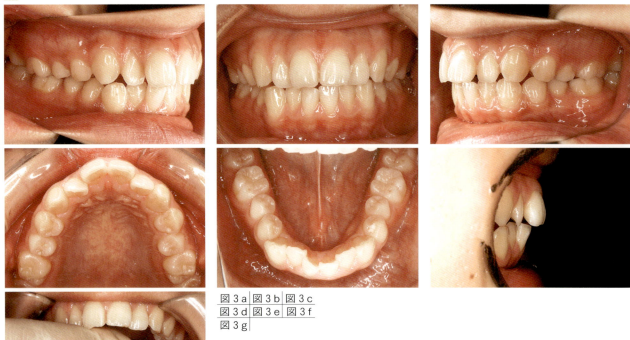

図3a	図3b	図3c
図3d	図3e	図3f
図3g		

図3a～g　口腔内所見．前歯部開咬，上下顎前歯部の叢生，最大開口量二横指の開口障害が認められた．

■ 初診時パノラマエックス線所見

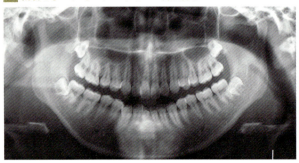

図4　パノラマエックス線所見．上下左右第三大臼歯の埋伏が確認される．左側下顎頭は右側に比較して縮小化していた．

パノラマ所見としては上下左右第三大臼歯の埋伏，左側下顎頭の縮小化が確認された（図4）．MRI所見としては左側顎関節の復位性円板前方転位，左側下顎頭の縮小化が認められたが骨髄変化は認められない（図5）．

治療計画

矯正診断では患者個々の改善すべき問題点を抽出し，その問題点に対して治療目標を設定することにより治療方法が決定され，治療計画となる．改善すべき問題点の優先順位としては，原則的に機能性の問題が最優先され，次に骨格性の問題，歯性の問題と続く．本症例は，検査結果から「開口障害をともなう前歯部開咬症例」と診断された．したがって機能障害に対する治療が最優先とされ，骨格もしくは歯列に対する治療は機能的改善がなされた後に再診

初診時MRI所見

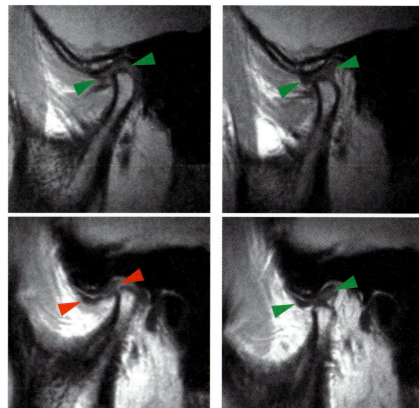

図5a〜d MRI所見．a：右側顎関節（プロトン密度強調画像，閉口位）．b：右側顎関節（プロトン密度強調画像，開口位）．c：左側顎関節（プロトン密度強調画像，閉口位）．d：左側顎関節（プロトン密度強調画像，開口位）．右側顎関節の円板動態は正常であった．左側顎関節の復位性円板前方転位が認められたが，下顎頭に骨変化および骨髄変化は認められない．また，両側ともに下顎頭の移動距離が少ない．なお，各図内の矢印は関節円板を示している．

スタビライゼーションタイプスプリント装着時口腔内所見

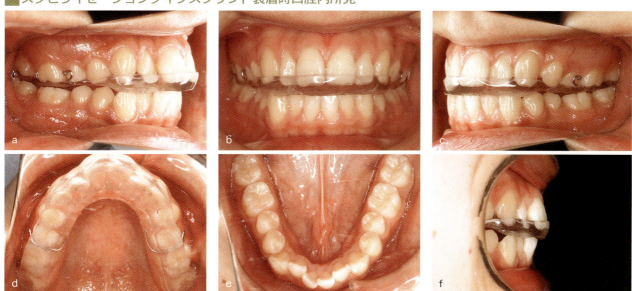

図6a〜f スタビライゼーションタイプスプリント装着時口腔内所見．

断を行うこととなった．治療目標としては，左側顎関節部の炎症ならびに疼痛の消失，開口障害の改善および顎関節に器質的変化をともなう症例の機能的安定位の獲得とし，治療方法としてはスプリント療法とした（図6）．

2 矯正歯科医の視点からの咬合論：咬合と矯正歯科治療，私はこう考える

■ 機能的安定位

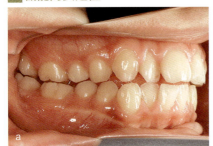
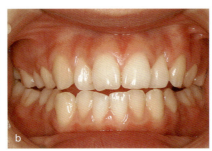
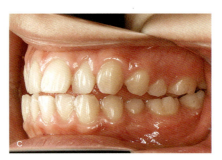

図7a〜c　機能的安定位．

■ 再診時MRI所見

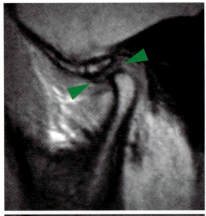
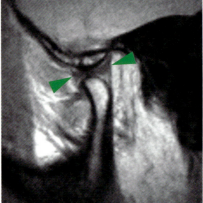
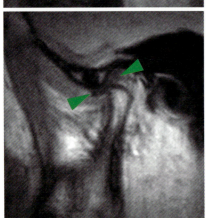
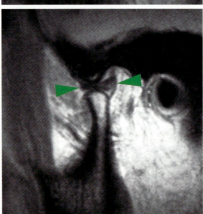

図8a｜図8b
図8c｜図8d

図8a〜d　MRI所見．a：右側顎関節（プロトン密度強調画像，閉口位）．b：右側顎関節（プロトン密度強調画像，開口位）．c：左側顎関節（プロトン密度強調画像，閉口位）．d：左側顎関節（プロトン密度強調画像，開口位）．右側顎関節の円板動態は正常であった．左側顎関節円板の整復が認められた．下顎頭に骨変化および骨髄変化は認められない．また，両側ともに下顎頭の移動距離は前回に比べて増加しており，関節結節直下まで移動している．なお，各図内の矢印は関節円板を示している．

■ 治療経過

　スプリント装着約2か月後に，最大開口時の左側顎関節部の疼痛が消失したため，マニュピレーションを並行して行ったところ，約2か月後に開口障害の改善，左側顎関節雑音の消失および下顎位の右方偏位を認めた（図7）．

　その後，右方偏位した下顎位の安定を確認するためスプリントを約1か月継続使用し，下顎位の安定を認めたためMRIによる再評価を行った．その結果，前方転位していた左側顎関節円板の整復が認められ（図8），チェアサイドにおいては協調した左右下顎頭の開閉口運動，開閉口路の一致を認め，顎関節や咀嚼筋の運動痛，および圧痛は認められなかった．

上顎ブラケットおよび下顎左側臼歯部オーバーレイスプリント装着時口腔内所見

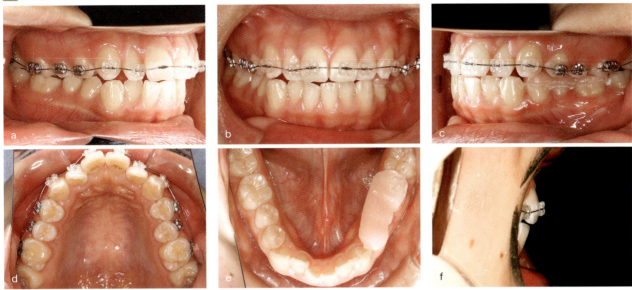

図9a〜f　上顎ブラケットおよび下顎左側臼歯部オーバーレイスプリント装着時口腔内所見.

マルチブラケット装置装着時口腔内所見

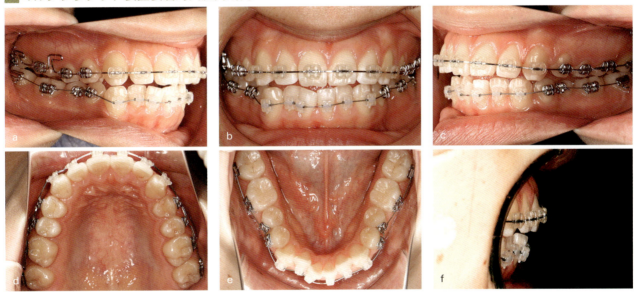

図10a〜f　マルチブラケット装置装着時口腔内所見.

よって，当初の治療目標である左側顎関節症状の改善および機能的安定位の獲得は達成されたと判断した．

再診断

矯正再診断では，各種検査(顔貌・口腔内写真，セファロ，パノラマエックス線写真，平行模型，セットアップ模型)より骨格性の問題は認められず，機能的安定位における不正咬合と診断され，治療目標としては，機能的安定位を維持しつつ，上下前歯部の叢生，下顎正中線の右方偏位，ならびに前歯部および両側臼歯部開咬の改善を行うこととした．

治療方法としてはまず，下顎左側臼歯部にオーバーレイスプリントを装着し，唯一咬合接触のある

2 矯正歯科医の視点からの咬合論：咬合と矯正歯科治療，私はこう考える

保定時口腔内所見

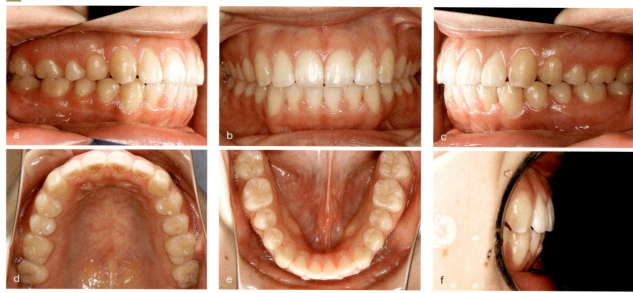

図11a〜f　保定時口腔内所見．

滑走運動時

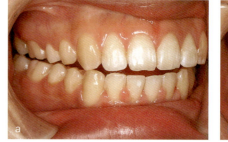 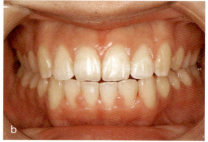 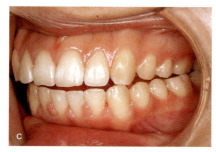

図12a〜c　a：右側側方滑走運動，b：前方滑走運動，c：左側側方滑走運動．

保定時パノラマエックス線所見

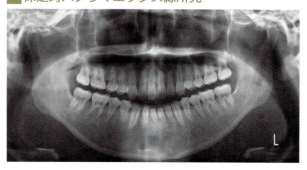

図13　パノラマエックス線所見．歯根はほぼ平行性を獲得し，左右下顎頭形態は初診時とほぼ同様である．

　左側第二大臼歯を基準に上顎歯列のレベリングを行い，両側臼歯部を最後方歯から順に咬合接触を与える．その後，マルチブラケットに移行し，咬合再構成を行うこととした．

治療結果

　本症例は，スプリント療法により顎関節症状の消失とともに左側顎関節円板の整復が認められた．その後，そこから得られた機能的安定位を維持しつつ

動的治療終了後MRI所見

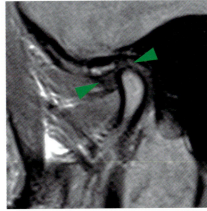
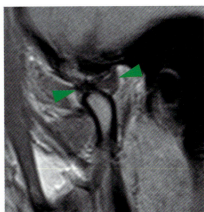
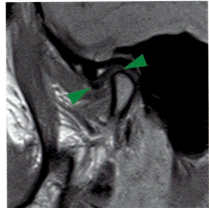
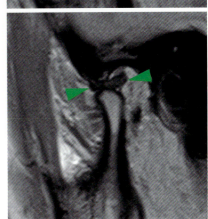

図14a	図14b
図14c	図14d

図14a〜d　MRI所見．a：右側顎関節（プロトン密度強調画像，閉口位）．b：右側顎関節（プロトン密度強調画像，開口位）．c：左側顎関節（プロトン密度強調画像，閉口位）．d：左側顎関節（プロトン密度強調画像，開口位）．右側顎関節の円板動態は正常であった．左側顎関節円板は整復されたままであり，円板動態は正常であった．下顎頭に骨変化および骨髄変化は認められない．また，両側ともに下顎頭の移動距離は前回と同様に関節結節直下まで移動している．なお，各図内の矢印は関節円板を示している．

咬合再構成を行い（図9,10），早期接触がなく，安定した咬合接触（咬頭嵌合位）があり，偏心滑走運動時に咬頭干渉がなく適正なガイドがある咬合を獲得することができた（図11,12）．また，歯根の平行性は獲得されており（図13），左側顎関節円板は整復されたまま維持されていた（図14）．

まとめ

　生体の一部である顎関節は経年的にその構造が変化するため，hinge axisとしてのCRの不変性が否定され，その定義はさまざまな変遷をたどることとなった．咬合を論じるうえで下顎位をどう捉えるかは，その定義や背景にある概念が異なるため，統一見解が得られていないのが現状である．
　機能的・審美的改善の目的から歯の移動を主体として咬合再構成を行うことが前提である矯正歯科治療において，顎関節疾患は，単に疼痛の除去，開口障害の改善のみにとどまらず，治療後の安定性を大きく左右する要因である．また，その下顎位が顎関節や周囲軟組織に不適切な位置である場合や，既にある不調和を内包している下顎位に構成された咬合では長期的な顎顔面形態ならびに歯列の保全はかなわないと考えられる．
　したがって，咬合再構成時には，歯の接触に依存しない治療的顎位の設定が必要であり，筆者は顎関節を硬組織のみならず軟組織も含め形を見るとともに，機能や働き具合も観察できることから，MRIを用いて機能的安定位という概念のもとに安定した咬頭嵌合位を与えることで，個々の生体に最適な咬合を再構成することを推奨する．

2 矯正歯科医の視点からの咬合論：咬合と矯正歯科治療，私はこう考える

参考文献

1. McCollum BB, Stuart CE. A Research Report. Scientific Press, South Pasadena Calif 1955；91-123.

2. McCollum BB. The mandibular hinge axis and a method of locating it. J Prosthet Dent 1960；10：428.

3. The Glossary of Prosthodontic Terms：Sixth Edition. J Prosthet Dent 1994；71：41-111.

4. The Glossary of Prosthodontic Terms：Ninth Edition. J Prosthet Dent 2017；117（5 S）：e1-e105.

5. Schellhas KP, Pollei SR, Wilkes CH. Pediatric internal derangements of the temporomandibular joint：effect on facial development. Am J Orthod Dentofacial Orthop 1993；104（1）：51-59.

6. Katzberg RW, Tallents RH, Hayakawa K, Miller TL, Goske MJ, Wood BP. Internal derangements of the temporomandibular joint：findings in the pediatric age group. Radiology 1985；154（1）：125-127.

7. de Bont LG, Stegenga B. Pathology of temporomandibular joint internal derangement and osteoarthrosis. Int J Oral Maxillofac Surg 1993；22（2）：71-74.

8. Arnett GW, Milam SB, Gottesman L. Progressive mandibular retrusion-idiopathic condylar resorption. Part I. Am J Orthod Dentofacial Orthop 1996 Jul；110（1）：8-15.

9. 田中栄二，丹根一夫，作田守. 不正咬合患者の矯正科初診時における顎関節症の統計学的研究. 日顎誌 1992；4（2）：19-31.

10. Westesson PL, Paesani D. MR imaging of the TMJ. Decreased signal from the retrodiskal tissue. Oral Surg Oral Med Oral Pathol 1993；76（5）：631-635.

11. Manzione JV, Tallents RH. "Pseudomeniscus" sign：potential indicator of repair or remodeling in temporomandibular joints with internal derangements［abstract］. Radiology 1992；185(suppl)：175.

12. Scapino RP. Histopathology associated with malposition of the human temporomandibular joint disc. Oral Surg Oral Med Oral Pathol 1983；55（4）：382-397.

13. Hall MB, Brown RW, Baughman RA. Histologic appearance of the bilaminar zone in internal derangement of the temporomandibular joint. Oral Surg Oral Med Oral Pathol 1984；58（4）：375-381.

14. Blaustein DI, Scapino RP. Remodeling of the temporomandibular joint disk and posterior attachment in disk displacement specimens in relation to glycosaminoglycan content. Plast Reconstr Surg 1986；78（6）：756-764.

15. Scapino, RP. Histopathology of the disk and posterior at-tach-ment in disk displacement internal derangements of the TMJ. in：E Palacios, GE Valvassori, M Shannon, CF Reed（Eds.）Magnetic resonance of the temporomandibular joint. Thieme Medical Publishers, New York；1990：63-74.

咬合学のバイブル，ここに誕生！

咬合のサイエンスとアート

Martin Gross 著
古谷野 潔 監訳

圧倒的な質量で，咬合および咬合にかかわる事項をサイエンスベース＆臨床ベースで網羅

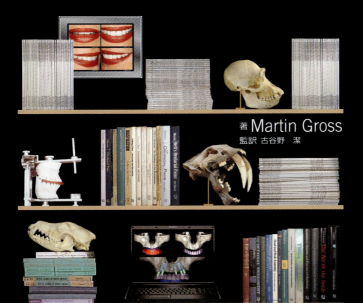

［目次］

第1部	咬合：サイエンスとアート	第9部	治療計画と診断
第2部	ヒトの咀嚼システム	第10部	咬合の回復：修復の考慮事項
第3部	咬合の基本	第11部	Ⅱ級とⅢ級および他の不正咬合の修復治療
第4部	臼歯部咬合支持	第12部	現代の最先端審美歯科治療
第5部	咬合高径	第13部	歯周炎罹患歯の修復
第6部	偏心運動時の誘導	第14部	重篤な摩耗とブラキシズム
第7部	インプラントの咬合	第15部	インプラント支持型補綴装置
第8部	咬合器	第16部	顎関節症の管理

本書は，現代における咬合に対する考え方を臨床的視点から詳述し，その一般的な捉え方を解説した信頼すべき書籍である（George Zarb 氏，「はじめに」より）

形態的な指標ばかりが強調されがちであった咬合に，形態に対する咀嚼機構の適応という視点を加え，咬合の臨床的側面についての考察を深めている点は興味深い（古谷野潔氏，「監訳者のことば」より）

● サイズ：B4判変型　● 536ページ　● 定価　本体38,000円（税別）

QUINTESSENCE PUBLISHING 日本

クインテッセンス出版株式会社
〒113-0033　東京都文京区本郷3丁目2番6号　クイントハウスビル
TEL 03-5842-2272（営業）　FAX 03-5800-7592　http://www.quint-j.co.jp/　e-mail mh@quint-j.co.jp

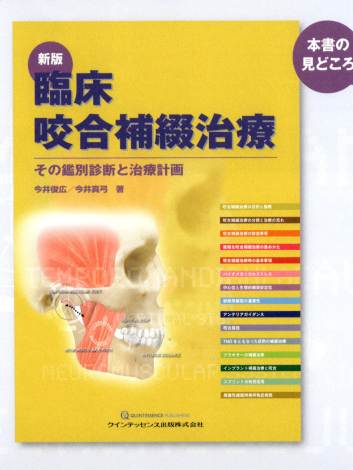

3章

一般歯科臨床医の
視点からの咬合論

咬合と矯正歯科治療，私はこう考える

3 一般歯科臨床医の視点からの咬合論：咬合と矯正歯科治療，私はこう考える

1

矯正歯科治療との
インターディシプリナリー

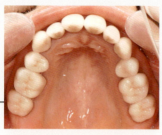

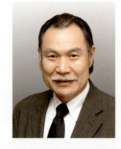

山﨑長郎
Masao Yamazaki
東京都開業　原宿デンタルオフィス
連絡先：〒150-0002 東京都渋谷区渋谷2-1-12 東京セントラル宮益坂上4F

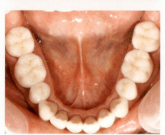

1. 咬合と矯正歯科治療，私の考え

まずは図1～7のケースをご覧いただきたい．このケースは，29年前に上下顎の前歯部が前突している患者に対して与五沢文夫先生（東京都開業）が矯正歯科治療を行ったケースである（図1～3）．補綴治療は上顎右側第一大臼歯のみにしか行っていない．

そして図4は，それから29年後に患者が再来院し，クリーニングして歯周組織の炎症をコントロールした状態の写真である．その後，上顎右側第一大臼歯の再補綴治療を行った．ここで注目していただきたいのは，図5bの前後運動および図6の犬歯誘導での臼歯のディスクルージョンである．約30年間，再介入もなくこの状態を保っているのである．矯正歯科治療の素晴らしさを如実に示すケースと言って良いであろう．

なぜ矯正医と連携するのか．それは審美と機能を一定のレベルで確立するためには矯正歯科治療が必要だからである．そのため筆者は，できるだけ矯正歯科治療を行うように患者に説明している．矯正歯科治療を行うことで，補綴しなければならない歯が少なくなったり，もしかしたら，補綴治療自体をしなくても良くなるケースもあるかもしれない．矯正歯科治療によって補綴する歯を少なくするのもMIコンセプトに対するひとつのアプローチだと言えるだろう．

筆者の場合，これまでに矯正医と組んで治療したケースは300を超えている．そうした経験から，矯正歯科治療を行うことによってロンジェビティを得られるということを強く実感している．これからはMIの時代であり，補綴治療を多用するような時代ではない．矯正歯科治療を行い，補綴治療を少なくするよう努めることが，補綴家の真の姿ではないかと思う．

矯正歯科治療とのインターディシプリナリー

■ 参考症例：上下顎前歯部の前突を矯正歯科治療後，29年が経過した症例

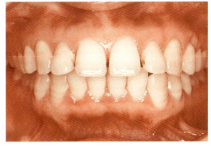

図1　矯正歯科治療前の正面観．上下顎の前歯部が前突している．

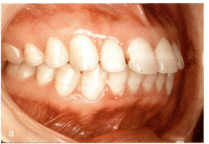
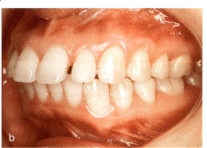
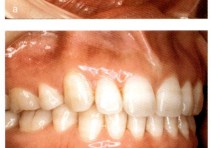
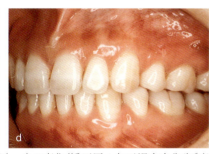

図2 a〜d　矯正歯科治療前(a, b)と治療後(c, d)の変化（矯正医：与五沢文夫先生〔東京都開業〕）．なお，補綴治療は上顎右側第一大臼歯のみにしか行っていない．

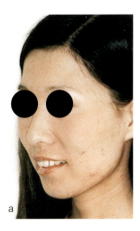
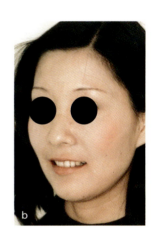

図3 a, b　矯正歯科治療前(a)と治療後(b)の顔貌の変化．

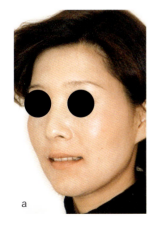
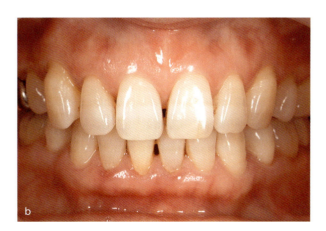

図4 a, b　矯正歯科治療が終了してから29年後に来院され，歯周組織の炎症のコントロールを行った状態．

別冊 the Quintessence「咬合YEARBOOK 2018/2019」　131

3 一般歯科臨床医の視点からの咬合論：咬合と矯正歯科治療，私はこう考える

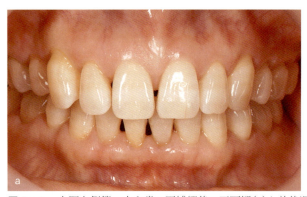
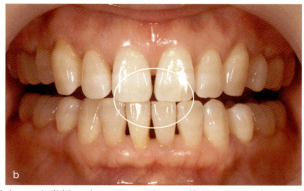

図5 a, b　上顎右側第一大臼歯の再補綴後の正面観(a)と前後運動時(b). bの臼歯部のディスクルージョンに注目していただきたい.

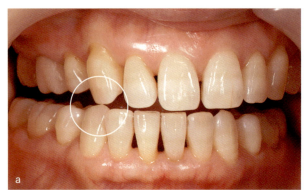
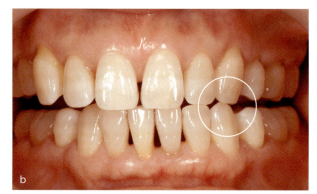

図6 a, b　犬歯誘導と臼歯部のディスクルージョン. 図5 bと同様に，見事に臼歯部がディスクルージョンしている.

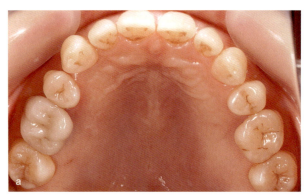
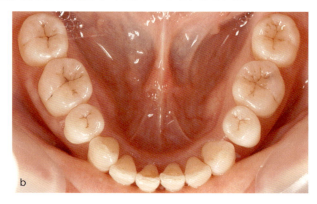

図7 a, b　上下顎の咬合面観.

2. 矯正医との連携時の注意点

　矯正医と連携する際に注意することは，補綴医と矯正医が知識を共有し，ゴールを設定することである．補綴医に矯正歯科治療の知識がない場合，「分からないからお願いします」と矯正医に丸投げをしてしまうことも多い．しかし，患者を診断して矯正歯科治療が必要なのか否かを判断する必要があること，また，矯正歯科治療後に補綴治療を行うことを考えても，少なくても補綴医は矯正歯科治療の知識をもつ必要がある．そのため，筆者自身もこれまで矯正歯科治療の勉強に時間を費やしてきた．

　また，筆者の場合，矯正装置を外す6ヵ月前には必ず自院に来院していただいている．そしてその後は，患者に異存がなければ，自院でメインテナンスを行うようにしている．その期間でさまざまな条件や矯正歯科治療の進捗状況をチェックしつつ，その後の補綴治療に備えるようにしている．

重度のAngle Class Ⅱでエナメル質形成不全の患者を治療した22年経過症例

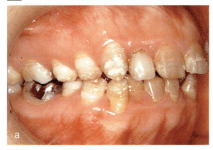
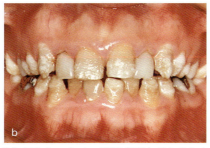
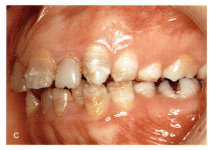

図8 a〜c　初診時の口腔内写真．おそらくは先天的なエナメル質形成不全だと思われる．

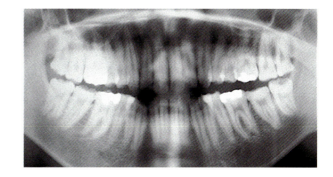

図9　初診時のパノラマエックス線写真．

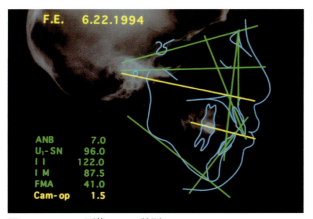

図10　セファロ画像による診断．

図11　本ケースの診断結果．

diagnosis

- エナメル質形成不全

- オープンバイトの重度のAngle Class Ⅱ（ANB 7.0°）

- 咬合平面が非常にフラット

3. 臨床ケースからの考察

患者：20代，女性
初診：1995年12月

　患者は20代女性．すべて有髄歯であり，おそらくは先天的なエナメル質形成不全であった（図8）．咬合関係はオープンバイトの重度のAngle Class Ⅱで，ANBは7.0°だった．また，カンペル平面-咬合平面の角度が1.5°であり，咬合平面が非常にフラットであった（図11）．この数値から，本患者は水平的な咀嚼ストロークである可能性が高いと推察された．

　こういったケースの場合，通常であればAngle Class Ⅰを目指し，アンテリアガイダンスは犬歯の近心でガイドさせるべきなのかもしれないが，今回はあえてAngle Class Ⅱを維持して犬歯の遠心でガイドさせる治療計画とした．これは，Angle Class Ⅰにしてしまうと，前歯部の審美性を獲得すること

3 一般歯科臨床医の視点からの咬合論：咬合と矯正歯科治療，私はこう考える

treatment plan

①ハイプルヘッドギアを装着して上顎臼歯を固定

②第三大臼歯および第一小臼歯の計8本の抜歯

③standard edgewise techniqueを用いて，咬合平面を時計回りに回転させて垂直的なストロークをつくる

図12　本ケースの治療計画．

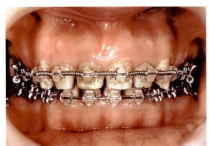

図13　矯正歯科治療時（矯正医：菊池 薫先生〔東京都開業〕）．

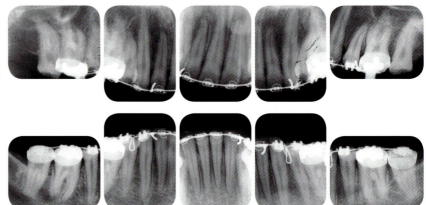

図14　矯正歯科治療時のデンタルエックス線写真．

が困難であると判断した結果である．

　本ケースにおける治療計画を図12に挙げる．

　第三大臼歯4本と第一小臼歯4本の計8本を抜歯して矯正歯科治療を行った（図13，14，矯正医：菊池薫先生〔東京都開業〕）．しかし，矯正歯科治療によりレベリングされていくとスペースが詰まり，咬合平面を時計回りに回転させることができなくなってしまう．そのため，矯正歯科治療を開始して1年程度が経過した段階で下顎の矯正装置を外し，下顎を支台歯形成してプロビジョナルレストレーションで咬合高径を挙上させてスペースを確保することとした．この段階では下顎臼歯部で1.0〜1.5mm，下顎前歯部で2.0mmの咬合高径の挙上を目指し，オーバージェットは6.0mm付与している（図15〜17）．咬合挙上でスペースを確保した後は，もう一度矯正歯科治療を行った．

　矯正歯科治療終了後は上顎も支台歯形成し，プロビジョナルレストレーションを装着する．この際も咬合挙上を行い，臼歯部で合計2.0mm，前歯部で合計3.0mm挙上している（図16）．ここで注意しなければならないのは，咬合高径を回復する際に単純に臼歯部の咬合高径を挙上してしまうと，下顎が開大してしまうことである．これを防ぐためには，下顎のプロビジョナルレストレーションの咬合平面に合わせて上顎咬合平面を回転させていくことがポイントになる．また，回転させて咬合平面を前下がりにすることにより，水平的な咀嚼ストロークから垂直的な咀嚼ストロークに改善することができる[1]．

　矯正歯科治療後のU1 to SNが89.5°，FH-opが21.0°，Cam-opが6.0°と正常な値よりもかなり大きいが，ANBが6.0°の骨格系顔貌においては口元のバランスが取れ，アンテリアガイダンスも確立でき，審美的・機能的にも適切であると判断し，Angle Class IIで矯正歯科治療を終了することとした（図18〜20）．

矯正歯科治療とのインターディシプリナリー

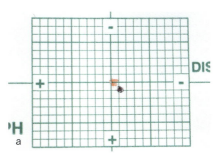
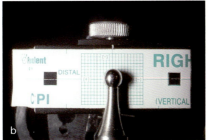
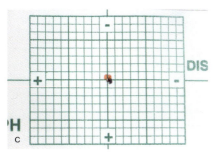

図15a〜c　API（Axis Position Indicator）でどの程度の咬合挙上が可能かを診査．赤がCR，青がこの段階のセントリックオクルージョン．

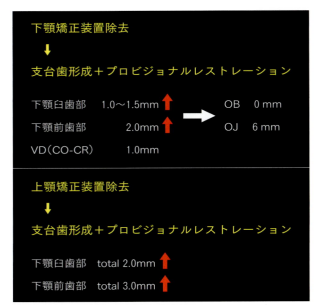

図16　本ケースにおける咬合挙上量．

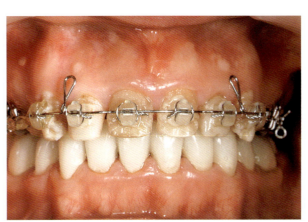

図17　下顎の矯正装置を外して支台歯形成を行い，プロビジョナルレストレーションを装着．この際，図16のように咬合挙上を行った．

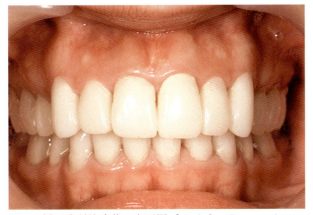

図18　矯正歯科治療後，上下顎プロビジョナルレストレーション装着時の正面観．

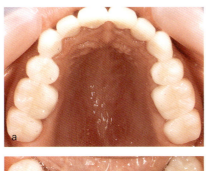
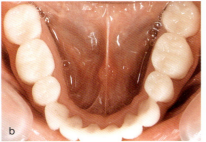

図19a, b　矯正歯科治療後，上下顎プロビジョナルレストレーション装着時の咬合面観．

3 一般歯科臨床医の視点からの咬合論：咬合と矯正歯科治療，私はこう考える

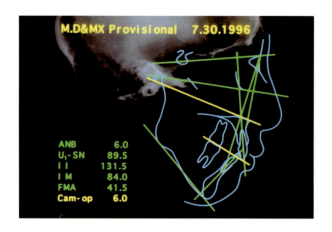

図20 矯正歯科治療後のセファロ画像．U1 to SNが89.5°，FH-opが21.0°，Cam-opが6.0°と正常な値よりもかなり大きいが，ANBが6.0°の骨格系顔貌においては口元のバランスが取れ，アンテリアガイダンスも確立でき，審美的・機能的にも適切であると判断した．

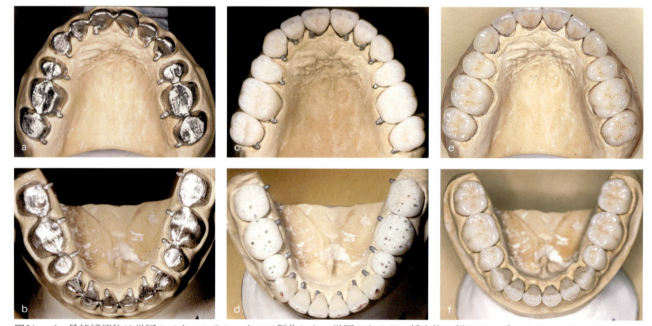

図21a〜f 最終補綴物は単冠のメタルセラミックスで製作した．単冠であるが，将来的に仮にオープンバイトになってしまっても対応できるように，連結できるようなフレームデザインとしている．

　その後は印象採得を行い，メタルセラミックスで最終補綴物を製作した．本ケースはすべて単冠で製作しているが，メタルフレームは連結可能な形態にしている(図21)．これは，Angle Class IIであるために，仮に将来的に上顎前歯部がオープンバイトになったとしても対応できるよう配慮したからである．咬合のコントロールにおいては，クロージャーストッパーを遠心側に付与し，口腔内で噛みこんだ時に近心に力がかかるように配慮した(図22，23)．また，Angle Class IIのため，犬歯誘導ではあるものの，犬歯の近心ではなく遠心でガイドをしている(図25)．これは前歯部の審美性を優先した結果である．

　Angle Class IIの場合，経年的にオープンバイトに戻ることも危惧されるが，22年が経過してもオープンバイトの兆候はみられない(図28)．Angle Class IIでも長期的に良好な経過を得られているのは，咬合平面を時計回りに回転させて垂直的な咀嚼ストロークにしたこと，そしてオクルーザルコンタクトのポイントが良好であったことが理由であると考えている．

矯正歯科治療とのインターディシプリナリー

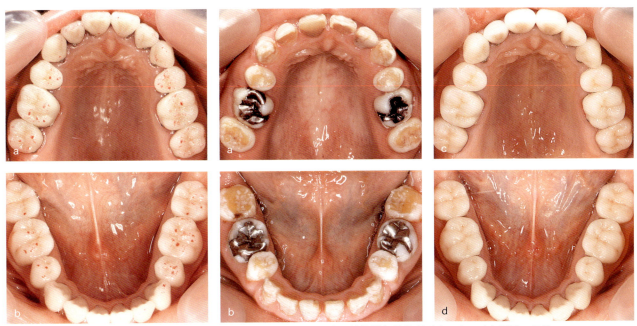

図22a, b　口腔内での咬合調整．本ケースではクロージャーストッパーを遠心側に付与し，口腔内で噛みこんだ時に近心に力がかかるように配慮している．

図23a〜d　初診時（a, b）と最終補綴物装着時（c, d）の咬合面観の比較．

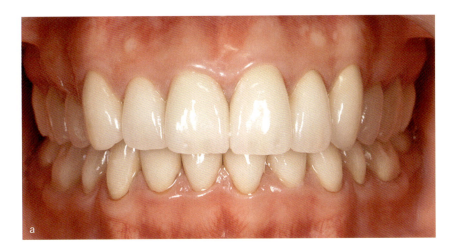

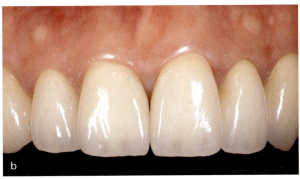
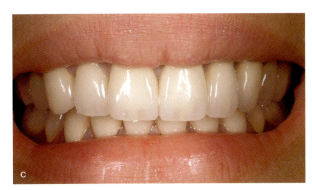

図24a〜c　最終補綴物装着時の正面観．

3 一般歯科臨床医の視点からの咬合論：咬合と矯正歯科治療，私はこう考える

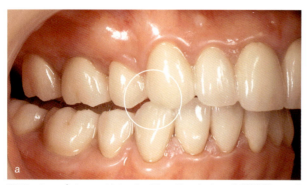
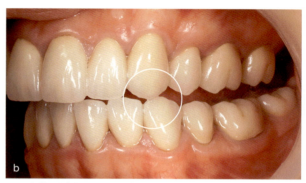

図25a, b　本ケースはAngle Class IIのため，犬歯誘導ではあるものの，犬歯の近心ではなく遠心でガイドをしている．

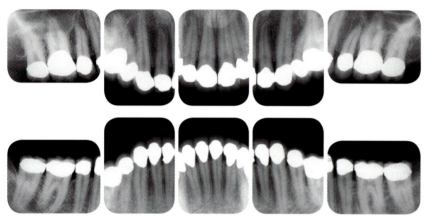

図26　最終補綴物装着時のデンタルエックス線写真．

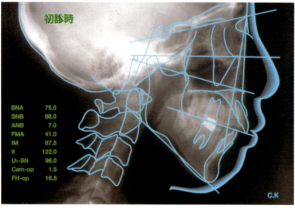
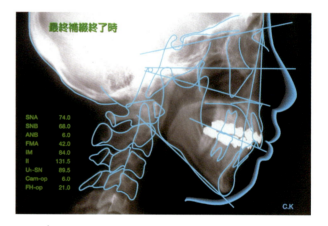
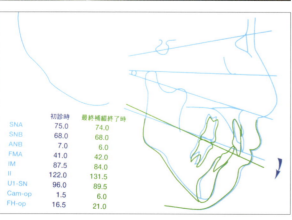

図27a｜図27b
図27c

図27a～c　初診時と最終補綴物装着時のセファロ画像の比較．咬合平面に角度が付いたことがわかる．

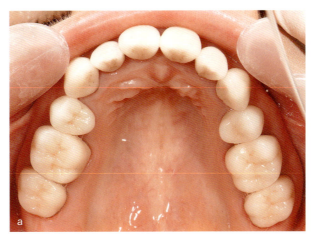
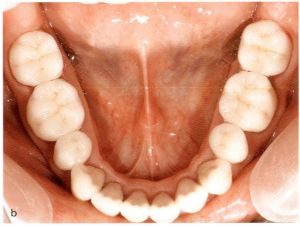

図28a, b 最終補綴物装着後22年経過時．Angle Class IIの場合，経年的にオープンバイトに戻ることも危惧されるが，22年が経過してもオープンバイトの兆候はみられない．Angle Class IIでも長期的に良好な経過を得られているのは，咬合平面を時計回りに回転させて垂直的な咀嚼ストロークにしたこと，そしてオクルーザルコンタクトのポイントが良好であったことが理由であると考えている．

まとめ

　矯正医と連携をする場合，補綴医と矯正医が治療のゴールを共有することが重要であるということは既に述べた．しかし，そのゴールは常に理想的なものだけではないかもしれない．今回のケースでも理想的にはAngle Class I を目指すべきなのかもしれないが，Angle Class IIから強引にAngle Class Iにしてしまうと審美性を犠牲にすることになってしまうと考え，Angle Class IIのまま矯正歯科治療を終える計画とした．現実的な治療のゴールでも，それを補綴医と矯正医が共有し，そのうえで順序立ててトリートメントプランを決めること，そして実際に治療を行う際には，必ずステップバイステップで評価をしていくことが重要である．

参考文献
1. 小川隆広，古谷野潔．咬合平面の傾きと咀嚼運動閉口路との関係—補綴物作製のための機能的情報．補綴臨床 1997；30(6)：753-760．

一般歯科臨床医の視点からの咬合論：咬合と矯正歯科治療，私はこう考える

2

包括的治療を必要とする難症例へのアプローチ

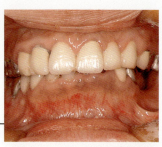

大谷　昌
Masashi Otani

大阪府開業　O.D.C.オオタニデンタルクリニック
連絡先：〒542-0086 大阪府大阪市中央区西心斎橋2-3-2 御堂筋ミナミビル7F

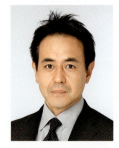

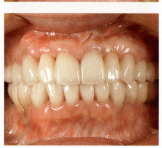

はじめに

　歯科医療技術のイノベーションは，インプラント治療，マイクロスコープ，CAD/CAM，光学印象など留まることなくつねに進化，発展を続けている．しかし，その対象となるのは，今も昔も変わることなく歯や歯肉などの口腔内に限定されている．
　しかし，難症例とされるケースの多くは，骨格的な問題がその原因として内在している．顎位（顎関節），顎顔面領域（中顔面，下顔面），上下顎の骨格のバランスなど，より大きな視点で全体を捉え，理想的なゴールを考察するという過程が必須となるべきであるが，歯と歯肉のみへのアプローチで問題解決しようとすると，かえって問題を悪化させてしまうことさえ起こりうる．症例の難度が高まるほど，ペリオだけ，補綴だけ，エンドだけといった単一的な治療方法では改善することが困難となる．
　実際の臨床においては，複数の診療科が介入を行

うインターディシプリナリーアプローチによって問題を解決していくこととなる．たとえば，矯正と補綴治療，インプラントと矯正治療などそれぞれ専門領域を有する歯科医師たちが一つの症例を解決することを目指して治療を行っていくなどの方法がとられている．
　複数科が携わる包括的な治療に関しては，症例の分類をはじめ，診査・診断や治療計画の作成などの手順が十分に整理されているとは言えない状況である．そこで本稿では，資料採取，診査・診断，治療計画の立案から治療までの流れについて，できるだけ詳細に紹介したい．

1. 包括的な治療を行う時の注意点

包括的な治療の分類

　包括的な治療を必要とする難症例は，骨格の問題がある症例（骨格性の症例）と，骨格には問題がない

包括的治療を必要とする難症例へのアプローチ

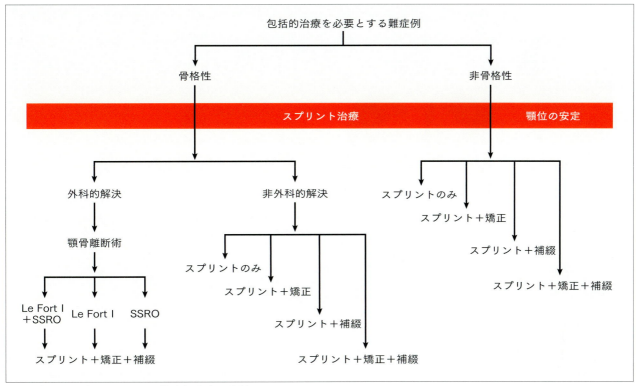

図1 包括的治療を必要とする難症例治療の分類.

と判断される症例(非骨格性の症例)との2つに分類できる(図1).一般的に,非骨格性の症例は,骨格性の症例と比較して治療の難度は低い.そこで,本稿においては紙幅の都合上,骨格性の症例に絞り解説を行う.

骨格性の症例に対する治療は2つに分類できる.もっとも理想的とされるのは,顎骨離断術を用いて根本的に解決する方法である.もう一つは,年齢や費用,入院できないなどの制限がある場合に,顎骨離断術は用いずゴールに向かう方法である.

外科的な顎骨離断術を用いた解決策には,上顎ではLe FortのⅠ型が,下顎では下顎枝矢状分割術(SSRO)が一般的である.もちろん上下顎ともに顎骨離断術を行うケースが多い.

顎骨離断術は用いず,非外科的に解決する方法としては,スプリント治療後に矯正治療を行うパターン,インプラントを含めた補綴だけで治療するパターン,矯正ならびにインプラントを含めた補綴を用いるパターンに区分できる.

資料採取と診査・診断方法

顔貌写真

最初に顔貌の診断を行う.上顎骨や口蓋を含めた顔面の軟組織を正面,斜め,側方から診断する.用いる資料は,顔貌と口元の写真である.

顔貌写真は,True Vertical Line(TVL)を基準として,クローズドリップ,スモールスマイルおよびビッグスマイルそれぞれの状態で撮影する.撮影角度は,正面,左右斜め45°,左右からの側貌とする.

正面の写真では,まず顔貌の正中に対する鼻尖の位置およびオトガイの位置の確認を行う.次に,左右の目の位置の違いや口角の左右差,口唇のゆがみ,耳の左右差などを検証し問題点を抽出する.

左右45°の写真では,眉,目,チークライン,フェイスラインの左右差など,顔貌のアシメトリー(非対称性)を判断する.

左右側貌の写真では,左右45°の写真と同様の検証を行い,さらに上顔面(Tr-Gr),中顔面(Gr-Sn),

3　一般歯科臨床医の視点からの咬合論：咬合と矯正歯科治療，私はこう考える

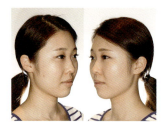
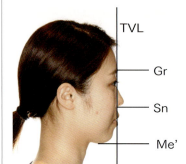

正面からの写真
正面からの写真からは，目の位置，正中，上顎骨の左右差や非対称，下顎骨体の左右差，オトガイの正中に対する位置関係などを診て顔貌のバランスを診断していく．

左右斜め45°からの写真
左右斜め45°からの写真からは，目の左右差，頬骨弓の位置の左右差，顔貌のアシメトリー（非対称性）を診断する．

側貌の写真
左右の側貌の写真からは，全体の顔のバランス，咬合高径が適正かどうかなどを診断する．グラベラ（Gr），サブナザーレ（Sn），ソフトティッシュメントン（Me'）のポイントから顔貌の比率を計測する．

図2　顔貌における問題点の抽出方法．

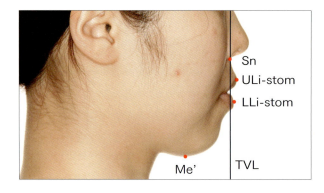

図3　側貌（口元）からの骨格的問題の簡易的な診断方法．

下顔面（Sn-Me'）の比率および上唇，下唇，オトガイの前後関係，スロートレングスを検証する．

上唇，下唇，オトガイの前後関係は，TVLからの距離を計測して検証する．

位置関係に関しては，Snを通る垂線（TVL）を引き，Upper Lip-stomion（ULi-stom），Lower Lip-stomion（LLi-stom），Me'というポイントにもとづいて数値で測定し，口元のバランスがとれているか，適正で美しいかを判断していく（図2，3）．

セファロ規格写真

次にセファロ規格写真について説明する．

正面セファロ写真より眼窩下点の左右差，上顎骨の歪み，下顎枝の長さの違い，咬合平面の歪み，鼻中隔湾曲などについて検証する．

側面セファロ写真からは，口蓋平面，咬合平面，下顎骨平面の相互関係，そして下顎角の角度，A点B点の関係，上下顎前歯の歯軸，下顔面高（LFH：Lower Facial Height）について考察する．

症例1：外科的解決（顎骨離断術を行って骨格的な問題を解決した症例）

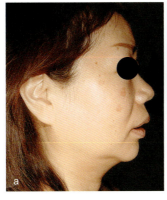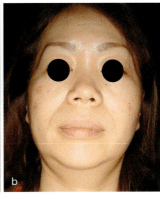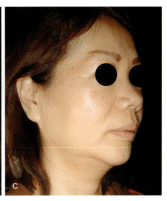

図4a～c　初診の顔貌写真．

歯列模型

続いて，上下顎の歯列模型を取得する．上下顎の歯列模型を中心位にてマウントすることが重要である．咬頭嵌合位（ICP）と中心位（CR）ではどのように異なるかを捉えることができ，ファーストコンタクトをも発見することができる．

フェイスボウによって位置づけられた上顎のマウント模型に対して，下顎の模型は中心位で取得したバイト材でマウントする．上下顎の歯列の位置関係，咬合平面，オーバージェット，オーバーバイト，ファーストコンタクトなどを咬合器にマウントされた模型で診断していく．頭蓋骨を含めた顎顔面を全体的に把握し，口腔内の状態も把握していく．

CBCTおよびMRI

次に，顎関節を診断する．CBCTおよびMRI撮影を行い，関節窩（Fossa）と下顎頭（Condyle）の位置関係を診断する．関節円板（Disk）の位置はMRIによって診断できる．

このように，顔貌を俯瞰的に観察することから始まり，骨格顎関節の状態，咬合状態，歯および歯周組織の状態を詳細に確認していく．

上述の資料のほか，14枚法エックス線写真，ポケットデプス，顎運動の検査を採得し，治療計画の立案に移行する．この段階でいずれの科と連携して治療を行っていくかが決定される．それぞれの科が最終的な治療のゴールを共有し，どのような順序で治療が組み立てられるかを検討しなければならない．

臨床ケースからの考察

症例1：外科的解決（顎骨離断術を行って骨格的な問題を解決した症例）

患者：48歳，女性

初診：2010年2月

主訴：5|歯根破折による咬合痛

口腔内には不良補綴，ディープバイトの問題，下顎の咬耗の問題，歯周病，上顎のアシンメトリーなど，多くの問題が山積していた（図4，5）．

フェイスボウトランスファーを行い，中心位にて上下顎の模型をマウントし，CO/CRディスクレパンシーをCPIレコードによって確認した（図6）．

軟組織分析によって上顔面および下顔面の比率を計測すると，あきらかに下顔面高が短かった．SnからTVLを引くと，ULi-stomおよびLLi-stomは前方に突出しMe'は後退していることが明らかであった（図7，8）．

顎関節のCTとMRIによる画像所見からは，右側下顎頭は下顎窩に対して後下方に位置し，下顎頭前方部に骨形態の変化も確認できた．関節円板は前方転位し非復位性であった（図9）．左側下顎頭は下顎窩に対して下方に位置し，下顎頭前方部は平坦化が認められた．関節円板は右側同様，前方転位し非復位性であった．

3 一般歯科臨床医の視点からの咬合論：咬合と矯正歯科治療，私はこう考える

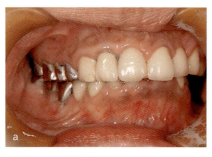
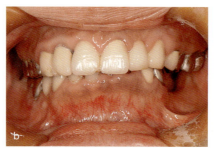
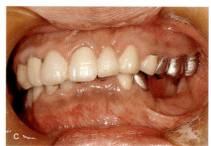
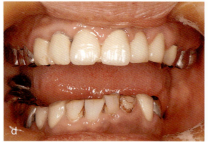
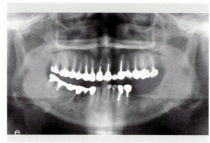

図5 a～e　初診時の口腔内写真およびパノラマエックス線写真．5|歯根破折による痛みを主訴に来院された．

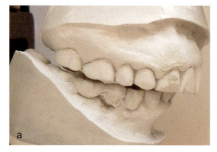
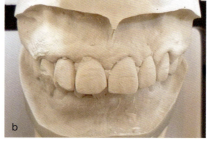
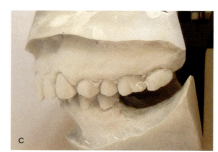
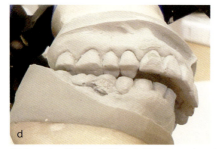
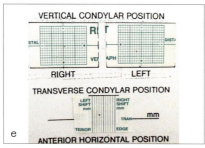
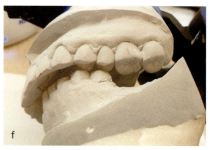

図6 a～f　患者の初診におけるフェイスボウトランスファーを行い，CRバイトにてマウントされた上下の模型の状態．CPIレコードによりCO/CRのズレが大きいことが明らかである．

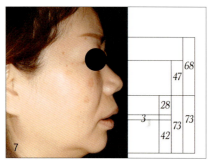
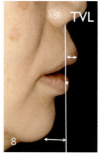

図7　初診の患者の側貌の診断．

図8　初診の患者の口元の診断．上口唇が突出しMe'が後退していることが明らかである．

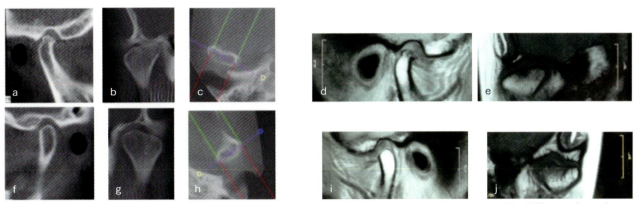

図9a〜j 上段：初診時における右側顎関節のCT(a, b, c)およびMRI(d, e)．下段：初診時における左側顎関節のCT(f, g, h)およびMRI(i, j)．右側顆頭の形態は変形していることが明らかであった．両側とも位置に問題がある．MRIより，両側の関節円板は前方に転位していることがわかる．

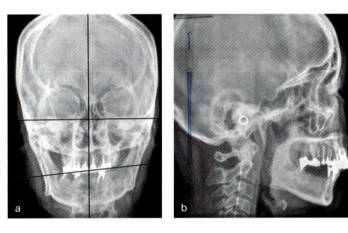

図10a, b 初診時のセファロ写真．咬合平面が右下がりであることがわかる．また，咬合平面が後ろ下がりであることも明らかである．

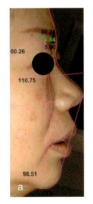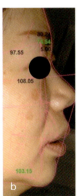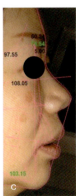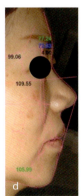

図11a〜d a：インプラント治療のみで治療を終えた場合の治療終了後の予想．b：インプラント治療およびすべての補綴治療をした場合の治療終了後の予想．c：インプラント治療とすべての補綴治療および矯正治療を行った場合の治療終了後の予想．d：インプラント治療とすべての矯正治療および顎骨離断術を行った場合の治療終了後の予想．

　セファロによる硬組織分析からは，上下顎の骨体のアシンメトリーが明らかである（図10）．

　以上の診断結果から，患者に4つの治療計画を提示した（図11）．

　治療計画1は欠損部にインプラント治療のみを行う，治療計画2は欠損部にインプラント治療を行い不良補綴のみを変更する，治療計画3はインプラント治療，不良補綴の変更および矯正を行う，治療計画4は3の治療に加えて顎骨離断術を行う．

　それぞれの治療方法について治療終了後の横顔

3 一般歯科臨床医の視点からの咬合論：咬合と矯正歯科治療，私はこう考える

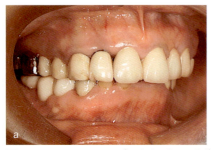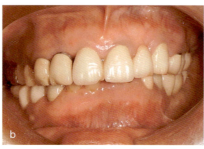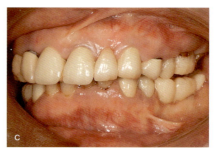

図12a〜c　セットアップにもとづいて臼歯にインプラントを埋入し，最初のプロビジョナルを装着した状態．顎位の誘導のために臼歯にバーティカルストップを獲得した．

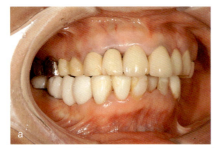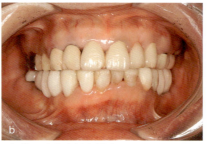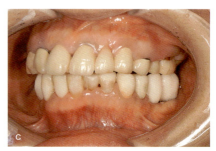

図13a〜c　2回目のプロビジョナルにより，臼歯の咬合高径を挙上した．

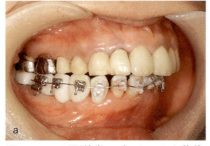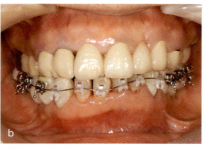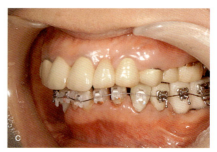

図14a〜c　下顎前歯にブラケットを装着し，動的治療を行う．

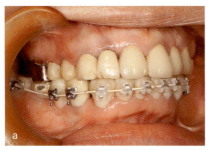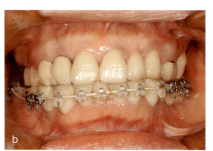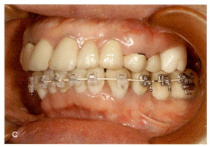

図15a〜c　下顎前歯を解剖学的に理想的な形態を付与した3回目のプロビジョナルに置き換え，下顎前歯のスキャロップを改善した．

をドルフィン®により診断し，患者と検討した結果，治療計画4を選択することとなった．

　治療は，顎位の安定を図るためスプリント療法を開始した．臼歯部でのバーティカルストップを獲得するために，臼歯部のセットアップ模型を参考にした位置にインプラントを埋入し，1回目のプロビ ジョナルを装着した（図12）．次に咬合挙上を行い（2回目のプロビジョナル）（図13），歯列動的治療を開始した（図14）．3回目のプロビジョナル（図15）の際には下顎の前歯は解剖学的理想の形態に戻し，さらに動的治療を進めた．

　約3年が経過し，インプラント部と天然歯の4回

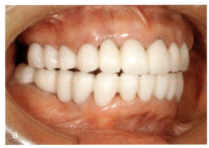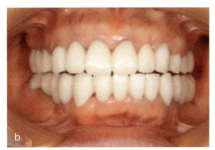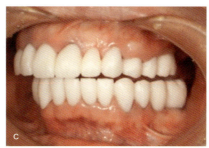

図16a〜c　4回目となる顎骨離断術前のフルアーチのプロビジョナル．すべての歯に解剖学的に理想的な形態を与えて口腔内に装着した．顎変形症である正中は上下にて大きくズレているのがわかる．右側最後臼歯のみで咬合している．

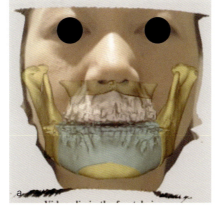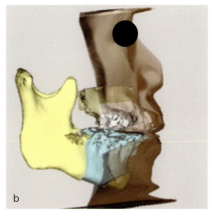

図17a, b　上顎Le Fort Ⅰ型，下顎SSROを行った場合のシミュレーション．

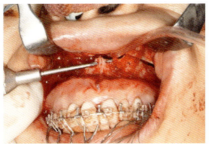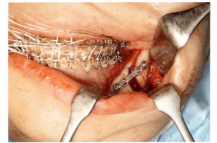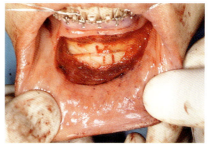

図18　顎骨離断術の術中の写真．上顎Le Fort Ⅰ型にて上顎骨を離断した．

図19　下顎のSSRO．下顎骨が前方にスライドしているのがわかる．

図20　ゲニオプラスティを行い，顎骨離断術後に起こるオトガイのズレを修正していく．

目のプロビジョナルを作製した．このプロビジョナルは骨切り後の咬合を予想したプロビジョナルであり，それぞれの歯を解剖学的理想の形態に戻した．口腔内の状態は右側大臼歯部一点でしか噛んでいないが，CO/CRディスクレパンシーは消失し，CPIレコードも安定した（図16）．

続いて，プロビジョナルにブラケットを装着して顎変形症の手術に備えた．左顔面，右顔面のどちらを選択するかを患者および補綴医と検討し，右顔面をもとに顎変形症手術を行うこととした．手術後の顔のシミュレーションを示す（図17）．

手術は喜久田利弘教授（福岡大）が執刀し，上顎骨はLe Fort Ⅰ型（図18），下顎骨はSSRO（図19），そして，オトガイ形成術（図20）を同時に行った．最終補綴を行う前に適正なフェルールを与えるため，全顎にわたり歯周外科を行った．また軟組織が不足している部分には結合組織移植術を行った．

歯肉が安定した後に，最終のプロビジョナルを装着した（図21）．その後セラミックスの最終補綴装置を装着し，天然歯の補綴治療とインプラント治療を

3 一般歯科臨床医の視点からの咬合論：咬合と矯正歯科治療，私はこう考える

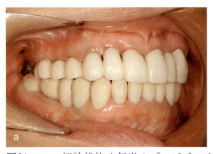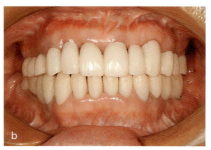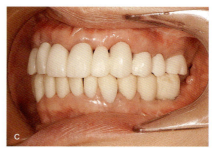

図21a〜c　初診後約4年半のプロビジョナル．機能的，審美的に問題がないか確認を行った．

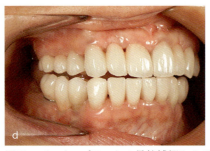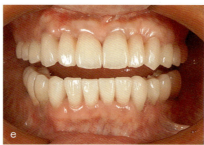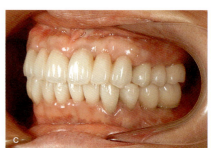

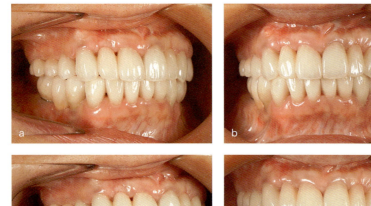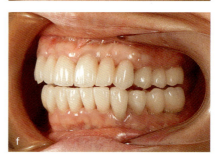

図22a〜f　インプラントの最終補綴および天然歯の最終補綴を装着した．側方運動時はそれぞれ犬歯にて誘導している．咬合平面およびスピーの湾曲も大きく改善された．

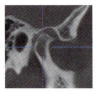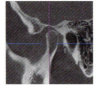
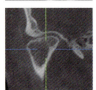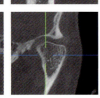

図23　最終補綴装置装着後の左右の顎関節のCT像．左右ともに顆頭の位置は改善され，右側顆頭の形態も初診に比べて改善されていることがわかる．

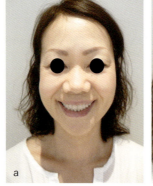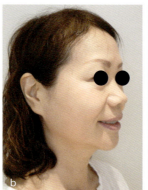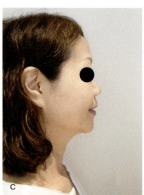

図24a〜c　同顔貌所見．咬合高径を改善し，顎骨離断術により上下の骨格的な問題を大きく改善することで，口元だけでなく顔貌・審美も獲得することができた．

行い，治療を完了した（図22）．左側，右側はどちらも犬歯誘導が達成されている．左右顎関節は安定し，機能的顎運動を獲得した（図23）．顔貌は大きく変化し，理想的な横顔が得られた（図24）．

治療終了から約3年が経過したが良好に推移しており，フォローアップ中である．

症例2：非外科的解決（矯正治療と補綴治療を併用した症例）

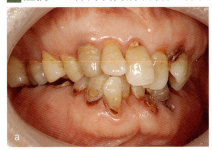
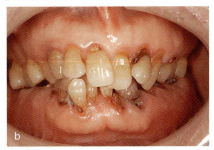
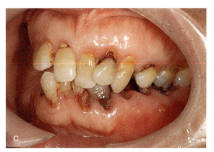
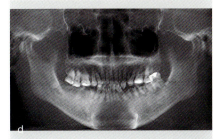
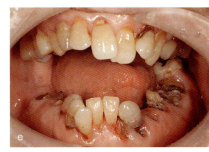
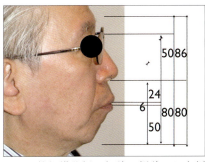
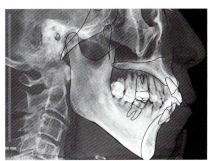
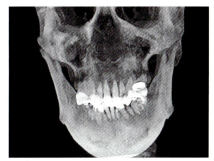

図25a〜e　初診時の口腔内とパノラマエックス線写真．口腔内には多くの問題が存在した．

図26　軟組織分析．初診の側貌から上顔面と下顔面の高さのバランスを計算する．

図27　口蓋平面，下顎平面に対して咬合平面が後ろ下がりになっていることがわかる．

図28　咬合平面が右下がりで，左右の下顎枝の長さが非対称であることがわかる．

症例2：非外科的解決（矯正治療と補綴（インプラント）治療を併用した症例）

患者：64歳，男性

初診：2012年3月

主訴：咬合機能不全，審美障害

　口腔内所見からは，歯列不正や多数歯に及ぶう蝕，歯周病，歯根破折など，多くの問題を抱えている状態であったが，それ以上に問題だったのは骨格で，いわゆる典型的なクラスⅡのバードフェイス（鳥貌）であった．骨格的には，上顎骨の非対称，左右下顎枝の長さの不揃いなどの問題があった（図25）．

　軟組織分析にもとづき顔貌の診断を実施した．側貌写真を用いて，顔貌のGr，Sn，ULi-stom，LLi-stom，Me'に着目し，上顔面と下顔面の比率を分析した．GrからSn，SnからMe'までの比率が1：1となるのが理想的とされる．この患者の顔貌の高さの比率は1：0.93とほぼ良い状態であった．問題点は上唇，下唇，オトガイの前後的な関係であり，特にオトガイの後退は顕著であった（図26）．

　セファロ分析（ラテラル）からは，大きなANB値と大きなゴニアルアングル値を重視すべきであった．加えてPalatal planeが後方に下がっていること，咬合平面の傾斜（低さ）についても考慮すべき点であった（図27）．APのセファロからも上顎骨，下顎骨の非対称がみられた（図28）．

　これらの情報に基づいて患者の骨格的な問題を解

3 一般歯科臨床医の視点からの咬合論：咬合と矯正歯科治療，私はこう考える

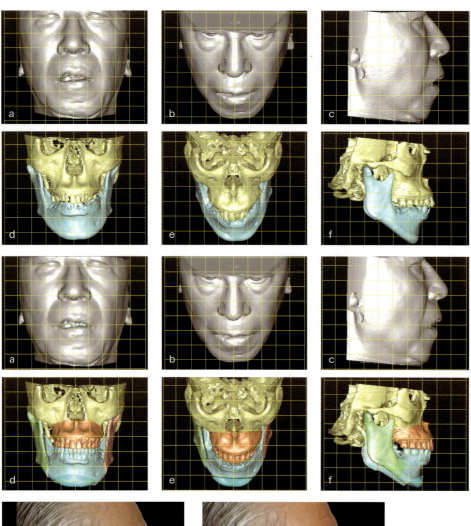

図29a〜f 上段：顔貌における軟組織の3Dでの評価(a, b, c)．下段：頭蓋部における骨格性の評価(d, e, f)．上顎骨および下顎骨は明らかに顎変形症であることがわかる．

図30a〜f 上段：骨格性の問題を解決した場合の顔貌における軟組織の評価(a, b, c)．下段：骨格性の問題を解決した場合の上顎骨および下顎骨の位置関係(d, e, f)．

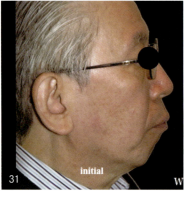
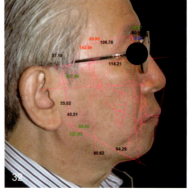

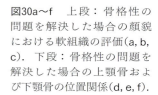

図31 初診の患者の側貌．

図32 上顎Le Fort I，下顎SSROを行った場合の治療後の側貌を予想したシミュレーション．

決するためのシミュレーションを行った（図29, 30）．

そこから患者に提示した治療計画は2通りであった．治療計画1は，上下顎ともに歯列矯正治療を行った後，Le Fort I，SSRO，オトガイ形成術を施術し補綴（インプラント）治療を行う（図31, 32）．治療計画2は，上顎骨の歯の移動に加えて下顎にフルマウスのインプラント治療を行うものとした．

年齢的に顎骨離断術は不可と判断し，また患者自身も顎骨離断術は希望しなかったため，治療計画2を採用した．その際のセットアップを示す（図33）．

包括的治療を必要とする難症例へのアプローチ

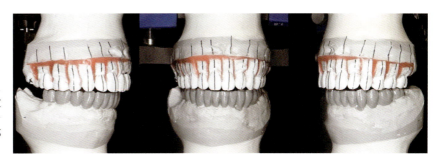

図33 上顎を矯正にて移動させ，下顎にインプラントを埋入し，治療結果を想定したセットアップ模型．骨格的な問題を解決（骨きりをしていないので，前歯部のカップリングを得ることができない）．

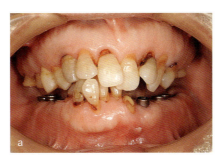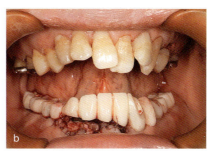
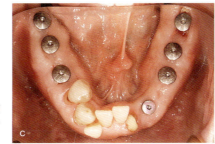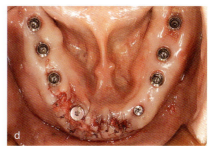

図34a～d セットアップに基づき抜歯即時にてインプラントを埋入．下顎フルアーチのプロビジョナルを装着した．

　模型において上下顎前歯がカップリングするためには，下顎の前歯がやや長めの歯になると予測されたため，患者に説明し，了承を得たうえで治療を進めた．セットアップをもとに治療を行い，残根抜歯の後，適正な位置にインプラントを埋入した．インプラントが骨結合を獲得した後，印象採得を行い，プロビジョナルを口腔内に装着し，残存歯を抜去した（図34）．治療初期よりスプリント治療を併用して顎位の安定を図りながら，上顎には歯列動的治療を行った（図35）．

　約2年半の歯列動的治療の後，上顎のブラケットを外し（図36），下顎のインプラントについては4回目のプロビジョナルにより咬合平面を整えた．下顎にはCAD/CAMによるフルジルコニアの上部構造を作製し装着した（図37）．

　最終的な治療結果を図38に示す．下顎にはフルアーチのインプラントの上部構造を装着し，上顎はう蝕処置と歯の歯槽骨内における移動および補綴治療のみにより，上下顎の咬合機能回復を得ることができた．

　最終模型を取得して中心位でマウントし，CPIレコードによるCO/CRディスクレパンシーはバーティカルホリゾンタルで1mm以内，トランスバースで1mm以内であったことから，咬合の安定が確認できた（図39）．

3 一般歯科臨床医の視点からの咬合論：咬合と矯正歯科治療，私はこう考える

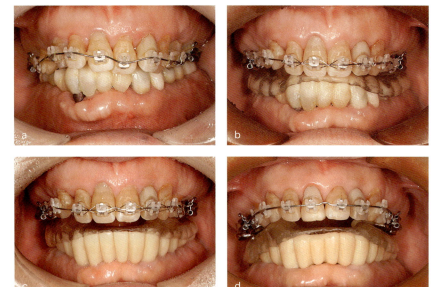

図35a〜d　a：上顎にブラケットを装着し動的治療を開始．b：スプリントにて顎位を安定させながら治療をすすめる．c：3回目のプロビジョナルを装着．d：4回目のプロビジョナルにて下顎の最終的形態を確認．

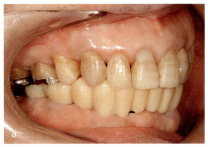 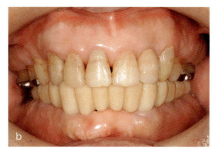 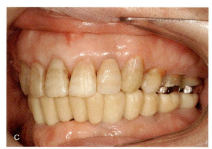

図36a〜c　動的治療が終了し，ブラケットを撤去．最後のプロビジョナルにて咬合関係を確認．

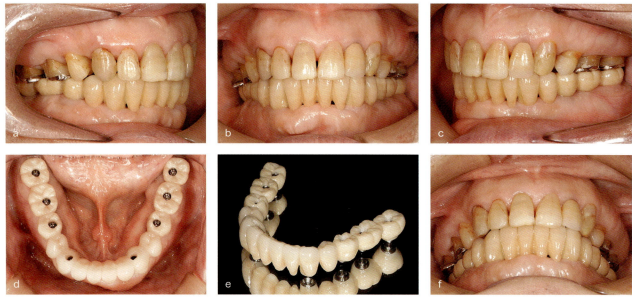

図37a〜f　最終補綴装置装着時の口腔内．CAD/CAMによるジルコニアのフルアーチの上部構造を下顎に装着した．セットアップでは前歯のカップリングは得られなかったが，下顎の前歯をやや長くすることにより，カップリングさせた．

包括的治療を必要とする難症例へのアプローチ

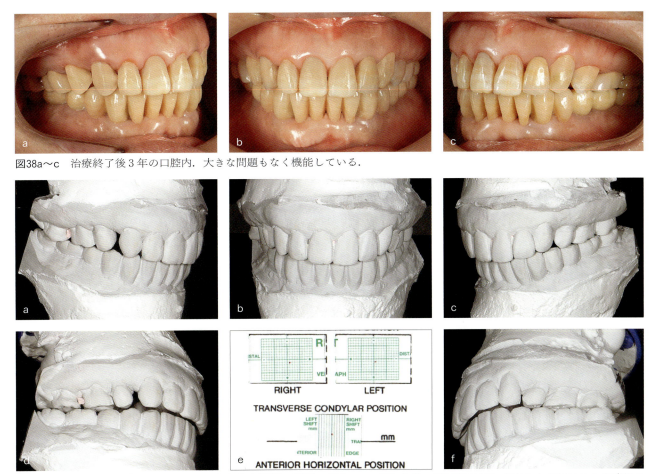

図38a〜c 治療終了後3年の口腔内．大きな問題もなく機能している．

図39a〜f フェイスボウトランスファーされた上下顎の模型．CPIレコードにより，CO/CRのズレがほとんどないことが確認された．

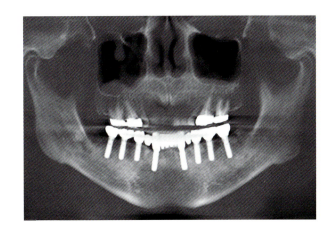

図40 治療後のパノラマエックス線写真．

　治療終了後3年が経過したが，問題が発生することなく安定した状態で推移している．また，治療後には上下顎の印象採得を行い模型作製し，フェイスボウにて上顎を装着し，中心位にて下顎を装着した．CO/CRのズレがほとんどなく，関節も安定している（図40，41）．

3 一般歯科臨床医の視点からの咬合論：咬合と矯正歯科治療，私はこう考える

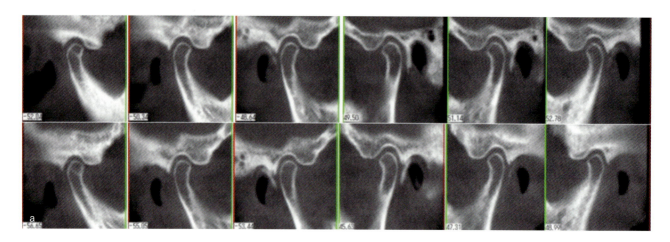

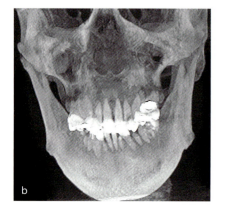

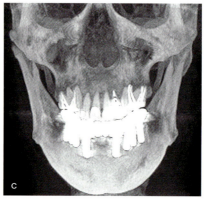

図41a～c　治療前後の比較．a上段とbは治療前，a下段とcは治療後．咬合平面の左右の傾きが改善されていることがわかる．

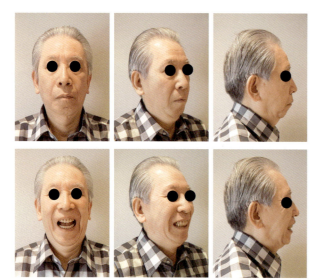

図42　治療終了後の顔貌．顔貌としては大きく改善されていないが，口腔内および口元の機能および審美は大きく改善され，患者は満足された．

　上顎骨のアシンメトリーも改善され，咬合平面も適正な位置となり，気道も大きく改善された．ただし，顔貌に関しては大きく変化することなく，典型的なⅡ級傾向の横顔プロファイルである．口元から見える歯の審美性は大きく改善され，現在も快適に使用されている（図42）．

包括的治療を必要とする難症例へのアプローチ

■症例3：非外科的解決（補綴のみで治療を行った症例）

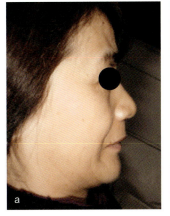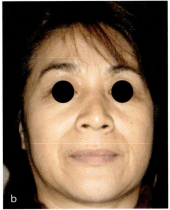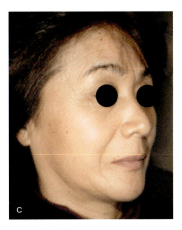

図43a～c　初診時の顔貌.

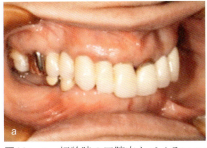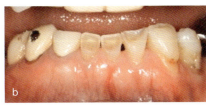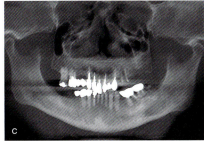

図44a～c　初診時の口腔内とパノラマエックス線写真．下顎前歯部に著しい摩耗が存在する．

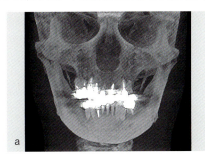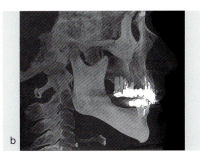

図45a, b　初診時のセファロ写真．

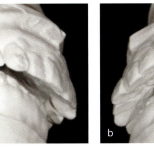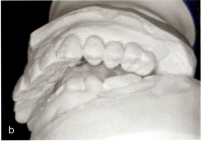

図46a, b　フェイスボウトランスファーし，中心位にてマウントした模型．CO/CRには大きなズレがあり，大きなオーバージェットが存在する．

症例3：非外科的解決（補綴のみで治療を行った症例）

患者：56歳，女性
初診：2010年7月
主訴：⌞5 歯根破折

　患者は主訴の⌞5部へのインプラント治療を希望し来院された．口腔内は，ディープバイトが顕著であり，正面から見ると下顎の前歯が隠れてしまうほどであった．下顎の前歯は著しく摩耗しており，本来の歯冠形態が失われていた（図43, 44）．

3 一般歯科臨床医の視点からの咬合論：咬合と矯正歯科治療，私はこう考える

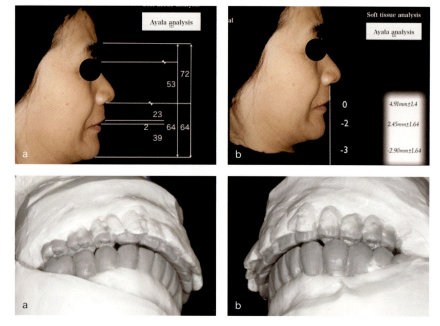

図47a, b　側貌の比率による診断．

図48a, b　治療終了後のセットアップ模型．前歯の位置を大きく改善しないといけないことがわかった．

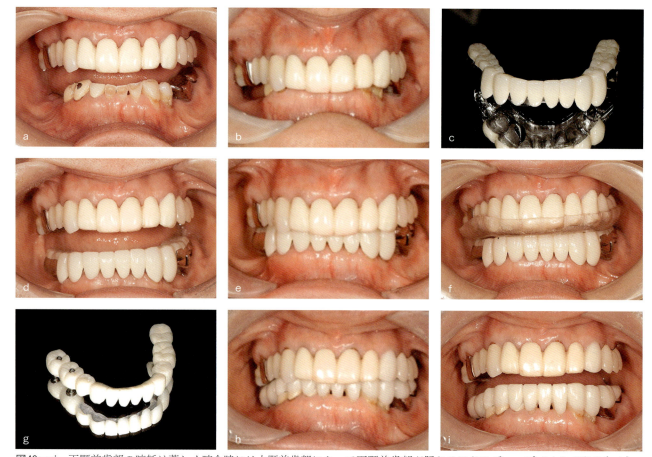

図49a〜i　下顎前歯部の咬耗は著しく咬合時には上顎前歯部によって下顎前歯部が隠れるほどのディープバイトである(a, b)．咬合を挙上するために使用した可撤式義歯(c)．可撤式義歯を口腔内へ装着した状態(d, e)．顎位の安定が得られるまでスプリント治療を行う(f)．顎位の安定後に作成した下顎フルアーチの固定式プロビジョナル(g)．固定式のプロビジョナルを装着した口腔内写真(h, i)．

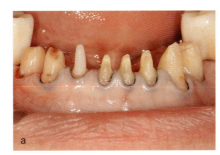
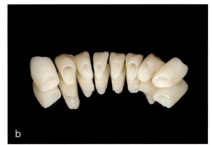

図50a, b　下顎前歯部にはオールセラミッククラウンの最終補綴装置を装着.

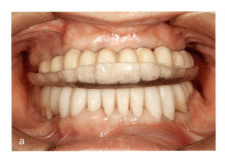
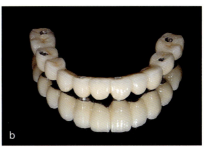

図51a, b　上顎にはCAD/CAMでネジ固定の上部構造を作製した.

　最初に，CRバイトによってマウントを行ったところ，口腔内よりもはるかに大きなオーバージェット，オーバーバイトを確認できた．顔貌写真およびセファロ写真によって，歯列模型と同様に問題点を確認した（図45，46）．軟組織診断から，明らかに下顔面高が低く，咬合高径が低下していることが一目瞭然であった．口元の軟組織診断では，ULi-stomがゼロ，LLi-stomがマイナス2，Me'がマイナス3であり，口元の前後関係にも問題があることがわかる（図47）．

　問題点としてピックアップされたのは，全顎的な不良補綴および歯肉の炎症，過蓋咬合，下顎前歯部の著しい咬耗，多数歯欠損，咬合高径の低下，咬合平面の問題，顎関節の問題であった．

　このように問題が山積していたが，もっとも重要視するべき点は骨格的要素であった．根本的な問題解決のためには，顎変形症の手術という選択肢が不可欠であったが，患者の年齢を考慮し，インプラントと補綴による治療を計画した．

　下顎に残存する天然歯に対して解剖学的に理想的な形態を付与し，その下顎に対して適切となる位置に上顎の歯を並べるとした場合，セットアップ模型のように上顎前歯の位置を大きく移動させなければならない（図48）．図48に示すように上顎前歯の位置を大きく変えるためには，インプラント治療を用いてセットアップ模型に示されるような歯列を作製することが適切だと考えた（上顎前歯は既に保存不可能な状態であった）．

　まず，適正な咬合高径を獲得するために，可撤式義歯を装着し，咬合挙上を行った（図49c～f）．右側下顎臼歯のバーティカルストップを得るために，セットアップ模型を参考にインプラントを埋入し，スプリント治療を併用し顎位の安定を図った．1年10か月後に，可撤式義歯ではなく，咬合平面および咬合高径を考慮したプロビジョナルを装着した（図49g～i）．

　前歯の位置が口蓋側へ移動することにより，ナゾラビアルアングルが開大し術前の口元よりも悪化することが予想されたので，プロビジョナル装着後，患者に前歯の位置，形態および口元の審美的問題がないかを確認してもらった．2年8か月後のCPIデータではCO/CRディスクレパンシーは1mm以内に収まっていた．

　最終のプロビジョナルを参考に最終補綴を作製し口腔内へ装着した（図50，51）．

3 一般歯科臨床医の視点からの咬合論：咬合と矯正歯科治療，私はこう考える

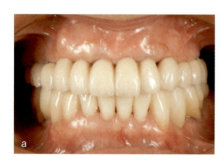
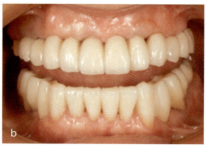

図52a, b 最終補綴装置装着後の口腔内．

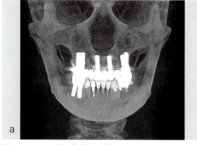
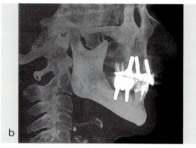
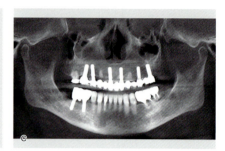

図53a〜c 治療終了後のセファロ写真およびパノラマエックス線写真．咬合平面の左右の傾きと咬合平面が改善されている．

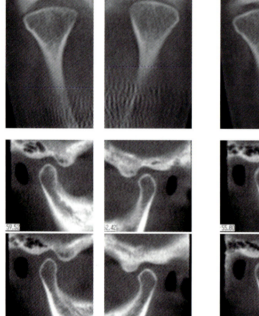
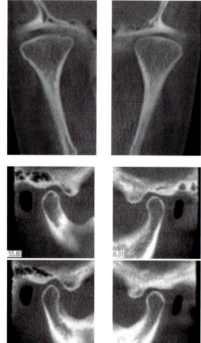

図54 治療前後の顎関節のCT．図の左側は治療前，右側は治療後．関節窩よりも下方に位置していた関節頭が，術後には適正な位置に改善されている．

　3年7か月の治療期間を経て，咬合高径，咬合平面の改善を行った機能的な口腔内を獲得した（図52）．
　CT，パノラマ，セファロ，顔貌写真から，術前術後で良好に変化していることも確認できる（図53〜55）．

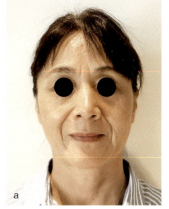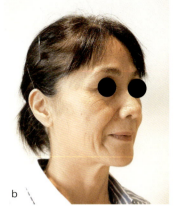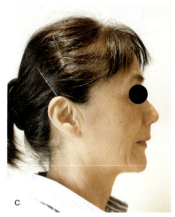

図55a〜c　治療終了後の顔貌写真．咬合高径を挙上することにより下顔面高が高くなり，審美的な顔貌を獲得することができた．

■ 症例4：非外科的解決（矯正治療のみで治療を行った症例）

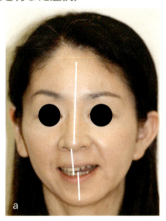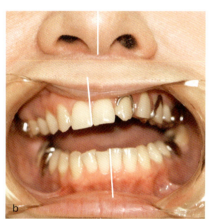

図56a, b　初診時の顔貌と口腔内．上顎は顔面の正中に対して右側に，下顎正中は左側に出ることがわかる．咬合平面は右下がりで，顎変形症であることがわかる．

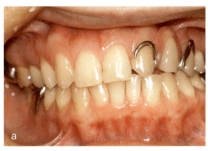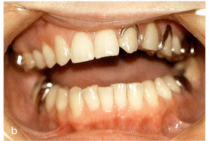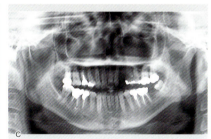

図57a〜c　初診時の口腔内およびパノラマエックス線写真．

症例4：非外科的解決（矯正治療のみで治療を行った症例）

患者：37歳，女性
初診：2007年3月
主訴：|3欠損部へのインプラント治療既望

　|3が欠損のため1歯可撤式義歯を使用しており，その欠損部位へのインプラント治療を希望して来院された．

　顔貌写真から明らかなように，上顎骨における歪みの問題，下顎骨下顎枝の左右差の問題など，骨格的に大きな問題をかかえていた（図56, 57）．

3 一般歯科臨床医の視点からの咬合論：咬合と矯正歯科治療，私はこう考える

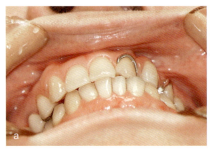
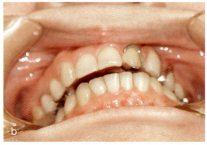

図58a, b　初診におけるカップリングの状態（a）とスプリント装着後顎位を中心に誘導した後の前歯のカップリングの状態（b）．初診に比べてオーバージェットが存在することがわかる．

図59　矯正中の口腔内．

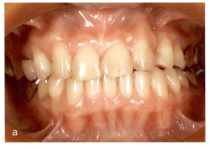
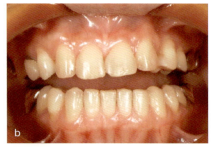

図60a, b　治療終了後の口腔内．インプラント治療は行わず矯正のみの歯の移動で咬合平面は初診時よりも改善されている．顎骨離断術は行っていないが口腔内は安定している．

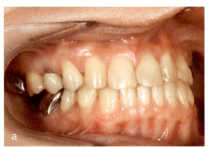
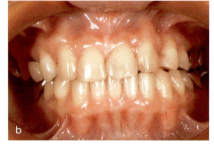

図61a〜c　治療終了後約7年の口腔内．

　紙面の都合上割愛するが，CBCTの画像所見からは，3 相当部の骨が非常に薄く，骨造成が必要と診断した．正面顔貌写真より，中顔面と下顔面の正中の歪みは顕著であり，口腔内所見からは咬合平面の大きな傾斜とともに上下顎正中の不一致を確認した．また，セファロ規格写真からも同様の考察が得られたため，顎変形症と診断した．

　欠損部位にのみインプラント治療を施術するよりも根本的な解決が必要と判断し，矯正医に相談した．顎変形症の手術による骨格的な問題の解決が理想的であったが，患者の子育ての問題や家庭内の問題などにより，顎骨離断術を受診することは困難であった．そのため，顎骨離断術をともなわずに解決する方法を検討した．

　まず，スプリント療法を開始し顎位のズレを是正した．約1年スプリント療法を行い口腔内に大きな変化を認めた（図58）．その後，約3年間歯列動的治療を行い，結果としてインプラント治療を要することなく治療を終了した（図59〜63）．

　上顎骨の歪みなどの骨格的な問題は根本的には解決されていないが，顎位の安定と歯の移動により治療を終了することができた．

　治療終了後約7年経過しているが大きな問題もなく，定期的なメインテナンス以外には歯科医院に通院することもなくなった．

包括的治療を必要とする難症例へのアプローチ

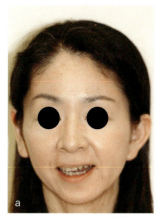
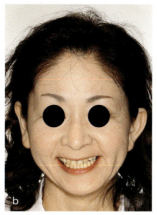
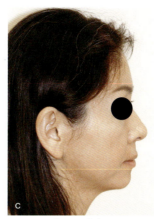
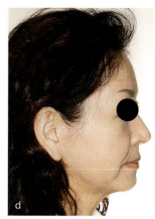

図62a～d　初診時と術後10年の顔貌比較．顎骨離断術を行っていないため大きな変化はないが，インプラント治療をすることなく矯正のみにて主訴を改善し，患者は問題なく過ごしている．

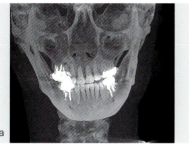
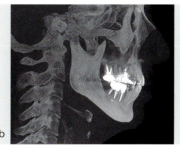
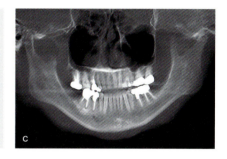

図63a～c　術後のセファロとパノラマエックス線写真．

まとめ

　難症例は骨格的な問題を考慮するべき症例が多く，他科と連携した歯科治療を行うべきであると考察した．

　本稿では，難症例とその治療方法を整理し，資料採取および診断方法について，実際の症例を交えて詳述することを試みた．今後の歯科臨床における難症例解決への一助となれば幸いである．

謝辞

　スプリント治療における顎位の安定および歯の動的治療を担っていただいている鷹木雪乃先生，顎骨離断術を担当していただいた福岡大学医学部歯科口腔外科学教授の喜久田利弘先生，画像診断にご助言いただいている北海道大学歯科放射線学教授の箕輪和行先生，３Ｄ画像により関節の診断などを行っていただいている古谷忠典先生に深く感謝申し上げます．

3 一般歯科臨床医の視点からの咬合論：咬合と矯正歯科治療，私はこう考える

咬合再構成に包括歯科治療を融合させた咬合論

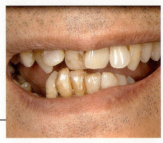

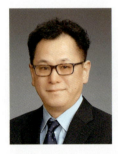

佐分利清信
Kiyonobu Saburi

愛知県開業　さぶり歯科
連絡先：〒460-0003 愛知県名古屋市中区錦1-20-25 広小路YMDビル2F

1. 咬合と矯正歯科治療，私の考え

はじめに

　補綴治療と矯正治療とは，一般に歯科における別々の分野と考えられているが，咬合を考える場合，筆者は両者に密接な関係と共通性が存在すると考える．矯正専門医はこれまで大半が未成年の患者を対象として，不正咬合の治療に専念してきた．近年では成人患者を扱う割合も増大し，「成人矯正」という分野が独立し，さらに最近では中高年の患者に対する矯正治療の必要性も増大してきた．なかでも，歯周病をともなう患者の矯正治療を「歯周－矯正」と呼び，理想的な治療結果を得るために，包括的歯科治療の必要性も増大し，新たな分野が誕生し発展してきた．

　実際に筆者の医院を訪れる患者は，難症例といえる複雑な問題を同時に多く抱える方も多い．たとえば，さまざまなタイプの欠損歯列，不正咬合，骨格異常，顎関節症，不良補綴装置の存在，重度の歯周病，審美的問題などが合併する場合では，当然補綴治療，矯正歯科治療単独では治療不可能であり，専門治療を複合的に組み合わせた包括歯科治療が必要である[1,2]．

適性下顎位

　具体的に咬合治療を行う場合，もっとも大切な要素は下顎位であり，咬合再構成を行う症例では，最終補綴装置や矯正治療の最終ゴールに，適性下顎位における治療咬合を付与することが目標となるべきである（図1）[3]．これまで，下顎位が咬合の異常により変位してしまった症例に対し，リラキゼーション型スプリントやリポジショナーと呼ばれる装置を用いて，偏位した下顎位を正常に戻し，安定した顎位を獲得した後，ドーソン法の両側誘導法なども併用して咬合採得を行い，上下歯列模型を咬合器に装着して最終補綴装置を作製する方法が採用されてきた．

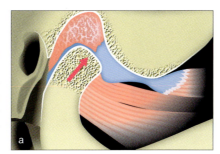
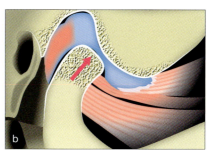

図1a,b 咬合治療の目標．a：関節円板前方転位，b：正常な状態．aのように関節円板が前方転位してしまった症例では，下顎頭は後方に偏位する．目標は可及的に円板の位置を復位させ，顎関節が正常機能を営める状態に治療することが求められる(b)．(文献3より引用・改変)

顎関節症の診査・診断

顎関節症の定義：顎関節症は，顎関節や咀嚼筋の疼痛，顎関節雑音，開口障害ないし顎運動異常を主要症状とする慢性疾患群の総括的診断名である．臨床で観察される顎関節症とは，
(1) パラファンクションに関連した咀嚼筋障害
(2) 顎関節内症
(3) 変形性顎関節症
である．顎関節内症は顎関節症の病態の1つで，関節円板の位置や形態異常によって引き起こされる顎関節の機能障害である(図2)[4]．

筆者の臨床実感として，咬合再構成を必要とするような咬合に異常がある症例は，関節円板が前方転位しているケースが大半で，さらに下顎頭の形態が変形している場合も多く認められる．咬合治療が必要な患者は，一見顎関節に異常を認めなくても，精査すると関節円板転位を含む顎関節症の場合が多く含まれるため，より正確な診査・診断が求められる．また咬合治療は，同時に顎関節症に対する治療も要求されることになる．

ブラキシズム運動と咬合治療の関係

顎運動とブラキシズム

人は日中食事の時間を加えても，上下の歯が直接接触する時間は17分程度であり，ほとんどの時間は非接触であると言われている．しかし夜間の睡眠中のブラキシズムやクレンチング時には，上下の歯の接触は正常者で15分，ブラキサーで40分であり[5]，

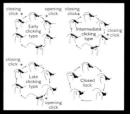

図2 2013年の日本顎関節学会における顎関節症の分類[4]．特にⅢ型の関節円板障害における復位性，非復位性円板転位の問題が明確に示された．確定診断にはMRI画像診断が必須となるが，われわれが治療する咬合に異常のある患者では非常に高い確率で円板転位が認められる．

その咬合力も日中では約30kgfであるのに対し，約50～100kgfであると言われている[6]．パラファンクションなどの異常な機能に対してはスプリント療法で対応するという意見もあるが，ブラキシズムは人がストレスを発散するために必要な機能だとする理論も存在する．したがってブラキシズムとは抑制するのではなく，ブラキシズム運動がスムーズに行える咬合様式を付与する咬合再構成の重要性も紹介されている[7]．これまで顎運動は，限界運動と咀嚼運動に注目する考え方が主流であったが，この理論ではブラキシズム運動に対応することの重要性が示唆され，咬合再構成における見逃せない事項となってきた[8]．

3 一般歯科臨床医の視点からの咬合論：咬合と矯正歯科治療，私はこう考える

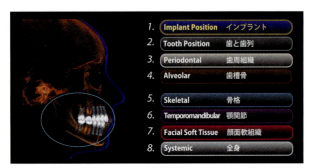

図3　デントフェイシャル（顎顔面）を構成する基本的構成要素．（文献9より引用・改変）

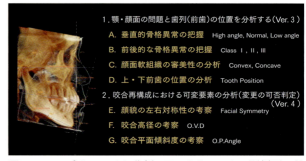

図4　シンプリファイド分析のVer.3とVer.4．顎顔面‐骨格構造の分析がサマリーとして定量的に行うことができる．

2．矯正医との連携時の注意点

　筆者は，研究者ではなく一般臨床家の立場で，歯周治療，インプラント，補綴などを中心に歯科治療を行っている．矯正については専門医ではないがこれまで独学で研修し，成人矯正や補綴前処置のMTMを中心に自分自身ですべての分野を扱う診療システムを構築し，時には専門医とコラボレーションすることで独自の包括歯科治療を構築してきた．

日本ではマルチディシプリナリーアプローチが必要

　日本では各専門分野の専門医が存在しない．また，われわれ補綴家と矯正専門医との連携治療についても，まだ十分に機能していないのが現状である．
　矯正歯科治療は専門治療で，高度な知識と技術が要求される分野であり，一般臨床家が矯正治療全般をマスターすることは容易ではない．しかし，身近に自分と同一の理論で連携できる専門医がいない場合もあるので，われわれは努力目標として矯正治療を習得する必要があると思われる．包括治療全般を成功させるため，実際の治療は専門医に委ねるとしても，少なくとも矯正治療の知識習得は必須になると思われる．

3．臨床ケースからの考察

　補綴治療，矯正治療単独のアプローチでは，自ずと治療結果に限界が生じる．両者の欠点を補い包括的な対応をし，さらに歯周治療，インプラント治療などの応用も含め，理想的治療結果を追求する総合臨床の重要性について述べてみたい．

顎顔面包括歯科治療とは：顎顔面，骨格構造の問題を分析し，可及的に適性化すること

　筆者の目指す顎顔面へのアプローチとは，外科矯正を行うか否かのボーダーラインの顎顔面・骨格構造に異常のある症例などの複雑な症例に，専門的治療の複合的な活用により，顎顔面の左右対称性の改善や，上顎・下顎骨の対向関係のバランスを整えたり，下顔面プロファイルの審美性を改善したり，補綴的に咬合再構成を行い，咬合機能を適正化することを目的にした総合歯科臨床を意味している．すなわち，顎顔面‐包括治療の目標は審美性・機能性の改善，安定性の獲得であるが，口腔内だけでなく顎顔面という広い視点で，上下顎の対向関係，形態と構造を変更し，顎顔面の審美と調和，機能改善を目指すための総合臨床ということができる．
　そしてこれは，ペリオ，インプラント，補綴（咬合）治療，矯正治療の専門的なテクニックを駆使し，複合的に活用することにより，一般的には解決困難なデントフェイシャルの問題や，審美障害，咬合機能

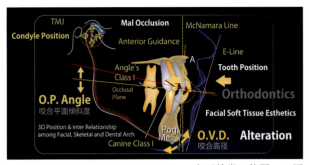

図5 V.T.P.；Visual Treatment Plan. 上下前歯の位置, 口唇突出度, 咬合高径, 咬合平面傾斜度, 下顎位などを評価して治療目標を設定することができる.

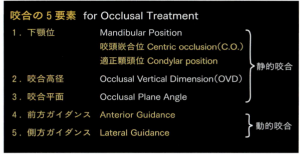

図6 筆者の考える咬合状態を評価するための5要素.

異常などを可及的に理想に近づけることのできる歯科治療であり，われわれは多岐にわたる専門分野の知識と技術を習得する必要がある．

近年デジタルデンティストリー分野の発展が目覚ましいが，筆者はその中でも特に広範囲撮影領域の歯科用CTを応用した顎顔面3D分析のテクノロジーを融合させることにより，新たな診断と治療システムを段階的に構築させてきた．

デントフェイシャル(顎顔面)分析と治療計画の立案

デントフェイシャル分析とは，これを構成する基本構成要素である歯と歯列，歯周組織，歯槽骨，骨格，顎関節，顔面軟組織などの形態と量，三次元的位置関係を分析し，問題点を抽出し，可及的に理想に近づけるための治療法を決定するための分析法である．これには審美分析を含み，歯の形態と色調，歯と口唇との関係，歯と顔面軟組織，骨格との関係の客観的な分析と，3Dセファロ分析を用いて構成要素の三次元的相互関係を分析する(図3, 4)[9, 10]．

V.T.P.；Visual Treatment Plan (治療目標)

この分析法のすぐれた点は，術前に分析の結果を踏まえ変更可能な要素を，治療の限界を考慮しながら治療目標を設定し，理論上可能な範囲で最終ゴールを予測できることである．たとえば上顎，下顎の前歯を唇側または舌側へどれだけ移動させるべきか，それにより口唇突出度は改善されるか，咬合高径，咬合平面の傾斜度を変更すべきか否か，それらが技術的に可能かを診断し，治療計画を立案することができる(図5)．

デントフェイシャルの治療目標

顎顔面の骨格異常，顎変形症は基本的に口腔外科領域の形成手術を行わなければ完全には治療できないと言われてきた．しかし患者は外科矯正を拒否する場合もあるし，高齢者で欠損歯列・重度歯周炎を併発するなど，外科矯正を適応できない症例も存在する．また骨格異常の程度が外科を行うボーダーラインとなる場合など，解剖学的な限界は存在するが，外科以外の手段で可及的に顎顔面の形態および構造の適正化を目指すという考え方も存在する[10]．

咬合再構成治療の視点

筆者は「咬合の5要素」である，下顎位，咬合高径，咬合平面，次に限界運動路であるアンテリアガイダンス，ラテラルガイダンスの評価を行い，各要素を適正化する可能性を診断している(図6)．

適性下顎位の定義

1987年以降の中心位(Centric Relation；CR)の定義はThe Glossary of Prosthodontic terms 5 th(GPT-5)[11]に以下のように示されている；「下顎窩内において顆頭がそれぞれの下顎窩の前上方部において，関節結節の斜面部と対向し，かつ関節円盤の最も薄い駆血な部分と嵌合している上下顎の位置関係，この関係は歯の接触に依存しない」．佐藤は「下顎頭と関節円

一般歯科臨床医の視点からの咬合論：咬合と矯正歯科治療，私はこう考える

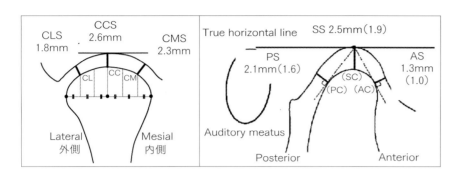

図7　池田のCBCTによるTMJの画像診断[13]．TMJの画像診断を行い，関節空隙量を定量的に計測し，適正な下顎位か否かを分析する方法が紹介されている．各数値は関節空隙量mm，（）内は比率を示す．

板とエミネンスの3者の関係が生理的に正常な関係にある事がCRの本当の意味であり，これが今まで下顎位という言葉と混同して用いられてきた事に，歴史的にも大きな混乱を招き，臨床家にとっても咬合治療は複雑で，難解な問題と考えられてきた」と述べた[7]．

混乱のある長い年月を経て，2017年にGPT-9[12]が発表された．その中で最新のCRの定義は，「CRとは，歯の咬合接触とは無関係に決まる上下顎の位置で，その位置において下顎頭は関節結節に対して前上方位をとり，純粋な蝶番運動を営む．CRは強制位ではなく，生理的な下顎位で，患者はそこから開口，前方，側方運動を自由に行う事ができる」と記されており，今回は関節円板との関係性が削除されている．もう一点，CRは「純粋な蝶番運動を営み，開口，前方，側方運動を自由に行う事ができる位置である」という定義が示されたため，顎運動が適正に行われるかを確認することが，必須事項となってきた．Dawsonは著書のなかで，適応中心位（Adapted Centric Posture）について記述している．それによると「中心位とは，下顎頭-関節円板複合体が損傷なく，完全に適正な位置関係で配置された状態における下顎頭軸の位置と定義される．関節円板に変位を伴い，構造的に変化した顎関節は適正な位置関係で配置された関節円板の厳密な条件を満たさないので，中心位にあるとは言えない．適応中心位とは下顎頭が関節結節に対して最上方位にしっかりとはまりこんでいて，変形した顎関節が強い荷重を問題なく快適に受容できるまでアダプテーションが確立した時に得られ，その位置から上顎に対して下顎を思い通りに動かす事ができ，しかもしっかりと安定している下顎位である」と述べている[3]．

適正な下顎位 Mandibular Positionの評価

筆者のCBCT-TMJ分析は，顆頭の形態異常の有無と程度・骨密度・周辺の皮質骨の吸収の有無，関節空隙量の計測と顆頭の偏位：関節円板偏位の疑いを分析し，さらにFH平面を基準にエミネンス（関節結節の傾斜角度）を計測し，おおよその矢状顆路角の予測，左右の顎関節の対称性，差異の分析，経時的に複数の画像を重ね合わせ，顆頭位の変化方向と量の計測なども行うことができる．これは，あくまでも一つの基準として，顆頭の関節窩における三次元的位置関係を分析することにより，求める適正な下顎位を予測できる有効な手段になると思われる．

術前の顎位や咬合高径を変更する必要がある症例では，咬合採得をつねに適正顎位で行うことは簡単ではない．咬合支持が欠如していたり，不良の修復物が多数存在したり，咬合干渉が存在する場合には下顎位は偏位していることが多くなる．たとえ見かけ上再現性のあるタッピングポイント，最大咬頭嵌合位が存在したとしても，その下顎位は適正でない場合がありうることを疑わなければならない．

また，咬合治療が必要な患者は，不顕性の顎関節症を併発する割合が多く，顎関節症の診断と治療を同時に行う必要性が高まり，CBCTによる顎関節，特に顆頭位の分析も併用することにより，適正下顎位を決定するために有効になると考える（図7）[13]．

症例1

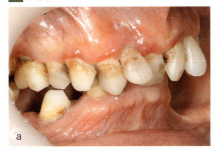
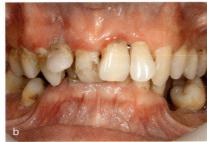
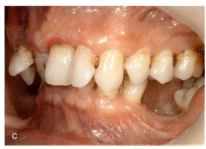
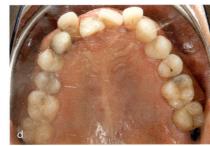
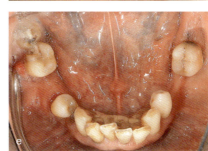

図8a〜e　初診時口腔内．歯周炎，欠損歯列，歯列不整，咬合関係の異常，う蝕などさまざまな問題が併発する治療難度の高い症例であった．

　GPT-9[12]のCRの新しい定義にもあるように，CRにおける咬合再構成が成功すれば，その位置から適正な顎運動を営むことができると示されたが，逆に顎運動を計測し分析することによって，患者の適正下顎位を決定するという治療システムも紹介されている[7]．症例によっては，咬合治療の新たな取り組みとして，このシステムを採用する価値があると筆者は考えている．また顎運動の中でも，これまで咀嚼運動に注目される傾向があったが，「ブラキシズムによるグラインディング運動を適正化させるような咬合再構成」を目指す必要性も示唆されている．

顎運動とは？

　顎運動は咬合機能の良し悪しを表現する一つの指標ということができる．また顎運動を分析することにより，咬合再構成における治療顎位を決定するための重要な情報が得られる．佐藤らが提唱する「RP-TRPコンセプト」が示しているように，キャディアックス・コンディログラフなどの顎運動解析装置を用い，患者のさまざまな顎運動を記録し，運動軌跡などを専門知識に基づく分析を行うことで，基準位として求めたRP（リファレンスポジション）から，顎位（顆頭位）を三次元的にどれだけTRP（セラピューティック・リファレンスポジション）へ変更すべきかを決定する．すなわち最終的治療顎位を，口腔内で咬合採得することなしに，咬合器上に装着した模型でRPからTRPへ三次元的位置関係を変更し，スプリントやプロビジョナルクラウン，最終補綴を正確に作製して，TRPにおける再構成した咬合関係の補綴装置を患者に装着し適応を確認する方法論である[14]．

　顎運動とは，ポッセルト・フィギュア（下顎の限界運動域）内における，下顎の前後運動，左右側方運動，開閉運動，その他にチューイングサイクル（運動）やブラキシズム運動（疑似グラインディング運動）などがあり，それぞれの記録した運動軌跡を計測機器の画面上で重ね合せを行うことで，患者特有の顎機能の問題点が抽出される場合がある．

症例1

患者年齢および性別：63歳，男性

初診：2009年9月

主訴：右下臼歯部が動揺するのでインプラント治療をしてほしい．

3 一般歯科臨床医の視点からの咬合論：咬合と矯正歯科治療，私はこう考える

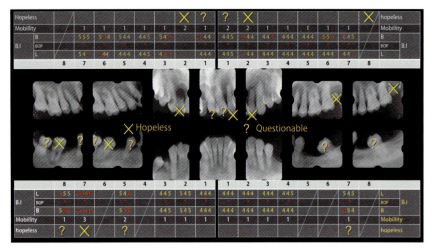

図9 初診時デンタルエックス線14枚法と初診時歯周組織検査．6|56欠損，下顎臼歯部残存歯は近心傾斜と歯周炎，7|は根尖性歯周炎にて咬合支持能力を失い，臼歯部咬合崩壊，前歯部過蓋咬合，咬合平面の大きな乱れおよび歯列不整の様相を呈し，咬合高径の低下，下顎位の偏位などの咬合関係の異常が疑われた．

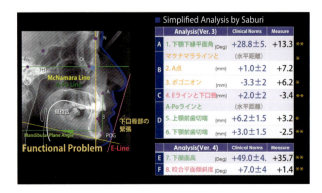

図10 初診時矯正学的セファロ分析．骨格的異常は，垂直的にはシビアなブラキオタイプ（ローアングル型），矢状面的には上顎前突型，下顎前突型の骨格異常をともない，口唇部は後退傾向を呈し，上顎前歯，下顎前歯ともに舌側傾斜し過蓋咬合の歯列咬合関係を呈していた．

　診査の結果，6|56欠損，残存歯広汎性中等度慢性歯周炎，咬合支持域は下顎の小臼歯，大臼歯が2本ずつ存在するものの，歯周炎および近心傾斜の不正咬合，動揺度も強く，咬合支持能力が著しく失われ，臼歯部咬合崩壊および前歯部は叢生および高度な過蓋咬合を呈していた．当症例は非常に治療難度が高く，審美的にも機能的にも，理想的治療結果を求めることが困難であるが，患者の強い希望もあり包括歯科治療による咬合の再構成治療を行った．

　このような症例では，単に歯周病の診査・診断だけでは全顎的な補綴設計を含む治療計画の立案を行うことができない．ここまでの診査により歯列・咬合および顎顔面構造の問題も疑われるため，デントフェイシャルの診査・診断までが要求される．そのような場合にはセファロ分析が大変有効な診査法となり，骨格異常，顔面軟組織の審美性，上下前歯の位置を分析してデントフェイシャルの異常を分析することができる．また，咬合関係を診断するため，咬合高径および咬合平面傾斜度を分析することで，咬合再構成の必要性が明らかとなる．

　咬合高径は下顔面高（Lower Facial Height）の計測により分析される．平均値49.0°（±4.0）に対し本症例は35.7°と計測され，できれば10.0度程咬合挙上を行いたいが，シビアなブラキオタイプであり，咬合力が強いため，若干の咬合挙上を行う治療計画を検討した．また，咬合平面傾斜度はブラキオ型の平均値7.0°のところ1.4°とほぼFH平面と平行であると計測されたため，5°ほど急傾斜に変更すべきと診断した．

咬合再構成に包括歯科治療を融合させた咬合論

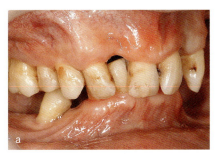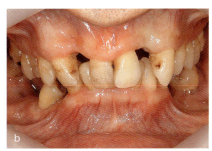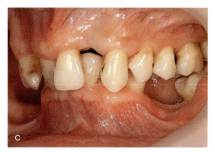

図11a～c　歯周初期治療終了時．ホープレス歯の抜歯とTBI，スケーリング・ルートプレーニングを行った．下顎臼歯部咬合支持能力が落ちて咬合崩壊を惹起し咬合高径が低下，上下前歯部もディープバイトの様相を呈する．機能的には咀嚼機能が低下しているだけでなく，円滑な下顎運動（アンテリアガイダンス）も阻害されている．

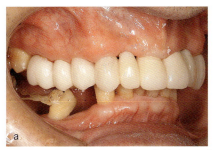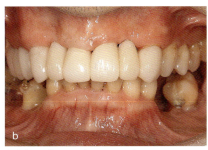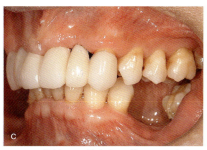

図12a～c　上顎暫間補綴装置装着時．初期治療終了後，6＋3までプロビジョナルブリッジを装着し，前歯部で約4mm咬合を挙上した．プロビジョナルの上顎前歯舌面には棚状のアンテリア・バーディカルストップを付与し，咬合高径の維持と同時に，スプリント様に自由に側方運動できる形態に調整し，下顎臼歯部を一時的無咬合とすることで臼歯部の矯正治療を行いやすくするように調整した．

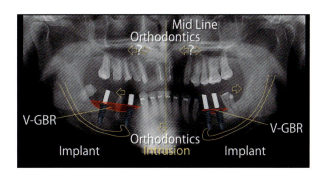

図13　初期治療終了後，下顎矯正治療開始時のパノラマエックス線所見と治療計画の立案．複雑で治療困難な症例であったため，基本治療終了時の段階で最終的な治療計画立案を行った．第1段階の矯正治療により，下顎臼歯部の適切なインプラント埋入位置を確保したうえでインプラント治療に移行し，二次手術終了後にインプラント支持型の強固な咬合支持を確保できる．これにより咬合関係の安定を図り，矯正治療のアンカーとして利用する条件を整備できる．

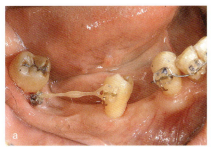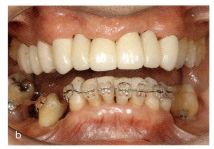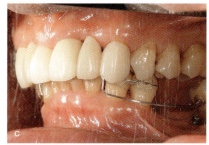

図14a～c　下顎の矯正治療開始時．この症例は下顎臼歯部欠損で，咬合支持を増強するために早い段階でインプラント治療を行いたいが，残存歯の位置異常のため適正なインプラント埋入位置を確保できない．第1段階の矯正治療として下顎のLOTを開始した．通常矯正のアンカーとなる第一，二大臼歯が欠損している場合には，矯正用ミニスクリューをアンカーとして応用するなど，症例ごとに特別の工夫が要求される．

3 一般歯科臨床医の視点からの咬合論：咬合と矯正歯科治療，私はこう考える

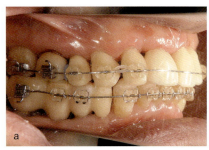 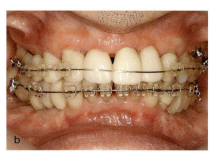 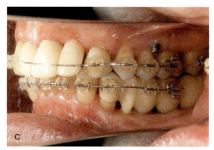

図15a〜c　矯正治療終了直前．成人矯正では解決困難な問題も存在し，治療結果に限界がある．本症例では，4|を3|に，3|を2|の形態に補綴的に変更し，|3についてはTADをアンカーとして最大限遠心移動することにより擬似的に両側犬歯1級の咬合関係を構築した．

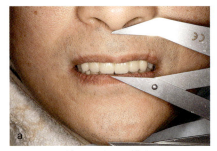 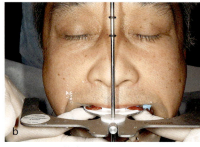 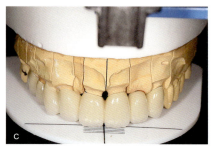

図16a〜c　補綴的咬合再構成のための重要な評価．上顎前歯切端位置の決定が咬合再構成の重要な基準となる．Koisのデントフェイシャル・アナライザーにより，咬合平面と左右対称性，前歯部の三次元的位置関係をトランスファーした．

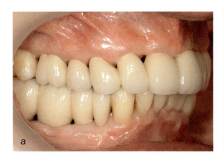 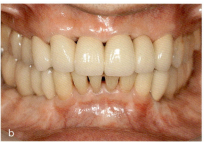 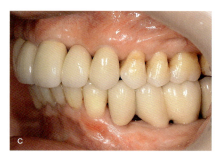

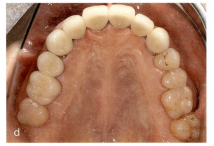 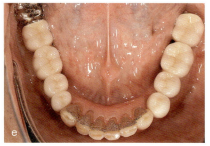

図17a〜e　最終補綴装置装着時．動的治療期間約3年間を費やし，歯周治療，インプラント治療，矯正治療，補綴治療を包括的に応用した咬合の再構成治療を行った．

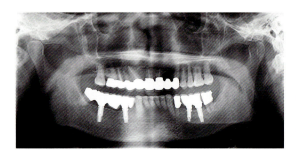

図18　同パノラマエックス線．両側下顎臼歯部はインプラント支持型のクラウンブリッジ，上顎は6+3までのメタルセラミックブリッジによる最終補綴装置を装着した．残存歯は，すべてポケットデプス3〜4mm以下にコントロールすることができた．

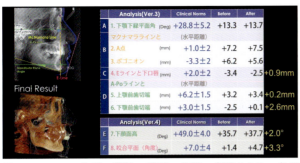
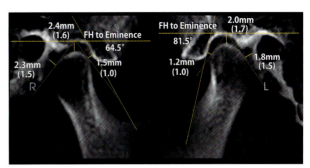

図19 セファロ分析の術前・術後の比較．術前よりPog点が前方に約1mm変化したのは，下顎位が前方へ変化したことが示唆される．Dの上下前歯は理想値には至らないが，術前より改善し，咬合高径，咬合平面もより正常値に改善されたことが評価された．

図20 CBCT撮影による術後の顎関節（顆頭位）所見．関節空隙量とエミネンスの傾斜度を計測し，池田の計測値と比較検討を行った．おおむね各計測項目は正常範囲にあることが確認された．

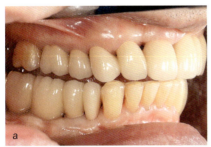
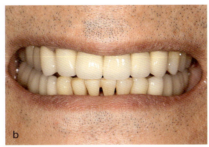
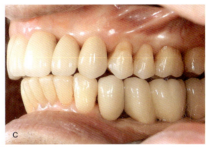

図21a〜c 術後の下顎前方運動および左右側方運動時．前方滑走運動および擬似的に構築した犬歯1級関係に助けられ，側方運動時には臼歯部離開咬合を付与することができた．

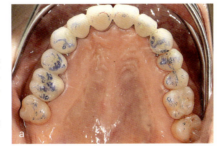
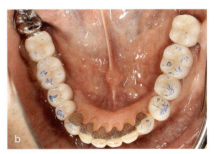

図22a, b 治療終了後の上下咬合面観．メインテナンス期間中も咬合紙による咬合接触点のマークを確認し，慎重に咬合調整を繰り返し行った．おおむね左右対称に，タッピング時とクレンチング時に一致した咬合接触関係を付与することができた．

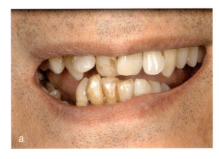
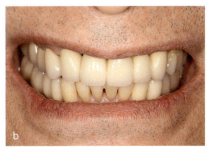

図23a, b 術前・術後のスマイル所見の比較．最終補綴装置装着後6年経過したが，大きな問題もなく今日までメインテナンスを継続している．審美性も術前と比較すると見違えるように改善し，咀嚼機能はもちろん，職業柄（僧侶）発音機能も快適とのことで，患者には治療結果に大変満足いただくことができた．

3 一般歯科臨床医の視点からの咬合論：咬合と矯正歯科治療，私はこう考える

■ 症例2

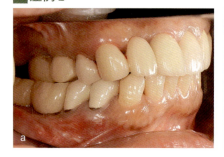
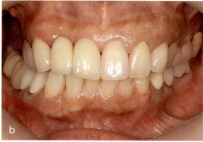
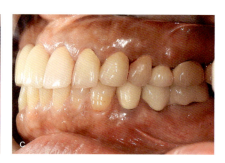
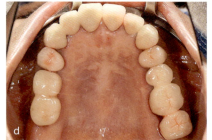
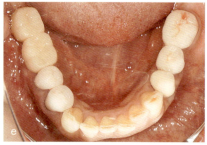

図24a〜e　初診時口腔内．右側上下顎臼歯部は，前医にてインプラント治療を受けたとのことだが，テンポラリークラウンが7 6|と|7 6部に装着されており，|7 6部のインプラント埋入位置が不良で，右側臼歯部のポステリアクロスバイトが認められた．特に上顎のアーチフォームは左右非対称，右側の歯列は狭窄が著明であった．

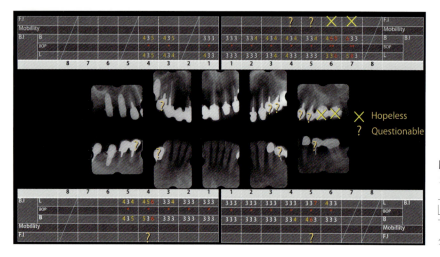

図25　初診時デンタルエックス線とペリオチャート．7 6 5 2|，|7 6|5 7部欠損，|7 6|，|7 6部はインプラント治療済みで，|6 7部はう蝕のため保存不可能，|4 5，4|5部は不良根管治療，残存歯質量も減少し，保存困難と診断した．

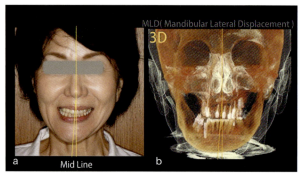

図26a, b　a：正面顔貌写真所見，b：CBCT-3D正面セファロ分析．レンダリング画像分析の結果，下顔面は右側へ5mm偏位し，下顎の側方偏位．顔面非対称が認められた．

症例2

患者年齢および性別：59歳，女性

初診：2012年7月

主訴：「インプラント治療の続きをしてほしい」という主訴で，某歯科から転医で当院を初診で来院．

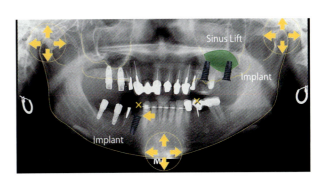

図27 基本治療終了時のCBCTによるパノラマエックス線所見.⌊5 7にはサイナスリフトを併用したインプラント治療を行うことで咬合支持の獲得を目指し,下顎前歯部はMTMを行うことで位置を整え,患者の適正下顎位を予測しながら咬合再構成のゴールを考察した.

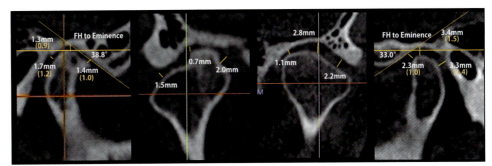

図28 初診時CBCTによる顎関節分析.広範囲FOVのCBCTを用い,セファロモードでCT撮影を行うことで,特定した咬合位における顆頭位での顎関節の状態が分析できる.両側のTMJをFH平面を基準に形態,骨密度,三次元的位置関係を分析することが可能で,この症例では右側の顆頭に著明な変形性顎関節症の所見を発見することができた.右側TMJにオーバーロードが影響し,画像のように複雑な形態に変形し,右側の下顎枝長が短縮し,下顔面も右側へ変形したことを示唆していた.

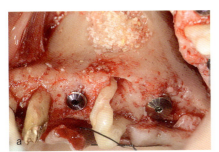
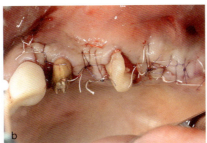
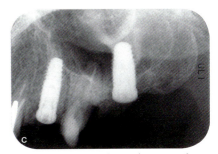

図29a〜c a,b:⌊5 7部インプラント一次手術時の所見.c:同デンタルエックス線.サイナスリフトと同時に2本のインプラントを埋入した.

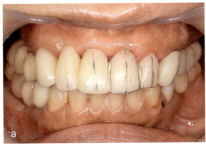
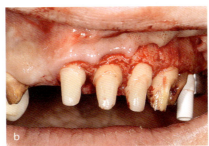
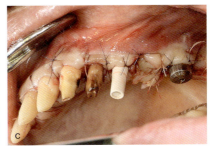

図30a〜c a:1⌋1 2 3部歯周形成外科術前,b:術中正面間,c:⌊5 7部インプラント二次手術時の所見.咬合平面,スマイルラインを基準に臨床歯冠長が左右非対称であったため,ジンジバルレベルの対称性を得る目的で歯周形成外科手術を行い,⌊6部は抜歯,⌊5 7部はインプラント二次手術を行った.

3 一般歯科臨床医の視点からの咬合論：咬合と矯正歯科治療，私はこう考える

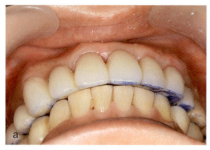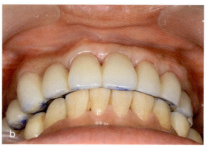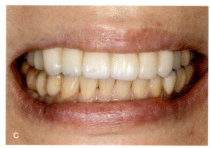

図31a～c　a：上顎のプロビジョナルブリッジ．b：口腔内でスムーズな側方運動ができるように咬合調整中の所見．下顎が上顎正中線基準に3mm左側へ適応するように調整を繰り返した．

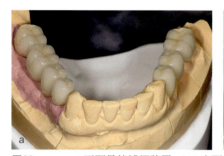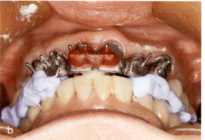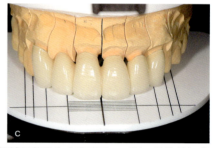

図32a～c　a：下顎最終補綴装置．b：上顎メタルフレーム試適時．c：上顎前歯部最終補綴装置完成時所見．下顎の最終補綴装置を先行して口腔内に装着．上顎前歯部メタルフレーム試適時に，アンテリアジグを付与してCRバイト採得を行った．

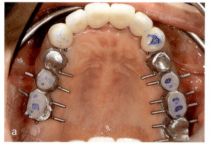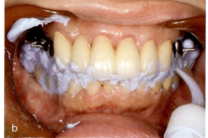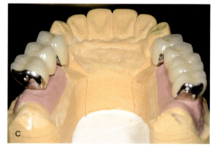

図33a～c　上顎最終補綴装置作製のステップ．上顎前歯部試適後，上顎臼歯部最終補綴装置試適時に，再度右側顆頭を前方適応した顎位で咬合採得を行い，上顎臼歯部の最終補綴装置を完成させた．

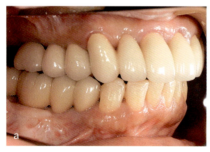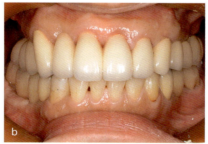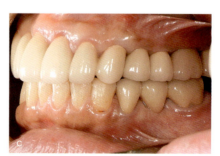

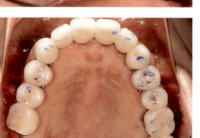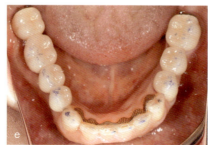

図34a～e　最終補綴装置装着時．術前より左方向へ約3mm変更した下顎位で最終補綴装置を作製し，口腔内へ装着し経過観察を行った．

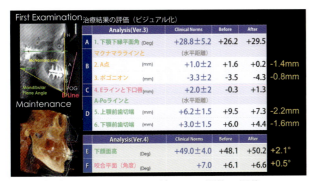

図35 側方セファロエックス線による術前・術後のセファロ分析結果の比較. 矢状面における, 側方セファロ分析結果については, 正面セファロ分析の結果ほど顕著な分析結果の差はないが, 上下前歯部の位置関係, 咬合高径が改善された.

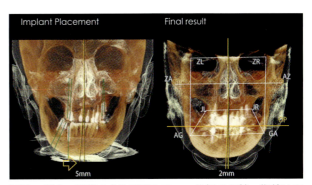

図36 術中・術後の3D正面セファロ分析の比較. 術前は下顎が右側へ5mm偏位していたが, 術後には約3mm正常方向に側方偏位が改善することを確認できた.

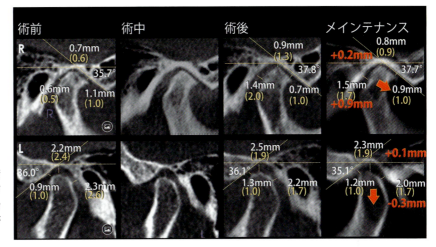

図37 3DCT-TMJ分析の術前, 術中, 術後の比較. 右側の顆頭位は術前より前方へ0.9mm, 下方へ0.2mm変更され, 咬合治療により右顎関節における過重負担が緩和されたことが示唆された.

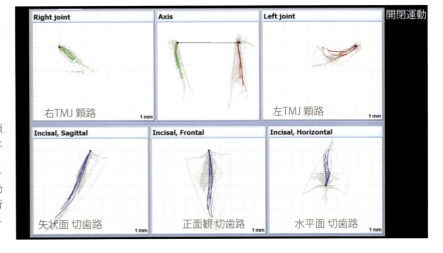

図38 術後のARCUS® Digma IIによる顎運動軌跡の所見. 上段は顆路の, 下段は切歯路における, 同時間軸の前後運動, 左右側方運動, 開閉運動およびグラインディング運動の軌跡を重ね合わせて運動機能を分析した. 顎運動は若干の異常所見はあるものの, おおむね良好と診断した.

3 一般歯科臨床医の視点からの咬合論：咬合と矯正歯科治療，私はこう考える

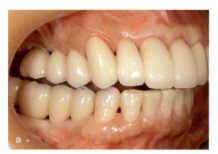 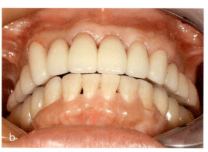 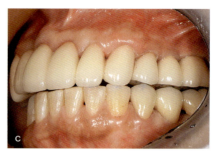

図39a～c　術後1年経過時口腔内所見．左右顎関節の形態，顆路角の違い，上下歯列形態のバランスの違いにより，ガイダンスは左右異なるもののスムーズな前方および側方運動を獲得できた．

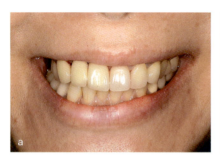 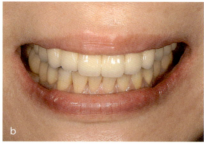

図40a, b　初診時（a）と最終補綴装置装着3年経過時（b）のスマイル所見の比較．初診時と比較し，理想的ではないが口唇との調和を含む審美性の改善も獲得し，患者には満足していただくことができた．

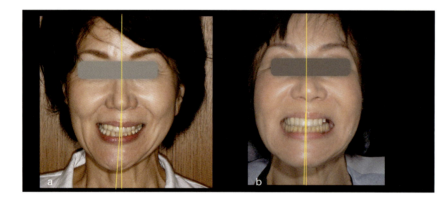

図41a, b　初診時（a）と最終補綴装置装着後3年経過時（b）の顔貌所見．術前と比較し，下顎の側方偏位，顎変形症による顔面非対称は，完璧に正中線と一致させることは不可能であったが，さらなる変形の進行を抑制し，術前より改善することができた．本治療の意義についてはご意見・ご批判をいただきたい．

まとめ

包括治療と咬合再構成治療の融合

　筆者は，顎顔面・骨格構造と咬合に異常がある複雑な症例を治療する場合，顎顔面‐骨格構造（デントフェイシャル）の分析と，最適化のための治療が重要であり，さらには咬合再構成のための咬合の5要素の診断と治療が必要であると考える．

咬合支持能力の評価と獲得

　まず，どのような症例であっても，精密検査により，欠損歯列形態の分析や咬合異常の診断を行うことで，咬合支持能力を評価する必要性がある．なかには，欠損歯はないが，歯周病により歯槽骨吸収があり動揺度が強い残存歯の保存の可否判定が必要な症例，または不正咬合で顎位が不安定であるなどの総合判定が必要になってくる．

　咬合支持能力不良の場合，咬合治療に先立ってインプラント治療など強固な咬合支持を得るための治療を優先しなければならない．それによりはじめて下顎位を安定させるための条件が整備でき，下顎位，咬合高径，咬合平面など，治療により変更可能な要素を分析し，治療目標を設定できるためである．

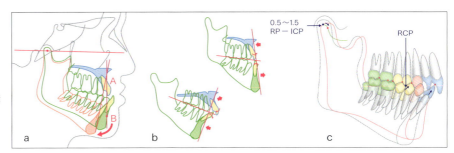

図42 3つの生体の代償反応. a：垂直的代償, b：歯と歯槽による代償, c：顎関節による代償. （文献15より引用・改変）

また，佐藤らが紹介する，適応と代償の原理を用いた咬合再構成の治療法は，顎顔面・骨格構造の適正化という観点から，症例によって非常に有効な治療選択になる．これには，1）顎関節による代償，2）歯と歯槽の代償，3）垂直的代償の3つの方法（図42）が示されているが，顎顔面・骨格の異常には，解剖学的限界とも言える治療の限界が存在し，治療結果に理想を追求しても，ある程度は妥協しなければならない局面が生じる[15]．2級症例では一定条件化で下顎位を前方に適応させたり，3級症例では咬合高径を挙上させることで適正バランスを得て，顎顔面・骨格バランスを適正化することが可能となる場合がある．

咬合の不正要因として佐藤は，①咬合支持の喪失，②早期接触，③咬頭干渉，④咬合干渉，⑤前歯部の干渉を挙げ，また顎関節症を発症しやすい不正咬合の種類には，下顎の側方偏位，臼歯部のクロスバイト，開咬，前歯部のクロスバイト，過蓋咬合などがあるとしている．咬合治療の目標は，これら咬合の異常のない適正な咬合を完成させることと述べている[15]．

実際の咬合再構成治療：顎顔面包括歯科治療

治療方法の選択は，補綴学的方法，矯正治療あるいはその組み合わせを用いる必要性を各症例ごとに考察する．可及的に一定期間スプリントやプロビジョナルレストレーションを装着し，経過観察して十分安定するかを再評価したうえで最終補綴装置作製へ移行する．最終補綴装置は均等な咬合接触状態の付与と必要に応じて咬合調整を行う．適応と代償の治療選択をした場合，十分適応し長期的に安定するかをメインテナンスを通じて再評価する．

誌面の都合上，詳細な解説ができなかったが，やはり咬合とは今日でも難解で治療困難な分野であり，いまだ不明で解決できない問題も山積する．今後，さらなる研究が発展することで，誰でも簡単に理想的な咬合治療ができるシステムが完成する時代になることを心から期待している．

参考文献

1. Robert Vanarsdall, Thomas Graber, Katherine Vig. Orthodontics：Current Principles and Techniques. 4 th edition, Chapter22〜23. NewYork：Mosby, 2005.
2. Roblee RD. Interdisciplinary Dentofacial Therapy：A Comprehensive Approach to Optimal Patient Care. Quintessence Pub, 1994.
3. Dawson PE（著），小出 馨（監訳）. Functional Occlusion. 東京：医歯薬出版，2010.
4. 日本顎関節学会（編）．新編 顎関節症．京都：永末書店，2018.
5. 小林義典ら．ヒトの睡眠中のbruxismに関する臨床的研究 第1報．歯学 1978；131：66.
6. Clarke NG, Townsend GC, Carey SE. Bruxing patterns in man during sleep. J Oral Rehabili 1984；11(2)：123-126.
7. 佐藤貞雄ら．やさしい咬合生物学―シークエンシャル咬合の理論と実践 1 - 12. the Quintessence 2003；22(5)-2004；23(4)．
8. 佐藤貞雄，玉置勝司，榊原功二．ブラキシズムの臨床：その発生要因と臨床的対応．東京：クインテッセンス出版，2009.
9. Roblee RD, Bolding SL, Landers JM. Surgically facilitated orthodontic therapy：a new tool for optimal interdisciplinary results. Compend Contin Educ Dent 2009；30(5)：264-275.
10. 佐分利清信．矯正学的診断に基づいた全顎インプラント治療．審美と機能（歯列と咬合）の再構成を目指して．Quintessence DENT Implantol 2008；15(5)：41-56.
11. Glossary of Prosthodontic Terms, Edition 5. J Prosthet Dent 1987；58：713-62.
12. Glossary of Prosthodontic Terms, Edition 9. J Prosthet Dent 2017；117(5S)：e1-e105.
13. Ikeda K, Kawamura A. Assessment of optimal condylar position with limited cone-beam computed tomography. Am J Orthod Dentofacial Orthop 2009；135(4)：495-501.
14. Slavicek R. The Masticatory Organ. Klosterneuburg：GAMMA Medizinisch-wissenschaftliche, 2002.
15. 佐藤貞雄, 白数明義．機能的咬合構築を目指す不正咬合の矯正治療．東京：第一歯科出版，2014.

4

顆頭位を考慮する矯正歯科治療から咬合再構成を考える

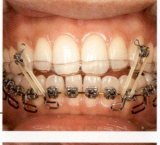

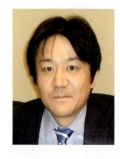

荒谷昌利
Masatoshi Araya

埼玉県開業　荒谷デンタルクリニック
連絡先：〒344-0061 埼玉県春日部市粕壁1-9-46

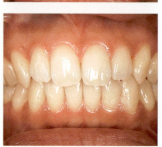

1. 咬合と矯正歯科治療，私の考え

歯科にとって咬合とは何かを改めて問うまでもなく，歯科とは咬合であるということができる．日常臨床において，わずか1歯の小規模の修復処置を行うときですら，咬合を考慮しなくてよい歯科治療はあり得ないと言っても過言ではないだろう．ましてや，矯正歯科治療はすべての歯を動かし，新しい咬頭嵌合位を構築する，ひとつの咬合再構成治療(full-mouth reconstruction)である．治療で与えた新しい咬合が，いかに顎口腔系という1つのシステムのなかで秩序をもって永続できるかどうかは，同じくそのシステムの重要な構成要素の1つである顎関節と協調した関係を確立できるかによるだろう．

ところで，歯科治療を受けるほとんどの患者は，大なり小なり，顆頭位と咬頭嵌合位の間に不調和 (discrepancy：以下，ディスクレパンシー) が存在することがわかっている．つまり，上下歯列が咬頭嵌合位にあるとき，顎関節内部は整形外科的に不安定に陥っていることが多い(図1)．しかし，そのディスクレパンシーの量が大きくなければ，咀嚼サイクルの最終局面である嚥下時に，たとえば，歯の歯根方向への変位や下顎骨のたわみといった生体のバイオメカニクスの作用によって，そのディスクレパンシーを相殺し，患者の生体は，患者固有の現存する咬頭嵌合位上でわれわれが行うさまざまな歯科治療を甘受してくれている．

その一方で，われわれがいわゆる咬合再構成治療を行う際，顎関節内部の整形外科的な安定をまず確立したうえで新しい咬頭嵌合位を再構築することは，至極真っ当な考え方であると思われる．なぜなら，すべての歯を動かす，または，すべての歯を補綴する場合，下顎骨の一方の末端である咬頭嵌合位と他の末端である左右顆頭位の両方ともに安定させることが可能になるからである．さらに，顎関節の安定を図らないで新しい咬頭嵌合位を構築すれば，顎関節の不安定を術前よりも悪化させる可能性も否めな

顆頭位と咬頭嵌合位の間のディスクレパンシー

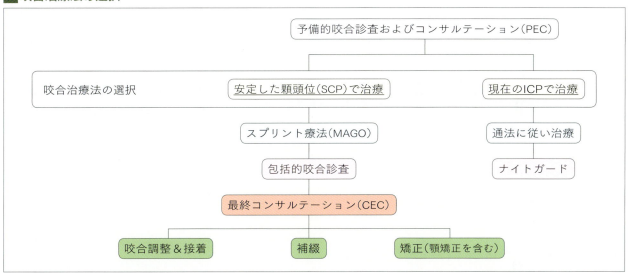

図1　①：多くの場合，下顎が中心位にあるときには，上下歯列は最後臼歯部付近に早期接触が発現し，前方歯は開口を示す．②：多くの場合，下顎は最大咬頭嵌合するための犠牲として，顆頭を後下方へ偏位させている．

咬合治療法の選択

図2　予備的咬合診査＆コンサルテーション（Preliminary Exam & Consultation：PEC）は，はじめに平均値的なイヤーボウトランスファーによって上顎模型を，また，その時点でのセントリックの顎間咬合記録を介在させて下顎模型を半調節咬合器（筆者はPanadent PCH咬合器を使用）に付着する．顆頭位と咬頭嵌合位の不調和の程度および現症との関連の可能性，また，今後の概略的な治療法に関する予備的診査を行い，患者に対してコンサルテーションを行う．たとえば，現症に対する治療法の程度や範囲が小規模で，患者が顆頭位の変更を含めた大規模な治療を望まなければ，患者の現在の咬頭嵌合位上で，しかるべき歯科治療を行う．装着された補綴装置を夜間の不可避なパラファンクションから守る必要性があれば，夜間就寝時に適切なナイトガードを装着してもらう．一方，患者がより包括的な咬合診査を受けることを希望した場合は，上顎前歯部誘導型のocclusal ortosisであるMAGOを用いて徹底的に安定した顆頭位（Stable Condylar Position：SCP）を確立した後に，今度はピンポイントで安定したヒンジアキシストランスファーによって上顎模型をMAGO終了後の新しいセントリックの顎間咬合記録を介在させ，下顎模型を半調節咬合器に付着する．この後，最終的な包括的咬合診査および精細な治療計画に関して患者とコンサルテーション（CEC：Comprehensive Exam & Consultation）を行う．

い．したがって，われわれが歯科治療における咬合を考える際には，①患者固有の咬頭嵌合位を受け入れて咬合を与える治療を採用するのか，②第一に顎関節を整形外科的に安定させてから，新しい咬頭嵌合位を構築する咬合治療を採用するのか，この2つの治療法を明確に分けて考えるべきであろう．当然，全顎にわたる矯正歯科治療は後者の方法を採用すべきであることは言うまでもない（図2）．

それではなぜ，現在行われている矯正歯科治療における多くの場面で，咬合器に中心位でマウントしていない平行模型上で咬合が評価されているのだろうか．確かにこの模型上で上下の第一大臼

3 一般歯科臨床医の視点からの咬合論：咬合と矯正歯科治療，私はこう考える

■ 咬合の診断・評価法

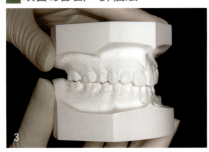
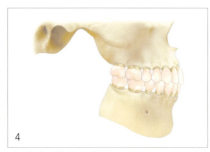
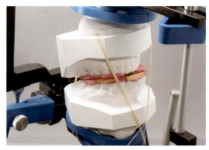

図3，4　顎関節を考慮せずに上下歯列の咬合関係を診査・分類することは，顆頭を切り取った下顎骨上の上下歯列関係を診査・分類するようなものである．

図5　咬合器は，その構造的に中心位で下顎模型を付着させてはじめて意味をもつ．したがって，"マッシュバイト"ではない，オープンバイトで採得されたセントリックの顎間咬合記録を介在させて下顎模型を付着する．

歯や犬歯における「Angleの不正咬合の分類法」や「咬頭嵌合している状態」は評価しやすいかもしれない．しかし，どれだけ正確に規格どおりに製作された平行模型であっても，顎関節の状態はまったく考慮されていないのである．今後の矯正歯科治療は，術前の診断から術後の咬合の評価に至るまで中心位で咬合器にマウントされた模型上で必ず行われるべきであると強く考える（図3～5）．

■ 2. 補綴・矯正歯科治療によって咬合を再構成する際の注意点

筆者は補綴・矯正歯科治療をみずからで行っている．ここでは，その視点から，咬合再構成を行ううえで注意するべき点について述べる．

咀嚼機能は，1つの流れとしては開口して食塊を口腔内に入れる局面（開口相：opening phase）から始まり，最終的には嚥下の局面で1つのサイクルを終了する過程だと言える．このなかで，われわれがもっとも注目すべき局面は，とくに作業側上に硬い食塊が残り，それを挙上筋による最後の加重によって，咬頭嵌合，つまり嚥下に至るまでの最終閉口相（final closing phase）と呼ばれる相である（図6 a～f）．その臨床的意義を考察すると，最終閉口相でとくに性状が硬い食品では，作業側の上下臼歯間で梃子の支点として働くが，下顎のたわみや歯の圧下などの生体のバイオメカニクスによって，しばしば非作業側で最初の歯の接触が起こる．この際，平衡側の顆頭は他の関節であれば，整形外科的に脱臼しているといえるような，関節窩から外れた状態にある[1]．

残念ながら，われわれはこの出来事の発生を完全に予防することはできない．しかし，この咬合接触による加重が歯の長軸方向であれば，平衡側の歯根膜内圧受容器は中枢神経系（central nerve system：CNS）に侵害刺激（nociceptive reflex）を送らないことがわかっている[2]．それが示唆する重要なことは以下のとおりである．

われわれが患者に与える咬合は，この出来事を再現した位置，つまりおよそ3 mmの左右側方位において，第一に非作業側に十分なクリアランスを付与する咬合である．これを現在の矯正歯科治療に当てはめると，とくに中切歯および犬歯部における垂直的被蓋量が少なすぎる矯正歯科治療後の患者と遭遇する機会があまりにも多い．また，上記を鑑みて，しばしば矯正歯科医と補綴歯科医との間でコンセンサスの不一致に関する議論が生じるのは，とくに犬歯を含む上下前歯部の垂直的被蓋量である．筆者は，原則として十分に深い垂直的被蓋を確立するために，とくに犬歯および前歯部のブラケットポジションは，一般的な矯正歯科学が教えるような位置は採用していない（図7 a～i）．

咀嚼機能における最終閉口相

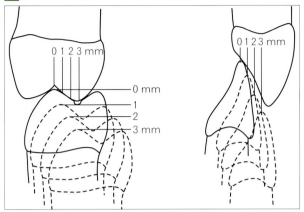

図6a 最終閉口相は，下顎が咬頭嵌合する寸前の3mm以内の部分である．

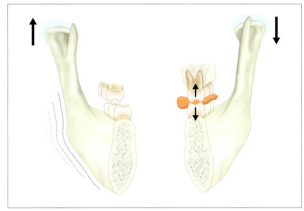

図6b 歪みや圧縮などのバイオメカニカルな現象があるため，咬合器上と生体ではとくに最終閉口相における咬合状態が異なる．つまり，これらの現象を補償するための十分な平衡側クリアランスを評価しなければならない．

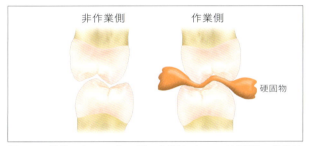

図6c 咀嚼パターン中の閉口初期においては両側の臼歯は離開しているため，この位置における評価はとくに重要ではない．

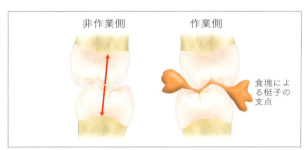

図6d とくに硬い食物では，咀嚼パターン中の閉口末期に下顎のたわみや関連組織の圧縮などが生じるため，しばしば平衡側での最初の歯の接触が起こる（矢印）．われわれがこの現象を起きないようにすることは不可能であるが，このときの圧が歯の長軸に沿っていて，顆頭もCRの近くにあれば受容器は侵害性の信号を中枢へ送らない．

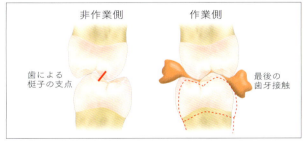

図6e 閉口最終相における平衡側での咬合接触は，食塊を咬断する際の最後の接触が生じる作業側の歯の咬頭を補助するための挺子の支点として働く（赤線）．

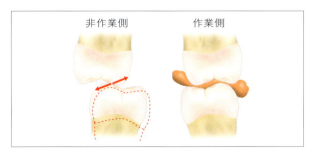

図6f 平坦な歯では，たわみや圧縮などのバイオメカニカルな現象はより大きく生じ，平衡側の咬合接触は歯の長軸から大きく外れる（矢印）．さらに顆頭もCRから大きく離れて位置するため，受容器は侵害性の信号を中枢へ送る．

3　一般歯科臨床医の視点からの咬合論：咬合と矯正歯科治療，私はこう考える

■ 筆者の考えるブラケットのポジション

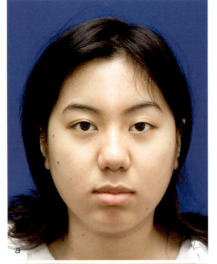
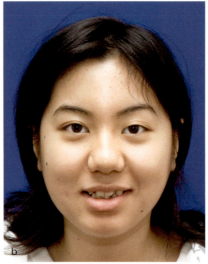
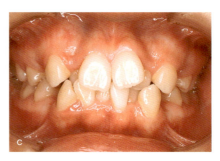
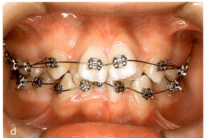
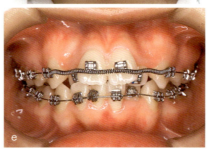

図7a〜e　術前の顔貌写真（a, b）．顎運動を制限された現在の咬頭嵌合位によって，顔面には慢性疼痛および緊張感が存在する．術前の咬頭嵌合位正面観（c）．とくに，前歯・犬歯部におけるブラケットポジションは熟慮が必要である．治療初期に理想的な位置に装着できない場合，後に位置の変更も必要となる場合がある（d, e）．

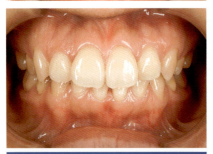
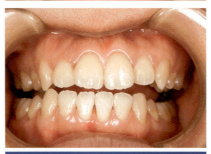
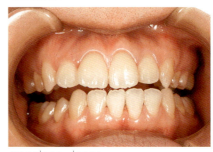

図7f	図7g	図7h
図7i	図7j	

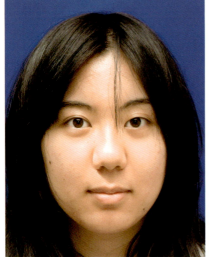
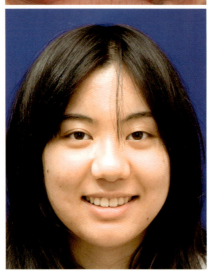

図7f〜j　術後の咬頭嵌合位正面観（f）．左右3mm側方位において十分な量の平衡側クリアランスを示す（g, h）．術後の顔貌写真（i, j）．すべての症状は消失し，リラックスした顔貌を呈している．

咬合が確立した後の咬合接触点の位置の確認・評価法

図8a | 図8b
図8c | 図8d

図8a〜d 矯正歯科治療だけで理想的な咬頭嵌合が確立できるとは限らない．本症例では，動的治療終了後，咬合面接触点で有害な部位，とくに歯軸中心から離れた位置にある，いわゆるA，Cコンタクトを削除し，不足していたガイドを付与するため，わずかな量のCRを上顎左右犬歯に付与する．臼歯部咬合面には，削除する部位の位置や量を治療前に把握できるようにカラーインクを塗布してある．最後臼歯部の遠心部軟組織も近接しすぎると干渉になり得るため，この後，ディスタルウェッジ手術を施し，歯肉ラインを下げる．

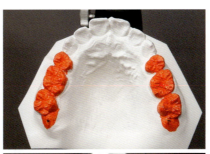
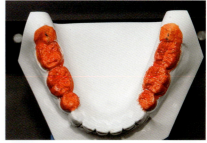
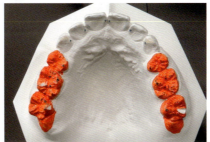
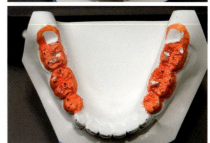

次に，われわれがコントロール不可能なこの出来事がたとえ発生したとしても，非作業側の歯の長軸上の加重を実現できるため，自然界もそうしているように，咬合面の中央から頬舌的に離れた，いわゆるAコンタクトやCコンタクトは与えないようにすることが重要であると思われる．とくに上下顎の臼歯咬合面形態は，決して完全に合致するパズルのピースどうしではない．ゆえに咬合を確立した後の咬合接触点の位置の確認とその評価も必要不可欠であろう（図8a〜d）．

3．臨床ケースからの考察

初診時35歳，女性．左右下顎角周囲および口唇周囲の緊張感をともなう慢性痛，顎関節周囲の圧痛，および咬合力の低下を主訴として来院した．これらの諸症状は，食事をする，つまり咬むことで悪化し，周囲をマッサージすることで疼痛は緩和する．特記すべき現病歴，既往歴はない．

現症

顔貌所見を図9a,bに，口腔内所見を図10a〜cに示す．デンタルエックス線写真，パノラマエックス線写真，セファログラムエックス線に特記すべき所見はない．

模型所見（パナデント咬合器にイヤーボウトランスファーにて上顎模型を，セントリックポジションで下顎模型をマウントした歯列模型）を図11a〜fに示す．

治療方法

まず，初期治療として最初の早期接触部である，すべての第三大臼歯を抜歯し，スプリント療法を行う．安定した顆頭位が確立されたら，Panadent Axipath Recorderを用いてヒンジアキシスを求め，下顎開閉口にともなう運動路を描画し，その後に矢状顆路角を求める（図12）．新しい上顎模型をアキシスマウントし，下顎模型を安定したセントリックポジションでマウントする．その後，右側大臼歯部の早期接触を確認した（図13a〜d）．

次にPanadent CPIを用いて顆頭位と咬頭嵌合位間のディスクレパンシーを計測する（図14a, b）．模型上で試験的咬合調整を試みて咬合高径を減少させ，上下右側犬歯が咬合接触したところで中断した（図15a〜d）．その後，最終コンサルテーションにおいて，この方法を採用すると，臼歯部の特定の斜面におけるかなりの量の歯質削除を行わないと，新しい咬頭

3 一般歯科臨床医の視点からの咬合論：咬合と矯正歯科治療，私はこう考える

初診時の顔貌，口腔内

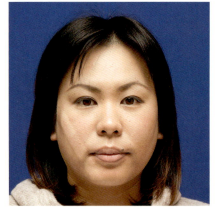
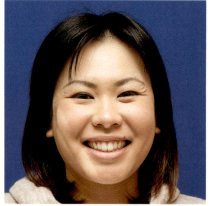

図9a｜図9b

図9a，b　閉口時の口唇周囲はつねに緊張感があるという(a)．とくに笑うと目尻から側頭部にかけて緊張感が増すという(b)．

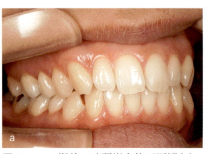
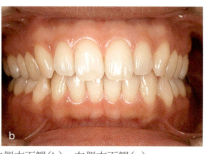
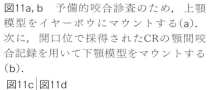

図10a〜c　術前の咬頭嵌合位正面観(a)，右側方面観(b)，左側方面観(c)．

初診時の模型

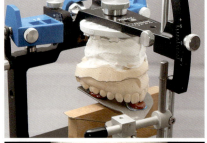
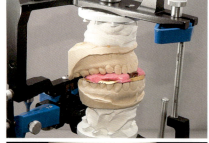

図11a｜図11b

図11a，b　予備的咬合診査のため，上顎模型をイヤーボウにマウントする(a)．次に，開口位で採得されたCRの顎間咬合記録を用いて下顎模型をマウントする(b)．

図11c｜図11d
図11e｜図11f

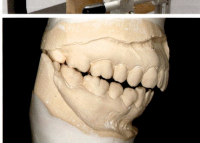
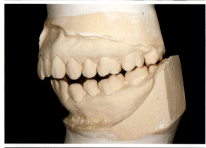

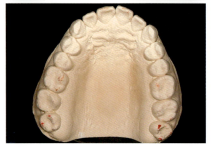
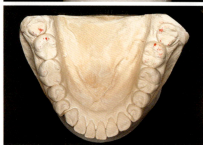

図11c〜f　顎間咬合記録を外して切歯ピンを外すと，左右第三大臼歯部に早期接触が認められる．

Axipath Recorder

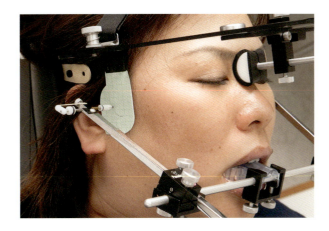

図12 Axipath Recorderを用いてヒンジアキシス，正確な矢状顆路角およびイミディエイトサイドシフトを求める．

早期接触部位の移動

図13a	図13b
図13c	図13d

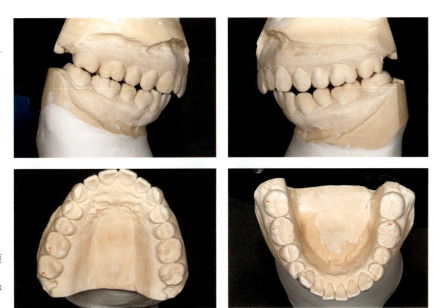

図13a～d アキシスマウントされた模型．オープンバイトは多少改善されたが，左右側第一，第二大臼歯部に早期接触が移動した．

顆頭位と咬頭嵌合位間のディスクレパンシー計測

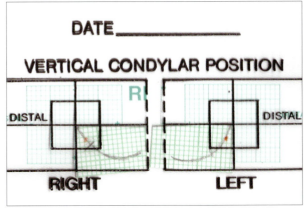

図14a 咬頭嵌合時に左右顆頭は顆路に沿って前下方への偏位を示す．

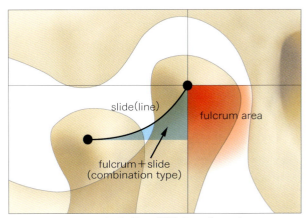

図14b "スライド"と呼ばれる顆路上のディスクレパンシーにおいて，CR＝ICPを咬合調整によって確立させようと計画すると，苦労する場合がある．

3 一般歯科臨床医の視点からの咬合論：咬合と矯正歯科治療，私はこう考える

■ 模型上での試験的咬合調整

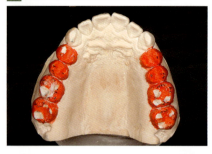
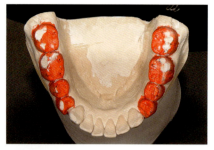
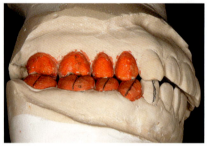
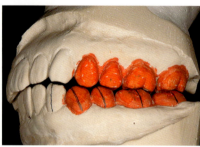

図15a〜d　右側犬歯が咬合するまで模型上で咬合調整を行った．どの部位をどの程度削合したかわかるように臼歯部歯冠部はカラーペンでマーキングしてある．また，下顎臼歯部歯軸の方向を鉛筆で記してある．とくに上顎においては近心咬頭斜面に，下顎は遠心咬頭斜面に削合部位が集中している．

■ 下顎の矯正歯科治療

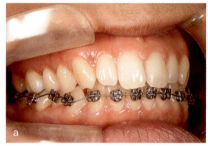
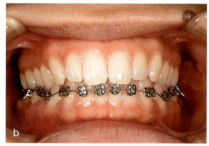
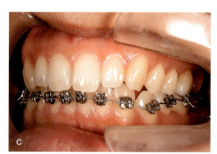

図16a〜c　下顎のみブラケットを装着し.016のラウンドワイヤーを用いてレベリングからスタートする．

嵌合位の確立は困難であること，つまりは複数の臼歯に歯冠補綴治療が必要になることを説明し，この計画を破棄した．

　最終的な治療計画は，近心傾斜した下顎臼歯の整直および圧下および下顎前歯のわずかな挺出によって新たな咬頭嵌合位を確立することを目的とした，下顎のみの矯正歯科治療とする（図16〜19）．10か月の動的期間を経て，エナメルの削除をまったく行わず，安定したCRにおける新たな咬頭嵌合位を確立させた．治療前に存在した上顎左右犬歯の咬耗をCRにて修復し，適切なアンテリアガイダンスを確立させた（図20）．

治療結果

1）顔貌所見：左右下顎角周囲の緊張感をともなう慢性痛，顎関節周囲の圧痛といった諸症状はすべて消退した．また，側頭部付近が著明に快適になったと報告している．さらに，咬合力の低下も現在ではいっさい感じないという．

2）口腔内所見：左右臼歯部の近心傾斜も改善され，3 mm側方のテストポジションにおいて，作業側および非作業側に理想的な量のクリアランスを確立することができた（図21, 22）．

顎頭位を考慮する矯正歯科治療から咬合再構成を考える

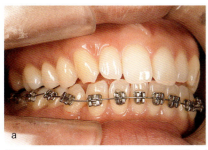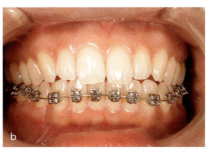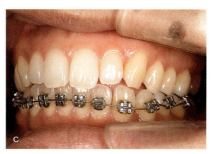

図17a～c　4週間ごとにワイヤー交換を行い，必要に応じてワイヤーを調整していく．

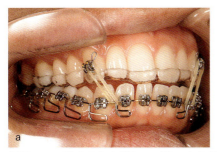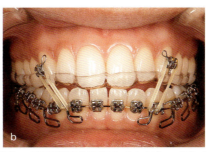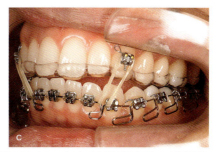

図18a～c　途中から上顎にスプリントを併用し，再度顎位を安定させながら，.016-.022のワイヤーによるMEAWを用いて下顎臼歯部のアップライトおよびイントルージョンを積極的に行う．

図19a｜図19b

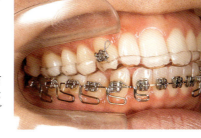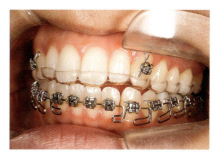

図19a, b　MEAWを撤去する直前の左右側咬頭嵌合位の状態．この後，わずかなスペースクロージングとフィニッシングを行う．

ブラケット除去後の口腔内

図20　ブラケット除去後の咬頭嵌合位正面観．

考察

　顎頭-咬頭嵌合位間のディスクレパンシーが存在し，最後臼歯部付近に早期接触が発現して前方歯が開口を示す場合，矯正歯科治療は有効な治療法の1つになりうるだろうが，"フルクラム"と呼ばれる，顎頭が中心位から後下方へ偏位しているディスクレパンシーの場合，臼歯部咬合面エナメル質のわずかな削合と前歯部の部分的修復という，より控えめな方法によって，短期間で安定したCRと新しい咬頭嵌合位の一致が可能であることが多い．

　ところが，同じ量のディスクレパンシーであっても，本症例のようなタイプはエナメル質のわずかな削合によって高径を下げることは非常に困難になる．

3 一般歯科臨床医の視点からの咬合論：咬合と矯正歯科治療，私はこう考える

■ 術後の口腔内

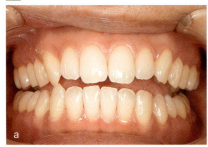
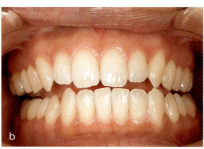
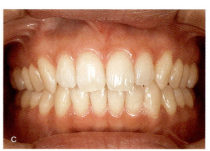

図21a〜c　まず，右側3mmの側方テストポジションにおいて，十分な量の平衡側クリアランスが得られるよう，上下右側犬歯にCR修復を行う（a）．次に，左側上下犬歯にも同様の修復を行う（b）．術後7年の咬頭嵌合位正面観．CR修復のtip-offは起きていない（c）．

■ 術後の顔貌

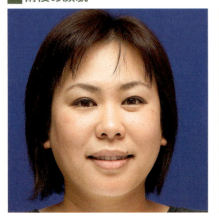
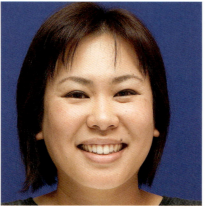

図22a｜図22b

図22a, b　術後7年後の顔貌写真．口唇周囲の緊張感は現在もいっさいなく，快適であることを報告している．

その理由は，つねに同じ斜面を削合し続けていかないと，安定した顆頭位へ移動しないことがその理由である．その場合こそ，矯正歯科治療が強力なツールとなりうる．開口を解消させるために削合すべきその病的な咬合斜面を，矯正歯科治療を用いることで移動させることができるからである．

ただし，本症例のように，安定したCRに新しい咬頭嵌合位を構築する際，矯正歯科治療が非常に強力なツールになり得る可能性を確信できたのは，CRにて咬合器にマウントした模型からの診断があったからこそである．この診断があってはじめて，決して控えめとはいえない量のエナメル質の削合を回避して，CR=ICPを確立できたのである．筆者の恩師，Dr. Charles Woldの言葉を借りれば，「診断とは，何かを行うことを決めるのではない．何を行わないかを決めることだ」この言葉のとおりだと，つくづくそうだと思わざるをえない．

4．まとめ

さて，1つのダイヤグラムを用いて現在行われている歯科治療をより大きな視野で眺め，将来の展望を探ってみたい（図23）．

一般歯科医師は多くの臨床時間を患者の症候が軽度から中程度の病態に対する歯科治療，つまりチャートの半分から下の位置での治療を行っている．一方，専門医はほとんどの場合，それよりも進行した病態，つまりチャートのより下の位置での治療や研究を行っている．病態が深刻になると，各専門分野における病態の認識や治療法は孤立し，相互連携

をとることが困難になっていく．もっとも底の位置においては，このような線形の思考によれば，歯周病学は咬合学と関連しない．歯周病学は，あくまでも細菌感染による病変を研究する学問であり，咬合との関連に注目されることはあまりないかもしれない．咬合学と顎関節の関連もしかりである．咬合の問題は歯列における咬合面上で起こるものであり，遠く離れた顎関節が注目されることはあまりない．このように，専門分野が各自独立した現在の歯科医療においては，歯周病と顎関節との関連性に関心がもたれることは希有なことだろう．なぜなら，各専門分野は独自の治療目標をもっているからである．別の例では，複雑な歯列不正を治療するのが専門の矯正歯科医と，顎関節の病態分類や病因論に高い知識をもつ顎関節専門医の間には今まで共通の認識がなかったため，治療目標もそれぞれ異なっていた．矯正歯科医が直接介入する歯列と顎関節は解剖学的，また生理学的にも明白な相関性が存在するにもかかわらずである．

こうしたジレンマは，矯正歯科医と顎関節専門医の間にとどまらず広がっている．筆者ら歯科医師は，今まで歯や歯周組織，顎関節の病態に対して，それぞれの組織ごとに対峙してきた．しかし，顎口腔領域がひとつのシステムであるならば，顎口腔領域における病態に対してはシステム論的視点に立った包括的生物学的目標をもつべきではないだろうか．歯列，歯周組織，顎関節，顔面軟組織などは顎口腔システムを構成する要素であり，それぞれが相互に密接に関連している．

もし，ダイヤグラムの頂上に記されている最適な健康状態(Optimum Health)を示す顎口腔システムを構成する先天的な固有要素を知ることができれば，そのゴールに向かう必要のある人たち，とくに成長

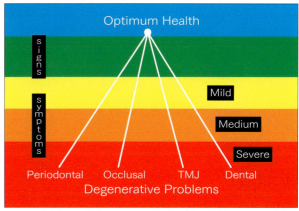

健康を共通目標とした各歯科専門領域のあるべき姿

図23 本図は，生体における最適な健康状態を共通目標とする各歯科専門領域のあるべき姿を示す．

期にある小児を救うことが可能になるだろう．それは換言すれば，その小児の生涯を救うということである．そのために歯科医学はまさに一体化し，健全な成長発育を阻む因子を早期に発見・除去し，小児の顎口腔システムの理想的な成長発育を促進することが可能となるはずである．たとえ，それぞれの専門分野におけるアプローチ法は異なるにしても，目標(ゴール)はつねに同一のものとなることだろう．

これからの歯科医療の重要な目標として，筆者は顎口腔システムにおける包括的な予防歯科医療という考え方を推挙したい．これは，単なるう蝕や歯周病を予防するという範囲を超えた，小児期における健全な顎口腔システムを育むための予防歯科医療および青少年期における顆頭位と咬頭嵌合位を調和させる矯正歯科治療を意味する．それを実現するためには，現在の小児歯科，矯正歯科，咬合学，その他諸々の専門分野の同族的なエゴを破棄し，それらの垣根を超えた"真のインターディシプリナリーアプローチ"が必要不可欠となることは間違いないだろう．

参考文献
1. Lundeen H, Gibbs C. The Function of Teeth：The Physiology of Mandibular Function Related to Occlusal Form and Esthetics. Florida：L and G Publishers LLC, 2005.
2. Lee RL. Esthetics and its relationship to function. In：Rufenacht CR (ed). Fundamentals of esthetics. Chicago：Quintessence, 1990；137-209.

3 一般歯科臨床医の視点からの咬合論：咬合と矯正歯科治療，私はこう考える

5

変化に寛容な矯正治療の咬合と厳格な補綴治療の咬合の調和を目指して

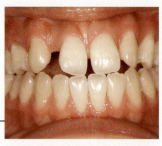

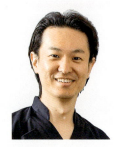

綿引淳一
Junichi Watahiki

東京都開業　AQUA日本橋 DENTALCLINIC
連絡先：〒103-0022 東京都中央区日本橋室町2-4-1
浮世小路千疋屋（YUITO ANNEX）4F

1. 矯正治療と補綴治療，それぞれの咬合に対する私の考え

現在までの筆者の約20年間の臨床経験は，矯正専門医として大学病院で約10年，その後，開業医として約10年間，補綴を含む包括的歯科治療に携わってきた．矯正専門医時代に咬合に関してつねに考えていたことは，矯正医が与えた新たな咬合を生体がどのように許容してくれるかということだった．つまり，矯正治療後の後戻りを考え，周囲の筋肉ならびに顎関係に調和した咬合を与えることを目標としていた．

一方，クラウンブリッジなどの固定式の補綴治療を行うようになってからは，自分が装着したセラミックの補綴装置のチッピング等のトラブルを避けるために，できるだけ咬合を変化させず，長持ちさせたいという意識が芽生えるようになった．さらに，顎位が不安定で顎堤が過度に吸収しているような総義歯の難症例を自ら手がけるようになると，ま

た違った視点で咬合を考えるようになった．いくつかの難症例の無歯顎患者に携わって印象深かったのは，年齢と口腔内の状況から考えると，もっとも開きがあると当初想像していた総義歯治療と矯正学が考える咬合とには，非常に多くの共通点があると気付かされたことである．矯正治療では，歯の位置は周囲の口輪筋・頬筋・上咽頭収縮筋などの筋肉が歯列外側から働き，歯列内側の舌圧に拮抗して歯列や咬合を安定させている（頬筋機能機構：buccinator mechanism）[1]．つまり，咬合を支持する歯の位置は，周囲の軟組織と調和がとれていないと安定しないとも考えられる．この考え方は，総義歯の人工歯の配列位置の決定に大きく関与し，安定した義歯の咬合にもつながる．

一方，矯正治療と総義歯の咬合の付与は大きく2つの点で異なると筆者は感じている．まず1点目は，事前に試せないことである．総義歯の場合，事前の診査，診断から導き出された情報を基にして決定されたプロビジョナルの義歯を用いて，ファイナ

矯正治療における咬合と補綴治療における咬合

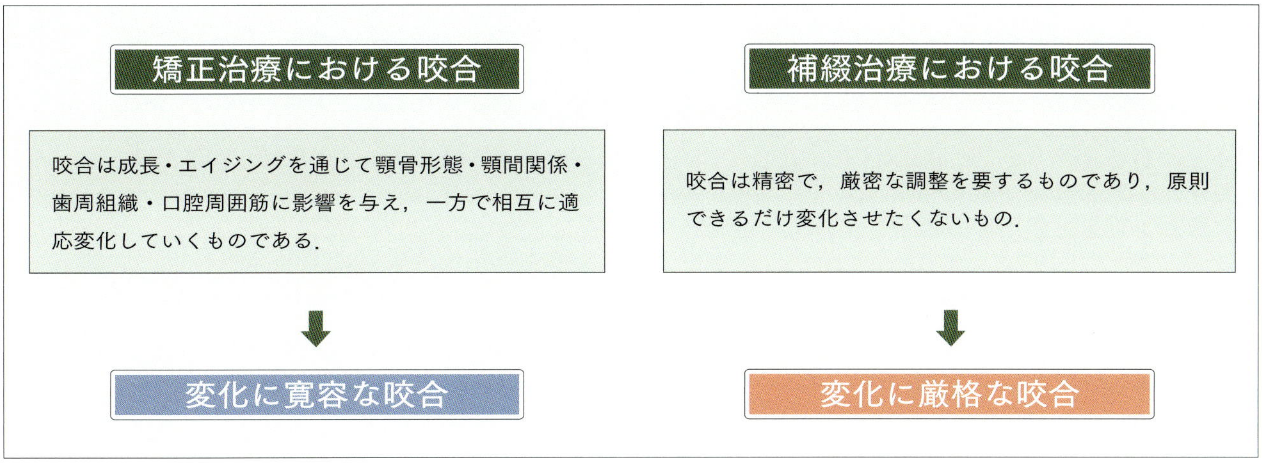

図1　補綴治療および矯正治療が含まれる包括的歯科治療において長期的に安定した咬合を獲得するためには，上記の相違を十分に理解したうえでの配慮が不可欠であると考えられる．

ルに移行する前に確認ができるが，矯正治療ではこういった事前の確認ができない．しかも，治療期間は2〜3年に及び，その間に加齢や成長による顎骨形態の変化など，さまざまな変化がともなうため，いっそう複雑になる．そして2点目は，咬合様式の違いである．総義歯の咬合様式では，天然歯の場合と目的は大きく異なり，原則的に粘膜の上に船のように浮かんで吸着してる義歯を咬合咀嚼時にいかにして安定させるかが1つの鍵となると考えられるため，両側性均衡咬合や意図的にアンテリアガイドを避けるような咬合をとる場合がある．一方，矯正治療ならびに天然歯の咬合様式は，固定式の補綴装置と同様にミューチュアリープロテクディッドオクルージョンが原則であると筆者は考えている（ミューチュアリープロテクディッドオクルージョン：前歯と臼歯の役割分担された咬合と考えられ，具体的には垂直力に強い臼歯と側方力に強い前歯部が相互に補完し合う関係がとられた咬合関係）[2]．

いずれにしても，現在筆者が行っている治療は，矯正治療とインプラントを含めた補綴治療が混在しており，矯正専門医として仕事をしていたときに考えていた以上に複雑である．本稿では，筆者の矯正治療と補綴治療の咬合に対する考え方をまとめたいと思う．次項では，考え方の異なる矯正治療と補綴治療の咬合（図1）をいかにハーモナイズすべきかについて述べたいと思う．

2．補綴医もしくは矯正医との連携時の注意点

リアルタイムでのゴールの共有

矯正治療のゴールと補綴治療のゴールは適時リアルタイムでの共有が必要である．筆者の場合，①補綴医と矯正医の両方を兼ねて治療に携わるスタイル，②他の補綴医からの依頼で矯正専門医として携わるスタイル，③矯正専門医からの依頼で補綴医として携わるスタイルの3つの異なるスタイルで日々臨床に携わっている．いずれのスタイルにおいても，もっとも重要なことは治療前に必要な処置（ペリオ，エンド，プロビジョナルレストレーション）と治療後の補綴デザインを事前に明確にして確認し合い，矯正治療中においても術者全員がつねにそれを認識していることである．

さらに付け加えると，矯正治療を前提とした場合

3　一般歯科臨床医の視点からの咬合論：咬合と矯正歯科治療，私はこう考える

には，すべての分野のカットライン（治療の必要性を決める際の基準値ライン）を一段引き上げる必要があり，場合によっては矯正治療前後で追加の処置が必要になる箇所と内容を明記し，術者間はもとより患者とも理解を共有することが重要である．

補綴医・矯正医に最低限理解してほしいこと

筆者が補綴医・矯正医双方に理解してほしいことは，矯正治療は補綴治療に比べて予知性に劣るということである．筆者なりの言葉で述べると，矯正移動には歯周組織，顎骨形態，骨質，口腔周囲および咀嚼筋，気道，習癖，食生活，等々のさまざまな影響を変化させうる非常にダイナミックな変化が起こる可能性がある．さらに，このような大きな変化が起こる矯正治療では，途中での大きなプランニングの変更がきわめて困難である側面もある．したがって，矯正治療の治療計画を立案するうえでは，矯正学の知識と経験から生体の適応範囲を見極めていくことがきわめて重要なのである．また，万が一，当初の治療計画どおりに歯を位置付けることが困難な場合には，矯正学，補綴学，歯周病学等を総合的に考え，適時，統合・相互補完していく必要があることも，携わる担当医同士で共通の考えとしてもっておく必要がある．つまり，バックアッププランもつねに備えておく必要があると筆者は考えている．

リテンションから補綴治療への移行においての基準

補綴治療が必要な場合の矯正治療では，治療のフィニッシュにも細心の注意を有する．とくにインプラントが必要なケースにおいては，さらに注意が必要である．つまり，後戻りの少ない矯正学的に安定した咬合の付与は不可欠であると思われる．

具体的な矯正終了時の咬合の基準は，矯正学的基準と補綴学的基準の両方が必要である．矯正学的基準としては，Lawrence F. Andrewsの発表した矯正学的咬合基準である"The six keys to normal occlusion"を参考にした[3]，米国の矯正専門医の試験でも実際

に用いられるABO（American Board of Orthodontics）の基準が有名であるが（ザ・クインテッセンス2017年8月号「成人矯正治療で陥りやすい誤解」参照），筆者自身は，それらの基準を参考に矯正・補綴・ペリオの3つの観点から，図2に示す13項目の基準を満たすことを原則としている．

矯正治療終了後から補綴治療に移行するタイミング

矯正治療終了後から補綴治療に移行するタイミングは，咬合状態や補綴の範囲や部位に応じて最低3か月から12か月程度期間を置く必要があると筆者は考えている．筆者が臨床上行っているリテンション管理は，上下顎の前歯部の3〜3番，抜歯ケースの場合には5（4）〜5（4）番の舌側に固定性のワイヤーリテーナー，そして夜間就寝時のBeggタイプリテーナーの使用を基本としている．また，ディボンディング後は，約1か月後に咬合調整を適宜行うことでさらなる咬合の安定を狙う．

また，矯正治療後の咬合安定の判断基準として，歯の動揺度を参考にしている．機能的な問題が大きいオープンバイトケースなどの一部を除き，ディボンディング後1か月経過時点で上記の要件を満たした咬合が得られ，前述のリテンション管理を行った場合には，ほぼ矯正治療終了後1か月程度で歯の動揺度は生理的範囲に落ち着くと筆者は感じている．また，米国においてコストの観点から多く用いられている咬合面を完全に覆うような保定装置の日中での使用は，しばしば咬合関係のシーティングを不安定にする．この現象は，矯正治療終了後の咬合の適応変化をオーバーレイタイプのリテーナーが抑制することで起こるものと考えられる．

筆者は，クレンチングやブラキシズムなどの習癖のコントロールでナイトガードが必要な場合には，リテンション後，最低1か月以上経過したのちに咬合の安定度を歯の動揺度から判断したうえで使用している（図3）．

筆者の考える包括的矯正治療における13項目のゴール基準

1 Alignment：凹凸のない歯列が獲得されている

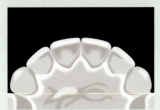

適切なalignmentが得られた状態．

2 Marginal Ridges：辺縁隆線が一致している

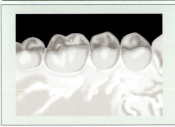

3 Occlusal Contacts：上下的なスペースマネジメント

→ 適切な咬合接触が得られているか？
→ 補綴を予定している場合には，補綴装置のクリアランスを考慮しているか？

4 Occlusal Relationship：近遠心的なスペースマネジメント

→ 適切な上下の咬合関係が得られているか？
→ 補綴を予定している場合には，補綴装置・インプラントのスペースが考慮されているか？

5 Overjet, Overbite：適切なオーバージェット，オーバーバイトが得られている

6 Root Angulation：歯列全体で歯軸の平行性が得られている

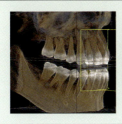 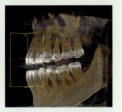

7 中心咬合位と中心位が可及的に一致している

→ デュアルバイト等が発生してないか？

8 アンテリアカップリングが付与されている

→ 可及的に適切なアンテリアカップリングが付与されているか？

9 ミューチュアリー・プロテクティッド・オクルージョンが獲得されている

→ 犬歯誘導や前歯誘導によって臼歯部への側方力を可及的に抑制した機能的な咬合（ミューチュアリープロテクティッドオクルージョン）が付与されているか？
→ 天然歯の咬耗がある場合には，修復・補綴デザインがイメージされているか？

10 ボーンハウジングを過度に逸脱した矯正移動を行っていない

→ 天然歯周囲に硬軟歯周組織が十分に存在しているか？

11 歯槽骨レベルが平坦化されている

歯周病に対するメインテナンス上重要であるばかりか，後戻りの少ない安定した咬合の維持においても重要であると筆者は考えている．

12 前歯部においては審美的なガムラインおよび歯軸が付与されている

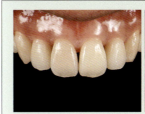 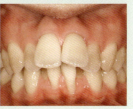

13 口腔周囲筋ならびに顔貌と調和している

顔貌に調和した歯列の獲得だけでなく，口腔周囲筋との調和も治療後の咬合の安定を計るためには非常に重要である．

図2　筆者は，矯正学・補綴学・歯周病学の観点を統合して上記の13項目を自ら考え，包括的歯科臨床に用いている．

3 一般歯科臨床医の視点からの咬合論：咬合と矯正歯科治療，私はこう考える

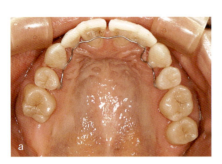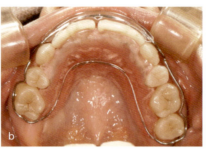

筆者が推奨する矯正治療後の保定装置

図3　a：舌側の固定性のワイヤーリテーナー．b：aとBeggタイプのリテーナーを併用．筆者はBeggタイプリテーナーを就寝時に限り使用指示している．このような，咬合の機能的な適応変化を促すような配慮が，矯正治療後の咬合管理においてはきわめて重要であると考えている．

3．臨床ケースからの考察

　矯正治療においても補綴治療においても，大きく分けて歯周組織，顎関節（顎位），咬合関係の3つの調和が長期安定性の鍵になると考えらる．そこで本項では，咬合関係の改善において矯正治療が不可欠なオープンバイトを呈する3症例から上記の3点に関して考察していきたいと思う．

症例1：矯正治療の安定には，口腔周囲筋との調和が不可欠

　本症例は，年齢が若いこともあり，矯正治療以外の処置が比較的軽微で，矯正を主とした治療により咬合の改善が期待できる症例であった．しかしながら，矯正治療単独であったとしても，オープンバイトは骨格的問題や口腔周囲筋不調和，習癖等が複雑に絡み合い，矯正後の長期安定性が得にくいといわれ，治療には機能的な配慮が必要となる[4,5]．本症例では，矯正治療による咬合形態付与と並行して，口腔筋機能療法（MFT）による舌癖の是正，ガム咀嚼訓練を行った．矯正治療によって新たに与えられた咬合に適応するように口腔筋機能が獲得され，長期的に安定した咬合が維持されている症例をご紹介したい．

1）初診時所見（図4〜6）

　患者は，22歳10か月の女性で，前歯部開咬の改善を主訴に来院した．初診時の所見では，舌の突出癖に起因すると思われる前歯部開咬が見られ，下顎骨の右側への偏位があったが，タッピング運動時の筋電図所見では左右の咬筋・側頭筋（前腹）において波形の乱れ，また下顎骨の位置を制御するといわれる側頭筋において波形の顕著な乱れが認められ，咬合，機能（咀嚼筋活動，舌などの口腔周囲筋，顎関節等）に不調和が生じていることが示唆された．

2）治療経過および結果（図7〜9）

　本症例では，$\frac{4|4}{4|4}$抜歯を行うと同時に口腔筋機能療法（MFT）による舌癖の是正とガム咀嚼訓練を行い，与えられた歯列・咬合関係を機能が順応するように治療を行った．矯正治療後のタッピング時の評価では，初診で認められた筋活動の乱れが抑制され，筋活動の是正がなされたことが示唆された．

　リテーナーは，上下顎前歯部の舌側に固定式のリテーナー（本症例では3〜3番に装着しているが，現在は抜歯ケースにおいては抜歯部位をまたぐように5〜5番に装着することが多い），夜間には上下ともに，矯正治療後の好ましくない後戻り変化を抑え，適応変化を阻害しないように咬合面を覆わないBeggタイプのリテーナーを毎晩用いた．

3）術後（図10）

　通常は，矯正治療後約3〜6か月程度で上顎前歯舌側の固定性リテーナーは撤去する．目的はリテンション後，咬合のシーティング増加による適切なアンテリアカップリングの獲得のためである．筆者はこの時期から，可撤式のリテーナーは1週間に1回程度，夜間に使用するに留め，適切な生体変化をさらに促す．

症例1：初診時の状態

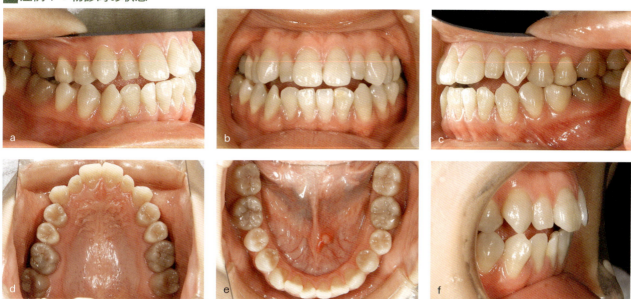

図4　初診時，22歳10か月女性で，前歯部開咬を呈している患者の口腔内写真．a, b, c, fより低位舌を呈していることがわかり，舌癖をともなう口腔周囲筋肉の機能的な問題に起因する開咬を呈している．また，上顎両側側切歯は矮小歯であった．

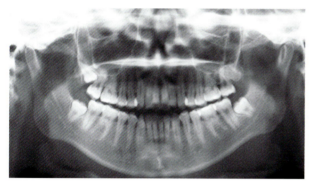

図5　パノラマエックス線所見においても，下顎頭の軽度の変形が見られるものの，大きな歯科的問題は現時点では認められなかった．

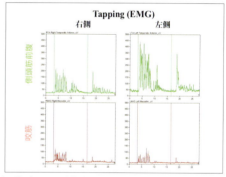

図6　初診時の咀嚼筋（咬筋・側頭筋前腹）タッピング時の筋電図．CO（中心咬合位）とCR（中心位）の不一致から，タッピング運動時に左右側頭筋・咬筋の双方におて筋活動に乱れが認められた．

4）矯正終了後5年経過（図11～13）

　矯正後約5年経過時の所見を図13に示す．下顎前歯に歯肉縁上歯石の付着が認めれるものの，前述の13要件（図2）を大きく脅かす兆候は現在のところ認められない．下顎舌側のリテーナーは，アンチエイジングを目的する場合においては，患者の強い希望がなければ原則生涯にわたって装着していただくことを提案しているが，写真のように装置周囲に歯石の付着が生じやすいことや装置の脱落・変形等のリスクもあるため，定期的なメインテナンスを受けることを絶対条件としている．

症例2：矯正治療の咬合の安定には硬軟歯周組織の安定が不可欠

　矯正治療において最初に迫られる決断は，抜歯をともなう矯正治療か，非抜歯で行うかの選択ではないかと考えられる．1911年に起こった歴史に残る有名な"抜歯論争"は，抜歯容認派のCalivan S. Caseに対してAngle学派のMartin Deweyらが反対論を唱え，

3 一般歯科臨床医の視点からの咬合論：咬合と矯正歯科治療，私はこう考える

■ 症例1：矯正治療終了時

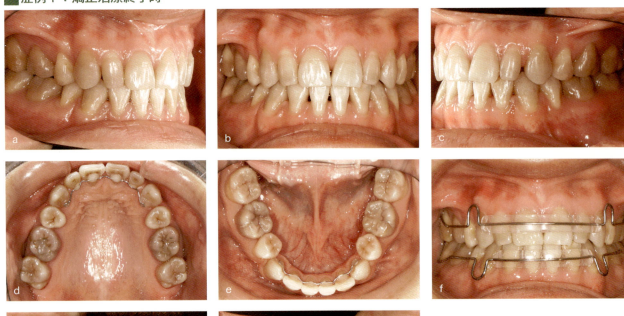

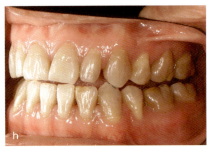

図7 矯正治療終了時の口腔内写真．矮小歯である上顎両側側切歯は，矯正治療後にダイレクトボンドによる歯冠修復が予定されていたため，歯冠修復を考慮した位置に配列した．さらに，g, hからは顎関節への負担を考慮したM型の犬歯誘導が付与されていることがわかる．

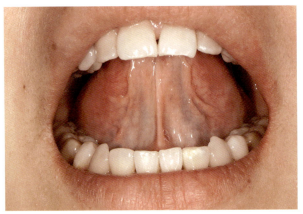

図8 矯正終了後1年8か月後の舌のポジションの確認を示す．メインテナンス中においても，筋機能に問題のある症例では，歯科衛生士による筋機能訓練は不可欠であると筆者は考えている．

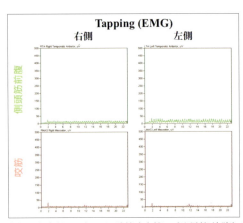

図9 矯正治療終了時の咀嚼筋（咬筋・側頭筋前腹）タッピング時の筋電図．CO-CRも一致したことで，タッピング時の筋活動が安定したことが示唆される．

変化に寛容な矯正治療の咬合と厳格な補綴治療の咬合の調和を目指して

症例1：矯正治療後，2年経過

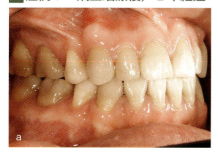
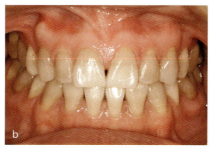
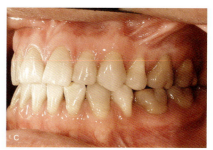
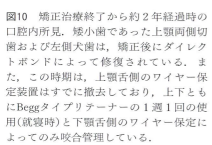
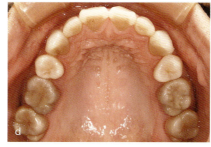
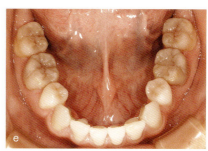

図10　矯正治療終了から約2年経過時の口腔内所見．矮小歯であった上顎両側切歯および左側犬歯は，矯正後にダイレクトボンドによって修復されている．また，この時期は，上顎舌側のワイヤー保定装置はすでに撤去しており，上下ともにBeggタイプリテーナーの1週1回の使用（就寝時）と下顎舌側のワイヤー保定によってのみ咬合管理している．

症例1：初診から保定管理中のパノラマエックス線写真の比較

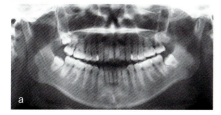
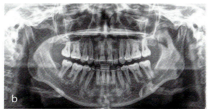
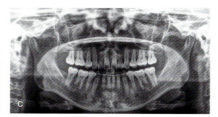
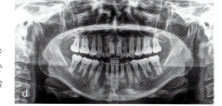

図11　メインテナンス期間は，通常の口腔衛生指導以外に咀嚼・嚥下指導や舌ポジションの確認など口腔機能的管理も歯科衛生士を中心として行っており，現在までとくに咬合を不安定にするような変化は認められていない．a：初診時，b：矯正治療終了時，c：矯正治療後2年，d：矯正治療後5年．

症例1：初診から保定管理中の側面頭部エックス線規格写真（側貌セファログラム）の比較

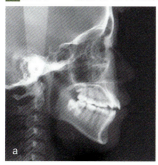
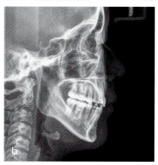
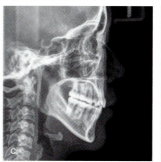
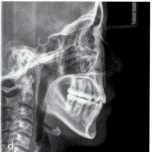

図12　矯正治療後においても咬合は安定しており，後戻り等はセファログラム上からも認められない．a：初診時，b：矯正治療直後，c：矯正治療後2年，d：矯正治療後5年．

3 一般歯科臨床医の視点からの咬合論：咬合と矯正歯科治療，私はこう考える

症例1：矯正治療終了後，約5年経過

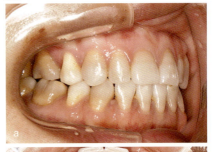
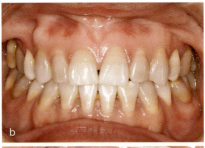
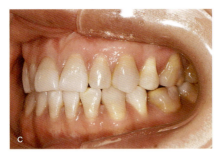
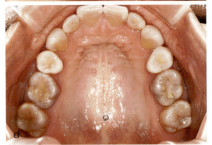
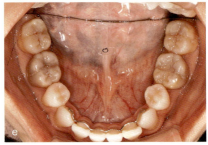

図13　矯正終了から約5年経過時の口腔内所見．矯正治療終了から約5年経過しているが，咬合およびダイレクトボンド修復部にはとくに問題は生じていない．また，この段階においても，咬合管理は，原則2年経過時と同様である．

最終的には非抜歯論者であるAngle学派の勝利に終わったとされている論争である．

しかし，読者もご存知のとおり，近代の矯正学では症例に応じて抜歯矯正を選択している．筆者の母校である昭和大学歯学部矯正学教室の初代教授の福原達郎先生は，抜歯論争に関して自身の研究と考察を最終講義において述べている．近代矯正学の父といわれ，90年以上も前に現代でも主流であるエッジワイズブラケットを開発したAngelは本当に抜歯矯正を否定していたのかについて，福原先生は，「Angleは本当は抜歯矯正を容認しており，著書においても抜歯矯正の基準を示している（図14）」と述べた．

抜歯矯正が必要とされる根底にあるもっとも有名な論文は，1925年にLundströmによって報告された"歯槽基底論"である．Lundströmは「歯牙を移動しても歯槽基底部は変えられない」としている[6]．つまり，矯正治療においては，ボーンハウジング内での動きが原則であるとする論文である．矯正治療と咬合の安定を考えるうえで，歯の移動をボーンハウジング内に留める工夫が必要であることがわかる．

また，Angleの弟子であり，近代の矯正治療を体系化に寄与したTweedは，矯正治療の目標として図15に示す目標を挙げている．

しかしながら，本症例のようにすでに歯肉退縮を

Angleの抜歯基準

Ⅰ級の不正咬合
- 顎骨が著しく狭窄し，非抜歯で治療すると歯軸の傾斜が極端な結果をもたらす場合．
- 顔貌から，上下顎の発育が悪く，位置異常の歯正すと歯列や唇があまりに突出してしまう場合．

Ⅱ級1類の不正咬合
- 上顎に異常のある症例では，左右の第一小臼歯2本の抜歯を行う．

Ⅱ級2類の不正咬合
- 上顎第一小臼歯2本の抜歯を行い，切歯を治療することにより抜歯空隙を閉じる．

Ⅲ級の不正咬合
- すでに切歯および犬歯の舌側傾斜のある場合，抜歯は適切ではない．

図14　"Angleの教科書"第6版（1900年），199ページ他より．

起こしていたり，ボーンハウジング内に歯列を収めることを優先して考えた場合に安定した咬合の維持が困難であったり，顔貌の調和が得られない症例は現実には数多く存在する．近年，多くの読者にとってもっとも関心の高いと思われる，矯正治療を取り入れた成人患者における包括的歯科治療においては，とくに多いと考えられる．

本症例では，筆者の提唱する矯正治療に最適化した歯周組織再生療法により，矯正学の鉄則であり限界であったボーンハウジングの枠を超えて安定した咬合関係が獲得できているので，それをご紹介したい．

1）初診時の状態と治療方針（図16～19）

患者は，32歳の女性で，歯列不正と歯肉退縮の両方の改善を目的に当院へ来院した．本症例は明らかに矯正学的には抜歯症例であるが，前述のようにすでに歯肉退縮が発生しており，歯周組織は不足している状況を呈している．矯正治療後の咬合の安定には，天然歯周囲の十分な硬・軟歯周組織の存在が非常に重要であるとわかっていることはすでに述べた．また，近年，ポーランドのFudalejらによって抜歯・非抜歯を問わず矯正治療による刺激が矯正後長期に

■ Tweedの矯正治療の目標

- ①調和のとれた顔貌
- ②咬合と歯列弓の安定
- ③健康な口腔周囲組織
- ④能率的な咀嚼機能の確立

図15 矯正治療の究極の目標は，上記の4つすべてを満たすことであるが，実際には至難の技である．

わたり歯肉退縮を促進させることが報告され，矯正界に衝撃をもって伝えられた[7]．

つまり，本症例のように初診時から歯周組織が不足しているような症例の矯正治療では，安定した咬合の獲得ができないばかりか，矯正治療自体に大きなリスクをともなうと考えられる．そこで，患者同意のもと，歯周組織再生術と矯正治療の両方のアプローチを行い，矯正治療後の安定した咬合の獲得と

■ 症例2：初診時の状態

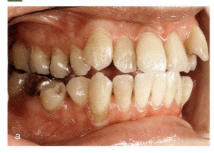
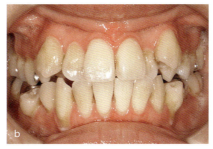
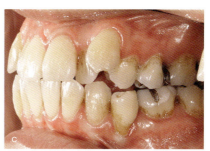
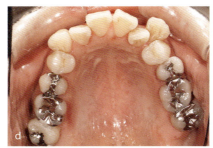
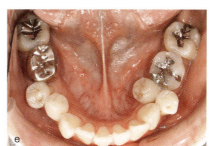

図16 患者は初診時32歳6か月の女性で，歯肉退縮をともなう歯列不正を呈している．a～cにおいては，下顎の右側犬歯および左側小臼歯部等に3mm以上の歯肉退縮が認められる．また，d, eにおいては，歯の萌出スペースの不足による重度の叢生が認められる．さらに，a～cからは口呼吸に関係すると思われる前歯部の歯肉炎やオープンバイト傾向が示唆され，安定した咬合の獲得には歯周組織と口腔機能の双方の改善も不可欠であると考えられる．

3 一般歯科臨床医の視点からの咬合論：咬合と矯正歯科治療，私はこう考える

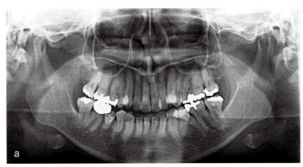
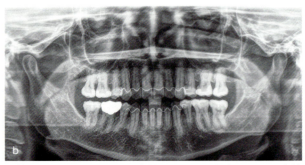

図17　初診時(a)と矯正治療後4年(b)のパノラマエックス線写真の比較．現在も4mm以上の歯周ポケットの存在もなく，歯軸の平行性と歯槽骨レベルの平坦化が得られた安定した咬合が維持されている．しかしながら，|5付近等の歯槽骨は現在も適応変化中であると考えられ，メインテナンスにおいても適時咬合調整等の管理に加え，歯周組織のモニタリングと筋機能訓練等を長期的に行うことが機能的問題の大きい症例においてはきわめて重要であると考えている．

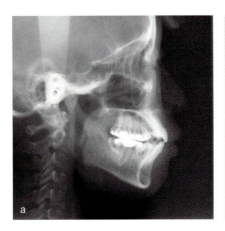
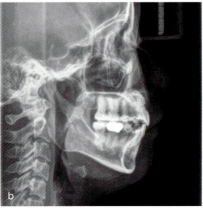

図18　初診時(a)と矯正治療後4年(b)の側面頭部エックス線規格写真の比較．矯正治療後4年経過時においても適切なオーバーバイトは維持されており，歯周組織再生術後7年経過した時点においても，ボーンハウジングの骨増生が維持安定していることがセファログラム上においても確認できる．

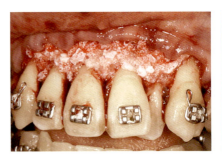
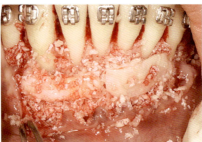

■ 症例2：矯正治療中に行った歯周組織再生治療

図19　上顎には硬組織の増生，下顎には硬軟組織両方の増生を行った．

健全な歯周組織の獲得の2つの目的を達成するための治療を行った．なお，本症例においては，矯正治療による刺激によって生じる歯肉退縮の増悪を避けるために，歯周再生治療を矯正治療中に行う計画を立てた．

2）経過（図20，21）

矯正治療後4年，歯周組織再生術後7年経過しているが，咬合は安定しており，歯肉退縮も初診から大きな改善が認められ現在も維持されている．つまり，矯正学の偉大な先人たちが「後戻りの少ない安定した咬合を得るためにはボーンハウジング内に歯列を収めるよう治療計画を立てる必要がある」と述べているように，矯正治療によって安定した咬合を得るには天然歯周囲の歯周組織も十分に存在する必要があると考えられる．

症例2：矯正治療後4年，歯周組織再生術後7年の状態

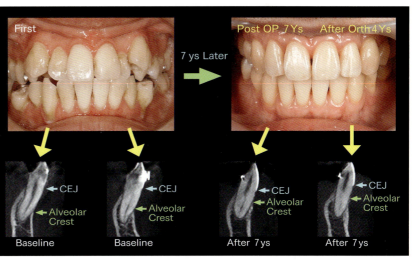

図20　本症例でもっとも重篤な部位であった$\overline{3|}$（歯肉退縮部）と$\overline{|3}$（ボーンディハイセンス部）を歯周組織再生術から7年経過した時点で比較したところ，歯槽骨頂のレベル改善をともなうボーンハウジングの改善がCT像で確認された．矯正移動が予定されている歯周組織再生術においては，術式・タイミング等のすべてに，矯正移動と組織再生双方の最適化が得られるような，従来にはない配慮や工夫が必要であると筆者は考えている．

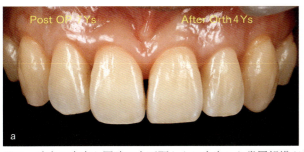
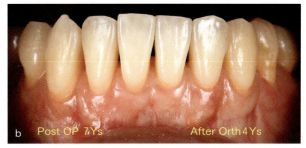

図21　咬合の安定と同時に上下顎ともに安定した歯周組織が得られており，咬合の安定においては，天然歯周囲の安定した十分な量の歯周組織の存在が不可欠である．

症例3：矯正治療と補綴治療の咬合のハーモナイズ

症例3では，矯正治療と前歯部インプラント治療が含まれた治療から見た，筆者の考える咬合の安定性を考察したいと思う．近年，一時期のインプラント至上主義的な考えから，天然歯のもつ長期安定性や歯根膜等がもつインプラントではけっして代用できない天然歯独自の機能が見直され，残存天然歯を有効に利用した治療計画が最優先で考えられるようになってきた．

社会全体としても，天然歯を少しでも残したいとの希望が非常に高まってきているように感じる．また，歯科医師の側にも，包括的歯科治療において矯正治療を検討しないのは容認できないというような空気さえ漂っている．しかし，治療ゴールから見た咬合においても，補綴治療と矯正治療には前述したように学術的に似て非なる生い立ちがあることがわかる．繰り返しになるが，変化に寛容な矯正における咬合と変化に厳格な補綴における咬合をうまくハーモナイズすることは，実際治療を行ってみると想像以上に難しい．本症例では，矯正治療と補綴治療の咬合に焦点を絞って考察をしたいと思う．

1）治療計画立案における注意点

本症例のように矯正治療と補綴治療が複雑に絡み合った治療計画を立案するうえでは，事前のセットアップ＆ワックスアップモデルの作成が不可欠である．とりわけ歯幅径を補綴で修正する予定がある場合には，事前に矯正医と補綴医の双方においてイメージを明確にしておくことがきわめて重要である．しかしながら，包括的治療であればあるほど，かなり高度かつ繊細なスキルが必要であるが，一方，高度な治療ほどコンセンサスが得られにくく，エビデンスも少ない．複雑な治療であるほど診断・治療選択にはさまざまな考え方があり，個人の知識や得てきた経験，嗜好によって診断および治療方法が異なるものである．

3 一般歯科臨床医の視点からの咬合論：咬合と矯正歯科治療，私はこう考える

このような問題は，チームで包括的治療を行ううえで誰しもが経験するもっとも大きな問題である．これらの問題を解決する唯一の方法は，互いに信頼できる少数精鋭のチームを構成し，ともに成功と反省の経験を共有し，長い年月をかけて統一した考えを確立させていく以外にないと思う．本症例は，矯正，外科，補綴など歯科治療はすべて筆者1人で行い，それに2人の歯科技工士（矯正，補綴）と担当歯科衛生士（前任者の退職にともない現在は3人目がメインテナンスを担当している）という4人の小さなチームで行った症例である．

本症例では，大きく11の歯科的問題を抽出し，それぞれの問題を解決する治療方法をあらかじめ明確にしておくことで，各分野の治療をハーモナイズすることができたと思う．咬合などの機能的問題以外にも審美的問題も大きく改善させる必要があり，治療はかなり複雑ではあったが，審美的な改善は今回のテーマとは異なるので，またの機会に触れたい．本症例を通じて述べたいことは，補綴で矯正治療の不十分な部分を補うのではなく，原則は症例1，症例2と同様に筆者が考える13の包括的矯正治療の要件（図3）を満たすことが必須であるということである．

2）症例の概要（図22～24）

本症例はガミースマイルをともなう骨格性Ⅲ級オープンバイトであり，上顎両側側切歯ならびに7|に先天性欠損，3 1|1 3に矮小歯が認められ，その他にも非常に多くの機能的・審美的問題をもつ患者であった．

3）情報共有の重要性（図25～27）

補綴を行う部位と種類，矯正治療計画，硬・軟組織の再生および増生箇所を事前に明確にし，治療に携わるチーム内での共有ばかりでなく，患者にもある程度理解できるような形で記録に残しておく必要がある．包括的治療では，患者も治療に携わるチームの一員であり，治療にあたるメンバーと患者との信頼関係の構築は不可欠であると筆者は考えている．矯正治療後に矮小歯をラミネートベニアによって修復することが予定される箇所は，可及的にコンポジットレジン（CR）やプロビジョナルレストレーションに置き換えたほうがチームのメンバー（術者，歯科技工士，歯科衛生士，患者）間での理解が得られやすい．

■ 症例3：初診時の状態

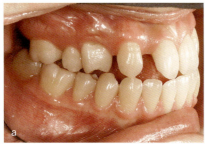
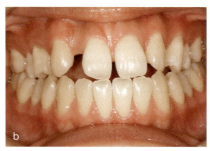
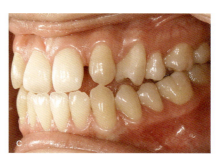
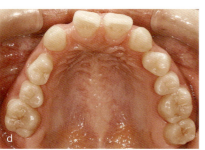
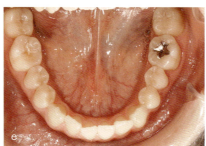

図22　7 2|2の先天性欠損をともなう骨格性Ⅲ級オープンバイト症例である．また，上顎の歯列弓が下顎に対して狭窄しており，上顎小臼歯付近のボーンハウジングの不足も認められた．

変化に寛容な矯正治療の咬合と厳格な補綴治療の咬合の調和を目指して

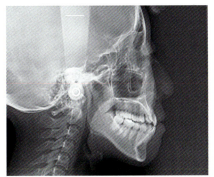

図23 初診時のセファログラムからも骨格性Ⅲ級で閉口時に下口唇の突出と緊張が示唆された．

Interdisciplinary Solution for 11 problems					
Solution	Problems				
Orthodontics	Gummy Smile	Open Bite	Skeletal Cl3	Mandibular Asymmetry	Tonge Habit
Surgical Regeneration & Augmentation	Narrow Maxillary Arch	Thin Bio Type	Skeletal Cl3	Periodontal Intradony Defect	
Laminate Veneer	Microdont	Distorted Occlusal Plane			
Implant	Congenital Missing Teeth				

図24 包括的歯科治療においては，治療前に歯科的問題点と治療の選択肢を事前に整理しておくくことが必須である．本症例においては，11の問題があった．

症例3：情報共有の重要性

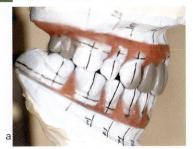
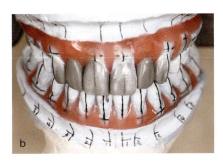
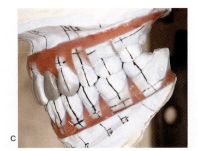
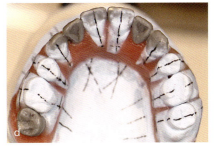
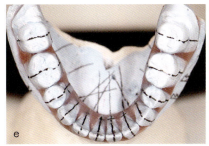

図25 複雑な治療を成功に導くためには，事前に矯正・補綴・外科などのすべての治療計画が反映されたセット＆ワックスアップモデルの作成は，術者間はもちろん患者においても長期に渡る治療ゴールの共有化を図るうえで必須である．

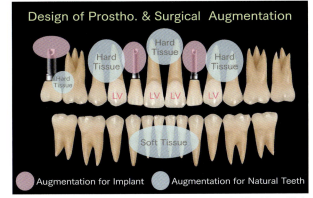

図26 矯正後の補綴デザインと外科的歯周組織再生・増生箇所と種類をインプラント周囲および天然歯周囲に分けて示した図．LV：ラミネートベニア．

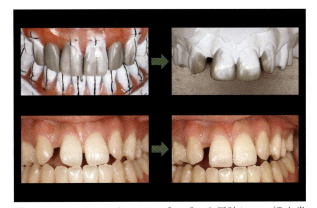

図27 セット＆ワックスアップモデルを反映して，矮小歯であり矯正後にラミネートベニアによる歯冠修復が予定される部位に関しては，矯正開始前に可及的にコンポジットレジンによって形態修正しておくことも必要である．

3 一般歯科臨床医の視点からの咬合論：咬合と矯正歯科治療，私はこう考える

4）治療経過および結果（図28〜36）

　図3で示した「包括的矯正治療における13項目のゴール基準」を満たすように矯正を仕上げることがその後の補綴治療を成功に導くためには不可欠であるが，図36の正中離開からわかるように事前にCRでビルドアップして歯冠幅径を変更させたとしても，歯根の近接等の問題や切歯管の存在等によって予定外のスペースメイキングを強いられる場合もある．そのため，矯正医も最終的な形態をイメージできるようにしておくか，定期的に補綴医や歯科技工士にチェックしてもらう体制を整えておくことが重要である．

　本症例のような安定が得られにくいオープンバイト症例では，矯正治療後の保定期間は1年程度とることがその後の補綴治療への予知性を考えると非常に重要であると筆者は考えている．本症例では，患者の理解や補綴治療への資金的問題もあり，1年6か月の十分な保定期間をとることができた．保定期間中は，最終的に可撤式リテーナーをほとんど用いなくても変化の少ない安定した咬合を得ることができた．

　補綴・インプラント治療を機能的にも審美的にも成功に導くためには，矯正治療による天然歯の精密な配列が不可欠である．ハーモナイズされた矯正治療，インプラント治療・補綴治療，歯周組織再生・増生療法は，咬合の安定をもたらすばかりか，顔貌に調和した審美的な結果をもたらす．

■ 症例3：上顎歯列の拡大とボーンハウジングの増生

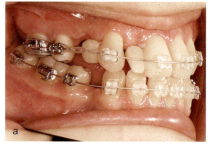
a

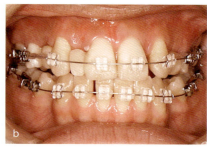
b

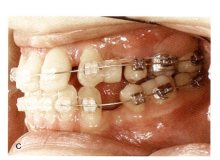
c

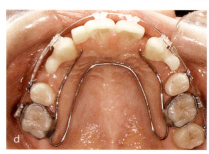
d

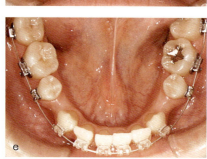
e

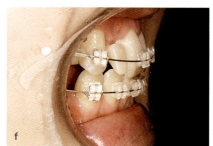
f

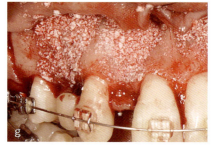
g

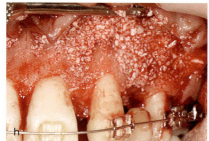
h

図28　本症例では上顎の歯列の拡大が必要とされ，拡大によって上顎側方歯群付近に歯肉退縮が誘発される危険が予想されたため，ボーンハウジングの増生を行った．d：口蓋側に歯列弓拡大装置を装着した．g, h：歯周組織再生術を応用した硬組織増生を行った．

症例3：矯正治療終了時

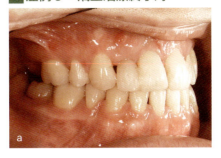
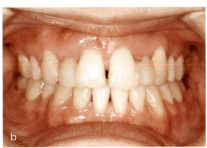
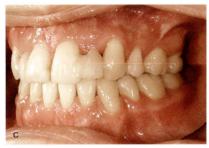
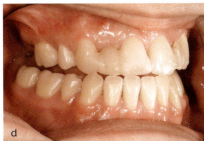
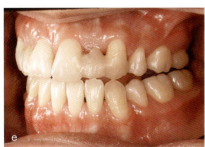

図29　セットアップとほぼ同様の結果を得ることができた．d, e：両側犬歯はラミネートベニアが予定されてはいるが，この時点でも可及的に犬歯ガイドの確立をイメージしておくことが必要である．

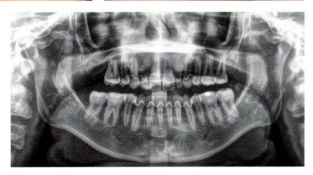

図30　矯正治療直後のパノラマエックス線所見．前述したように，矯正治療によって天然歯のルートの平行性と歯槽骨の平坦化を戦略的に狙うことが重要である．6|遠心部のIntrabony Defect（骨内欠損）は，矯正治療開始前に深いポケットがなかったことから，インプラント埋入時に同時に再生処置を行う予定とした．

症例3：補綴治療（インプラント・ラミネートベニア）の最終計画の立案

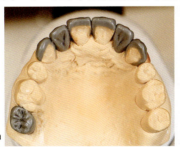
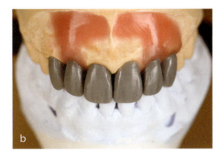

図31　インプラントおよびラミネートベニアの最終形態の決定と組織増生部位の確認もこの時点で行う．パラフィンワックス部位が組織の増生予定部位を示す．

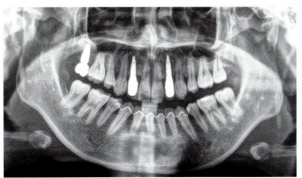

図32　補綴治療終了時のパノラマエックス線所見．

3 一般歯科臨床医の視点からの咬合論：咬合と矯正歯科治療，私はこう考える

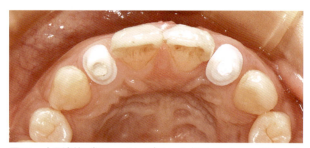

図33 上顎側切歯は，インプラント埋入スペースがもっとも制限される箇所であるため，正確なインプラント埋入はもちろん，いっそう緻密な矯正治療も求められる．

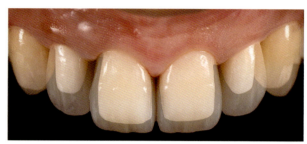

図34 理想的な正中線の設定，審美的なガムラインの獲得のためにはすべての治療を高次元で調和させることが重要である．

■ 症例3：補綴装置装着時の口腔内および顔貌

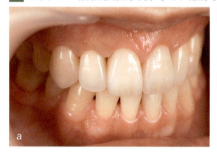
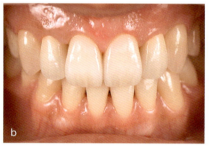
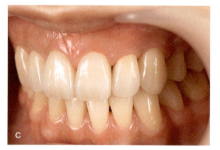
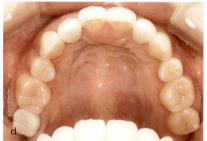
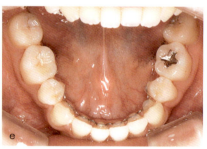

図35 矯正治療によって安定した天然歯の咬合にインプラントが埋入され，咬合，歯牙形態，歯周組織のすべてが調和した状態を得ることができた．

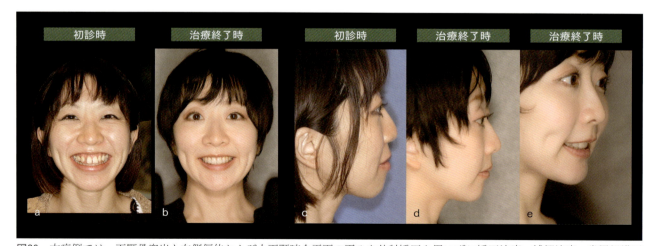

図36 本症例では，下顎骨突出と左側偏位および上下顎咬合平面の歪みを外科矯正を用いずに矯正治療・補綴治療・歯周組織再生増生術を工夫し，組み合わせることで審美調和と機能的咬合の獲得の両立を得ることができた．

4. まとめ

　変化に寛容な矯正治療の咬合と(変化に)厳格な補綴治療の咬合のハーモナイズにおける成功へのポイントは, 「治療前に明確な治療ゴールを具現化すること」である. しかしながら, 矯正治療のゴール設定は, 補綴治療のように十分なコンセンサスをもってはおらず, 明確ではない. 一方, 矯正学には100年以上の歴史があり, これはインプラント補綴治療に比べて2倍以上の長い歴史と知識の蓄積があると考えることもできる.

　また, 矯正学の臨床研究でもっとも多く用いられてきた手法がセファロ分析である. セファロ分析にはさまざまな方法があり, 矯正学の歴史に名を残す優れた矯正臨床家たちは, それぞれ独自のセファロ分析法を開発し, 体系化した矯正治療教育を現在も行っている. そのため, ともすれば安定した咬合＝矯正治療の結果＝セファロ分析と考えられがちである.

　しかし, 近代矯正学の権威であるWiliam R. Proffitは, いかなるセファロ分析をもってしても明確な治療ゴールを示すことはできないと述べている. セファロ分析が非常に多くの知見をわれわれ臨床家に教えてくれることに疑いの余地はない. しかし, 個々の患者は, 歯周組織, 顎関節, 口腔周囲筋の不調和などセファロ分析では把握できない問題ももっていることを忘れてはいけない. さらに, これらの問題は矯正治療後の咬合の安定を考えるうえでは, セファロ分析からわかるデータ同様に, きわめて重要な要因であると筆者は考えている.

参考文献

1. Proffit WR(著). 高田健治(訳). 新版　プロフィットの現代歯科矯正学. 東京：クインテッセンス出版, 2004.

2. D'Amico A. Canine teeth-normal functional relation of the natural teeth of man. J South California Dent Assoc 1958；26：6-23, 49-60, 127-142, 175-182, 194-208, 239-241.

3. Andrews LF. The six keys to normal occlusion. Am J Orthod 1972；62(3)：296-309.

4. Greenlee GM, Huang GJ, Chen SS, Chen J, Koepsell T, Hujoel P. Stability of treatment for anterior open-bite malocclusion：A meta-analysis. Am J Orthod Dentofacial Orthop 2011；139(2)：154-169.

5. Medeiros RB, de Araújo LFC, Nelson Mucha J, Motta AT. Stability of open-bite treatment in adult patients：A systematic review. J World Fed Orthod 1 2012；e97-e101.

6. Lundström AF. Malocclusion of the teeth regarded as a problem in connection with the apical base. Am J Orthod Dentofacial Orthop 1925；11(11)：1022-1042.

7. Renkema AM, Fudalej PS, Renkema A, Kiekens R, Katsaros C. Development of labial gingival recessions in orthodontically treated patients. Am J Orthod Dentofacial Orthop 2013；143(2)：206-212.

世界の
インパクトファクターを決める
トムソン・ロイター社が
選出

TMD・咬合のための
重要12キーワード
ベスト240論文

講演や雑誌でよく見る、あの分類および文献

監修：古谷野 潔／築山能大／
　　　桑鶴利香
著者：山﨑 陽／辻 希美／
　　　大木郷資／松本嘉子

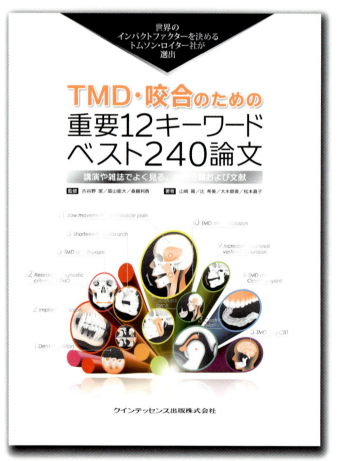

重要12キーワード

1.Dental attrition／2.Implant occlusion／3.Centric relation／4.TMD and Occlusal splint／5.TMD and CBT／6.TMD and Bruxism／7.Occlusal force／8.Shortened dental arch／9.Increasing occlusal vertical dimension／10.TMD and Occlusion／11.Jaw movement and Muscle pain／12.Research diagnostic criteria for TMD

「トムソン・ロイターシリーズ」の第5弾。
TMD・咬合に必須の30分類・文献も掲載！

世界のインパクトファクターを発案するあのトムソン・ロイター社が、膨大な学術文献データベースからTMD・咬合における12の重要分野ごとに被引用件数の多い上位20論文を選出。本書は、選出された240論文を掲載するとともに、各分野に関連した、世界的に多くの講演や論文に引用される、TMD・咬合に欠かすことのできない表や図を紹介。どこかの講演会で見た、あるいは以前に雑誌などで読んだことがあるがどうしても思い出せなかったものを再発見するのにも最適な書である。

トムソン・ロイターシリーズ（既刊本）

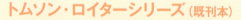

インプラントのための
重要12キーワード
ベスト240論文
世界のインパクトファクターを
決めるトムソン・ロイター社が
選出
一般社団法人
日本インプラント
臨床研究会＝編
定価 本体7,000円（税別）
モリタ商品コード
805602

ペリオのための
重要16キーワード
ベスト320論文 臨床編
世界のインパクトファクターを
決めるトムソン・ロイター社が
選出
和泉雄一／伊藤公一／
佐藤秀一＝監修
岩野義弘／武田朋子／
松浦孝典／水谷幸嗣＝著
定価 本体9,000円（税別）
モリタ商品コード
805678

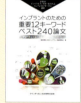

エンドのための
重要20キーワード
ベスト240論文
世界のインパクトファクターを
決めるトムソン・ロイター社が
選出
須田英明＝監修
金子友厚／伊藤崇史／
山本信一＝著
定価 本体8,000円（税別）
モリタ商品コード
805688

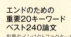

補綴・デジタル
デンティストリーのための
重要10キーワード
ベスト200論文
世界のインパクトファクターを
決めるトムソン・ロイター社が
選出
木村克彦／星 憲幸／
丸尾勝一郎／
林 幸男＝著
定価 本体7,000円（税別）
モリタ商品コード
805699

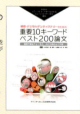

●サイズ：A4判変型　●168ページ　●定価　本体8,000円（税別）

クインテッセンス出版株式会社
〒113-0033　東京都文京区本郷3丁目2番6号　クイントハウスビル

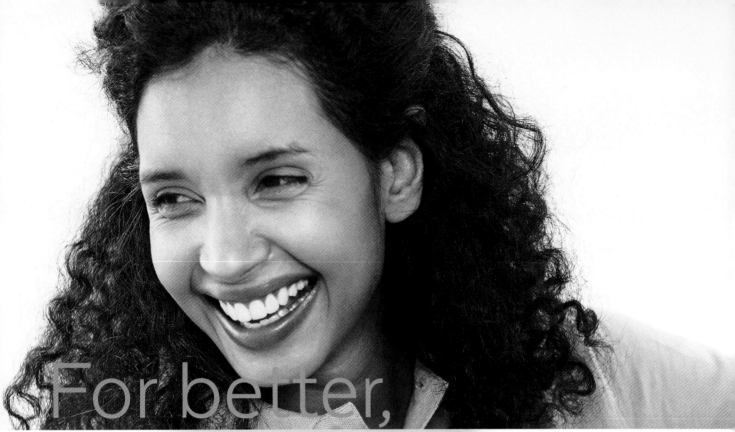
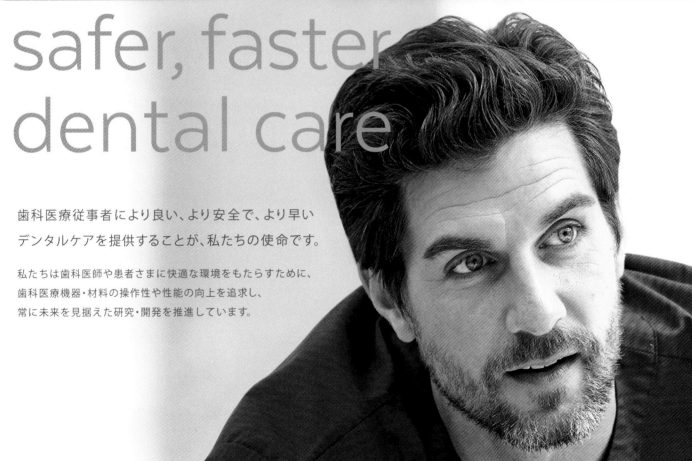

For better, safer, faster dental care

歯科医療従事者により良い、より安全で、より早い
デンタルケアを提供することが、私たちの使命です。

私たちは歯科医師や患者さまに快適な環境をもたらすために、
歯科医療機器・材料の操作性や性能の向上を追求し、
常に未来を見据えた研究・開発を推進しています。

デンツプライシロナ株式会社
[本社] 〒106-0041 東京港区麻布台1-8-10 麻布偕成ビル Tel:03-5114-1001

www.dentsplysirona.com

THE DENTAL
SOLUTIONS
COMPANY

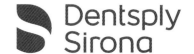

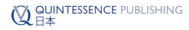

別冊 the Quintessence 咬合YEARBOOK 2018/2019
咬合と矯正歯科治療

2018年10月10日　第1版第1刷発行

監　　著　前田芳信

編　　著　古谷野　潔 / 山﨑長郎

発 行 人　北峯康充

発 行 所　クインテッセンス出版株式会社
　　　　　東京都文京区本郷3丁目2番6号　〒113-0033
　　　　　クイントハウスビル　電話(03)5842-2270(代表)
　　　　　　　　　　　　　　　　(03)5842-2272(営業部)
　　　　　　　　　　　　　　　　(03)5842-2275(編集部)
　　　　　web page address　http://www.quint-j.co.jp/

印刷・製本　サン美術印刷株式会社

©2018　クインテッセンス出版株式会社　　禁無断転載・複写
Printed in Japan　　　　　　　　　　　落丁本・乱丁本はお取り替えします
ISBN978-4-7812-0643-1　C3047　　　　定価は表紙に表示してあります